临床试验设计与统计分析

Design and Statistical Analysis of Clinical Trials

（第2版）

主　编　贺　佳　邓　伟　王素珍

副主编　王　睿　许金芳　秦婴逸

编　者　（以姓氏笔画为序）

王　睿（海军军医大学）　　　　　　张新佶（海军军医大学）

王素珍（潍坊医学院）　　　　　　　陈　琪（海军军医大学）

韦连慧（海军军医大学）　　　　　　陈晨鑫（海军军医大学）

仇瑶琴（海军军医大学）　　　　　　范崇庆（上海韧致数据技术有限公司）

孔雨佳（潍坊医学院）　　　　　　　金志超（海军军医大学）

邓　伟（复旦大学）　　　　　　　　贺　佳（海军军医大学）

叶小飞（海军军医大学）　　　　　　秦婴逸（海军军医大学）

付海军（上海韧致数据技术有限公司）郭　威（海军军医大学）

许金芳（海军军医大学）　　　　　　郭文天（江苏恒瑞医药股份有限公司）

何　倩（海军军医大学）　　　　　　郭轶斌（海军军医大学）

宋艳艳（上海交通大学）　　　　　　郭晓晶（海军军医大学）

宋嘉麒（海军军医大学）　　　　　　阎小妍（北京大学）

张　菁（复旦大学附属华山医院）　　檀运娜（上海韧致数据技术有限公司）

张　嵬（复旦大学）

秘　书　（以姓氏笔画为序）

何　倩（海军军医大学）

郭　威（海军军医大学）

郭晓晶（海军军医大学）

人民卫生出版社

·北　京·

版权所有，侵权必究！

图书在版编目（CIP）数据

临床试验设计与统计分析 / 贺佳，邓伟，王素珍主编 . — 2 版 . —北京：人民卫生出版社，2022.7（2025.5重印）

ISBN 978-7-117-33366-5

Ⅰ . ①临… Ⅱ . ①贺… ②邓… ③王… Ⅲ . ①临床医学—试验—设计②临床医学—试验—统计分析 Ⅳ . ①R4–33

中国版本图书馆 CIP 数据核字（2022）第 128227 号

人卫智网	www.ipmph.com	医学教育、学术、考试、健康，购书智慧智能综合服务平台
人卫官网	www.pmph.com	人卫官方资讯发布平台

临床试验设计与统计分析

Linchuang Shiyan Sheji yu Tongji Fenxi

第 2 版

主　　编：贺　佳　邓　伟　王素珍
出版发行：人民卫生出版社（中继线 010-59780011）
地　　址：北京市朝阳区潘家园南里 19 号
邮　　编：100021
E - mail：pmph @ pmph.com
购书热线：010-59787592　010-59787584　010-65264830
印　　刷：北京盛通数码印刷有限公司
经　　销：新华书店
开　　本：787×1092　1/16　印张：16　插页：1
字　　数：389 千字
版　　次：2012 年 8 月第 1 版　　2022 年 7 月第 2 版
印　　次：2025 年 5 月第 3 次印刷
标准书号：ISBN 978-7-117-33366-5
定　　价：78.00 元

打击盗版举报电话：010-59787491　E-mail：WQ @ pmph.com
质量问题联系电话：010-59787234　E-mail：zhiliang @ pmph.com
数字融合服务电话：4001118166　E-mail：zengzhi @ pmph.com

主编简介

贺佳,教授,博士生导师,医学博士,现任海军军医大学军队卫生统计学教研室主任;教育部教学指导委员会委员;享受国务院政府特殊津贴;全国三八红旗手;全军优秀教师、上海市领军人才、上海市优秀学科带头人;国际生物统计学会中国分会副理事长,中国卫生信息与健康医疗大数据学会卫生统计学教育专业委员会副主任委员,上海市预防医学会卫生统计专业委员会主任委员,国家药品监督管理局审评专家咨询委员会委员。

从事教学工作 30 余年,负责的课程获国家一流本科课程、国家精品课程、国家精品资源共享课程、上海市精品课程、军队优质课程。获国家科学技术进步奖二等奖,教育部科学技术进步奖一等奖,上海市科学技术进步奖一等奖等 14 项科技成果奖。获上海市教学成果奖二等奖,上海普通高校优秀教材奖,海军优秀课程一等奖、优秀教材一等奖。负责国家重点研发计划、国家自然科学基金、军队重大项目等 60 余项科研课题。主编、副主编教材 25 部,其中 11 部由人民卫生出版社有限公司出版,3 部由高等教育出版社有限公司出版。以第一作者或通信作者发表 SCI 论文 160 余篇。培养硕士、博士研究生 110 余名。

邓伟,高级讲师,医学博士。现任复旦大学公共卫生学院生物统计学教研室副主任,主要研究方向为统计方法在临床试验和医学研究中的应用。有 20 余年临床试验设计、数据分析和评价的经验。

主持 1 项国家级和 3 项校级教学研究项目,主讲上海市精品课程《卫生统计学》,校混合式教学改革课程,主讲的研究生课程《临床试验设计与统计分析》被中国学位与研究生教育学会医药科工作委员会评为"医药学研究生精品建设课程"。负责的《医学统计学》慕课课程于 2020 年底在中国大学慕课上线。

主持或作为主要研究人员参加了国家科技支撑计划、国家重大专项、国家自然科学基金、上海市科学技术委员会课题等项目。主编了《临床试验设计与统计分析》等 3 本教材;此外,还参与 10 余本教材编撰,其中包括多部国家级规划教材。

王素珍,博士,教授,博士生导师。现任潍坊医学院卫生统计学教研室主任,流行病与卫生统计学学科硕士点负责人,统计学专业负责人。曾获校级优秀教师、九三学社优秀社员、潍坊市"巾帼建功标兵"等荣誉称号。担任中国卫生信息与健康医疗大数据学会理事,中国统计教育学会理事,中国卫生信息与健康医疗大数据学会统计理论与方法专业委员会常务委员等。

担任山东省线上、线下一流本科课程《医学统计学》课程负责人、山东省研究生优质课程负责人及校级精品课程负责人等。主持国家自然科学基金3项,以第一参与人承担国家自然科学基金课题4项,主持国家统计局课题2项,主持省自然科学基金课题3项,主持参与山东省卫生健康委员会、山东省教育厅、山东省高等医学教育研究中心等教学研究多项课题。SCI期刊审稿人。主编、副主编教材、著作8部。近5年来,以第一或通信作者发表论文50余篇。培养硕、博士研究生13名。

前　言

创新的药品、医疗器械及诊断试剂等,在其上市前,均应进行严格的临床试验。本书主要内容为统计学设计及分析方法在临床试验中的应用,尤其关注药品及医疗器械等在临床评价中选择科学、合理的设计方法,采用合适的统计学分析方法,获得可信的结果,为创新产品提供安全性和有效性的可靠证据等方面。

各类临床试验需要在统计理论的帮助下,经过周密设计、科学实施、严格管理及细致的数据处理和严谨的统计推断,才能获得可靠的结论。第1版《临床试验设计与统计分析》于2012年出版,对临床试验中的理论、方法、统计学原理进行介绍。近些年,随着国内外临床试验的迅速发展,新理论及方法的应用也日益广泛。有鉴于此,我们在第1版的基础上进行修改、补充,编撰本书。

全书共21章。第一至十三章,主要内容为临床试验方案撰写、实施,常见统计学方法和样本量估计方法等;主要对临床试验中各种统计概念进行介绍,并通过实例介绍各种统计方法的应用,至于统计学方法的具体原理请参考相关统计学书籍。第十四至二十一章相当于各论部分内容,对Ⅰ期临床试验及药代动力学/药效学研究、生物等效性研究,以及某些药物(如抗肿瘤药物、疫苗等)、医疗器械、临床试验中的真实世界研究、特殊环境和突发公共卫生事件下的临床试验研究进行介绍。

本书在编写时参考了国际人用药品注册技术要求协调会(International Council for Harmonisation of Technical Requirements for Pharmaceuticals for Human Use,ICH)的相关文件、国家药品监督管理局的有关法规及国内外相关文献和书籍,并结合临床试验的实例进行撰写。本书的重点不是对这些法规进行介绍,而是就临床试验的基本原理和技术进行阐述。本书所提及的有关临床试验的设计及统计方法,亦可作为临床研究的参考。

本书除作为教材外,还可作为参考书或工具书,供从事临床试验相关工作的人员及医学科研工作者等使用。

本书编者来自医学院校、医院、医药企业及相关机构,他们都具有丰富的临床试验实施及管理经验,在编写过程中为本书做出了重要的贡献。

限于专业水平,本书在诸多方面会存在一些不足,恳切希望读者提出宝贵意见和建议。

本书由"十三五"军队重点学科专业建设项目(卫生勤务—海战卫勤组织指挥,编号:03)[Military Key Discipline Construction Project(Health Service—Naval Health Service Organization and Command)]资助。

贺　佳

2022年3月

目　录

第九章　数据管理 ······················· 83

第十章　临床试验中的统计分析 ················· 102

第十八章 疫苗的临床试验 ··· 194

第十九章 医疗器械临床试验和诊断试验的设计与统计分析 ······· 206

第一章

绪　论

　　临床试验是针对"人体"进行的有"干预"的医学研究,其目的是观察"干预"作用。其发展过程经历了盲法实施、随机化对照、安慰剂使用、伦理问题、管理制度等多个阶段。2017 年,国家食品药品监督管理总局(CFDA)正式加入国际人用药品注册技术要求协调会(International Council for Harmonisation of Technical Requirements for Pharmaceuticals for Human Use,ICH),成为其全球第 8 个监管机构成员,这将进一步促进我国临床试验的发展,使之更为严谨规范。本书讨论的大部分内容都与药品注册申报所需的临床试验有关,但这些内容对于其他非药品注册申报的临床试验也同样有借鉴作用。

第一节　临床试验的概念与意义

　　临床试验(clinical trial),指以人体(患者或健康受试者)为对象的试验,意在发现或验证某种试验药物的临床医学、药理学、其他药效学作用、不良反应,或者试验药物的吸收、分布、代谢和排泄,以确定药物的疗效与安全性的系统性试验。[引自国家药品监督管理局 2020 年颁布的《药物临床试验质量管理规范》]

　　1996 年 ICH 制定的《临床试验管理规范》中对临床试验的定义是:临床试验或临床研究是指在人类对象中进行的任何意在发现或证实一种试验用药品的临床、药理学和 / 或其他药效学作用;和 / 或确定一种试验用药品的任何不良反应;和 / 或研究一种试验用药品的吸收、分布、代谢和排泄,以确定药物的安全性和 / 或有效性的研究。

　　根据美国国立卫生研究院 L. M. Friedman 的定义,临床试验是对人进行的,与对照相比较的,研究干预的效果和价值的前瞻性研究。

　　以上定义,虽然内容不尽相同,略有差异,但存在一些共同的信息。

　　首先,临床试验的研究对象确定为"人",既可以是患者,也可以是健康人。动物研究的结果并不能直接证实药物在人身上的效果,因而不属于临床试验的范畴。另外,个案病例的研究由于没有考虑患者个体间的差异,也不应算是临床试验。而 I 期临床试验虽然在健康人中进行,但能为治疗疾病的研究提供极其重要的安全性证据,因而也属于临床试验范畴。

　　其次,临床试验存在"干预(intervention)"。"干预"一般是指采用药物,也可以是手术、放疗、运用器械的诊断治疗手段、护理方法、宣教指导等。例如,早期肝癌患者手术切除治疗和肝移植治疗的疗效比较;腹腔镜胃旁路手术治疗肥胖症合并 2 型糖尿病的短期疗效探讨;预防脑卒中合理用药的宣教;骨折患者不同材料钢板固定治疗的效果比较;肝脏手术过程中止血药粉和缝合止血的效果比较等,都属于"干预"的范畴。

最后,临床试验需观察"干预"的作用。"干预"作用可以是对人有利的疗效,也可以是与人体安全性有关的不良反应,还可以是药物在人体内的代谢过程。"干预"作用不仅仅需观察短期的疗效和安全性,还需观察远期的效应,尤其是长期"干预"导致的不良反应。

因此,临床试验的核心就是针对人体进行一系列有计划的试验,目的是探索或验证在相同条件下,对未来同类患者的一种合适有效的处理方法,保护人体摆脱疾病的困扰,提高患者日常生活的质量。

临床试验的基本原理是利用样本(现有参与试验、接受干预处理的患者)的数据,对总体(所有同类病情且接受同样处理的患者)的信息进行统计推断,权衡干预处理的有效性和安全性,对未来患者的治疗处理提出指导性意见。

很多临床试验的"干预"因素都是药物,新药的临床试验显然也包含在此范围之内。然而,对于药物和药品的概念,还是有所区别。药品是一个法律上的概念,我国《中华人民共和国药品管理法》中对药品的定义是,用于预防、治疗、诊断人的疾病,有目的地调节人的生理功能并规定有适应证或者功能主治、用法和用量的物质,包括中药、化学药和生物制品等。而对于那些处于研发状态,根据前期研究已证实具有预防、治疗、诊断人的疾病的物质,则属于药物范畴。只有经国家有关部门批准上市的药物,才能称之为药品。

第二节 临床试验的发展历史

一、对照研究起源

公元前 5 世纪,古巴比伦王 Nebuchadnezza 二世作出一个决定,要求大家的饮食只能是饮酒吃肉,但是有几位皇家血统的孩子被允许改用面包和水。10 天以后,那些转为吃面包和喝水的人比那些只饮酒吃肉的人显得更加健康。这个比较被看作最早的对照研究(control study)。

1061 年,宋代的《本草图经》中提到:"当使二人同步,一与人参含之,一不与,度走三五里许,其不含人参者必大喘,含者气息自如"。这个评价人参效果的试验可看作中国最早进行对照研究的记录。

1600 年,水手们在前往东印度的途中,其饮食中加入了酸橙和柠檬,结果发现这能使他们更加健康,更重要的是能挽救他们的生命。1747 年,英国皇家海军外科医生 James Lind 做了一个试验,他挑选 12 例病情相似的患者分成 6 组,其中一组安排他们每天吃橘子和柠檬,其他人则喝苹果酒、醋等。最后发现那些吃橘子和柠檬的患者症状均好转了,而其他患者的病情依然。James Lind 用这个试验证明了柠檬汁治疗坏血病的有效性,他的试验被视为第一个严格意义上的对照设计临床试验,James Lind 被誉为"现代临床试验之父"。

二、盲法实施

1796 年,美国医生 Elisha Perkins 研发的"伯金斯牵引器(Perkins Tractor)"申请了专利,

该设备由两根金属棒组成,他声称该设备能够转移存在于所有病痛根源的有害电流。1799年,英国医生 John Haygarth 制作了一个木棒代替金属棒的设备。使用这两种设备分别对 5 例和 10 例风湿疼痛患者进行了治疗,结果两组患者的疼痛改善情况差不多。该研究被认为是较早采用盲法(blinding)的临床试验。1880 年,Potter 和 Storke 报道了一项对比研究,密尔沃基医学院分别用顺势疗法和安慰剂(糖片)治疗慢性病患者,为了控制研究者的偏倚,使用了盲法,即主治医生和患者都不清楚患者的分组情况,该研究被认为是最早的双盲试验(double-blind trial)。20 世纪后半叶,盲法开始在临床试验中得到广泛应用。

三、随机化分组

1816 年,Alexander Hamilton 描述了一项评价放血疗法效果的大型对照试验。336 例患者被交替分配到接受放血治疗组和非放血治疗组。这是迄今为止发现的采用交替方法产生对比组的最早记载之一,为随机化分组(randomized allocation)思想的雏形。随着 Ronald Aylmer Fisher 在农业研究中提出了实验设计的随机化思想,真正意义上的第一个随机化分组的临床试验随之产生,Burns Amberson 在 1926 年进行的治疗肺结核的药物研究中,将 24 例患者采用分层随机的方法分成两组:一组采用硫代硫酸金钠治疗,另一组采用生理盐水注射治疗进行对照。该试验同时采用了双盲设计,只有 2 名研究设计者和主管病房的护士了解分组情况,而医生和患者均不知情。

四、安慰剂使用

1863 年,人们开始发现安慰剂(placebo)在临床试验中的作用。伦敦 Guy's 医院的 Gull 医生在 21 例风湿热患者的治疗中使用了薄荷水,证实了安慰剂治疗在评估疾病自然病程和自发痊愈中的重要性。"Placebo"源自拉丁语,最初的意思相当于英语中的"I will please"。1933 年,产生了第一个使用安慰剂的临床试验,是用以评价治疗心绞痛药物的作用。Evans 和 Hoyle 安排了一部分患者使用安慰剂,另一些患者则使用其他药物。

五、多中心试验

1944 年,多中心试验(multicenter trial)开始出现。多中心试验系指由一个单位的主要研究者总负责,多个单位的研究者合作,按同一个试验方案同时进行的临床试验。第一个多中心临床试验的报告是由英国医学研究委员会开展的一项评价棒曲霉素治疗感冒效果的试验,结果显示,棒曲霉素的疗效很小或根本无效。除了在一个国家内开展多中心临床试验外,国际多中心试验也逐渐形成,20 世纪 80 年代 ISIS(国际心肌梗死生存研究,International Study of Infarct Survival)协作组开展了急性心肌梗死临床试验,参加该研究的单位涉及十余个国家,417 家医院,在 2 年的时间内入选了 17 187 名患者参加试验,大大提高了临床研究的效率,该项研究成果对于急性心肌梗死的治疗产生了深远的影响。

1948 年,在英国医学研究会(British Medical Research Council)领导下开展了世界上第一个随机对照临床试验,该研究将 107 例年龄在 15~30 岁的肺结核病患者随机分为两组:对照组 52 例患者采用常规方法治疗(主要是卧床休息),试验组 55 例患者采用卧床休息加链霉素治疗。6 个月后,试验组的生存率为 93%,对照组的生存率为 73%,差异具有统计学意义($\chi^2=7.71$,$P=0.005\,5$),从而提示了链霉素能提高肺结核患者的生存率。虽然该研究例数不多,但是,由于经过了科学的设计,进行了严格的随机化分组,并且保证两组患者的病情基本一致,因而取得了合理的结果。该研究是临床试验领域一个里程碑式的事件,从此,临床试验进入了全新的阶段。该研究结果由 Bradford Hill 发表在《英国医学杂志》(BMJ)上,题目为《链霉素治疗肺结核的随机对照试验》。1962 年,Bradford Hill 出版了名为《临床与预防医学统计方法》(*Statistical Methods in Clinical and Preventive Medicine*)的专著,该著作在临床试验的发展史上占据着极为重要的地位。

我国国家药品监督管理局会同国家卫生健康委员会组织修订了《药物临床试验质量管理规范》,并于 2020 年 7 月 1 日起施行,其中第五十六条指出,申办者开展多中心试验应当符合以下要求:①申办者应当确保参加临床试验的各中心均能遵守试验方案。②申办者应当向各中心提供相同的试验方案。各中心按照方案遵守相同的临床和实验室数据的统一评价标准和病例报告表的填写指导说明。③各中心应当使用相同的病例报告表,以记录在临床试验中获得的试验数据。申办者若需要研究者增加收集试验数据,在试验方案中应当表明此内容,申办者向研究者提供附加的病例报告表。④在临床试验开始前,应当有书面文件明确参加临床试验的各中心研究者的职责。⑤申办者应当确保各中心研究者之间的沟通。

六、伦理问题

随着临床试验不断开展,伦理问题也越来越受到关注。1948 年,诞生了《纽伦堡法典》(*Nuremberg Code*),第一次提出了"知情同意(informed consent)"的概念,一切以受试者的最大利益为出发点,同时这也是第一部规范人体研究的伦理方面的法规。《纽伦堡法典》建立了临床试验中保护受试者和患者的 10 项原则,这些原则要求临床试验具有试验参与者自愿的知情同意书;试验参与者有权全面了解试的性质、宗旨及潜在风险;试验参与者有权在任何时候退出试验等。

1964 年,在芬兰召开的第 18 届世界医学协会联合大会上,《赫尔辛基宣言》(*Declaration of Helsinki*)被大会采纳,并在 1975 年日本东京举行的第 29 届世界医学协会联合大会上正式通过。《赫尔辛基宣言》成为医学伦理学的基石。这部宣言确定了进行人体临床研究的基本原则和依据。在这部宣言中,第一次规定了应该由一个独立的伦理委员会(ethics committee)批准研究方案,宣言还引入了研究者应对受试者的医疗照顾负责的观念。参加者的知情同意最好以书面形式,即签署知情同意书。随后,《赫尔辛基宣言》分别在 1983、1989、1996、2000、2002、2004、2008、2013 年发布了修订版本。

七、管理制度

在新药发展过程中,人们逐步认识到新药上市前,必须经过科学、规范的临床试验,以充分证明其安全性和有效性。美国食品和药品管理局(Food and Drug Administration,FDA)在 1977 年颁布了美国《联邦管理法典》,它们适用于在美国进行的所有临床研究。这个法规提出了一个新的概念,即临床试验质量管理规范的概念,它不仅包括了研究的伦理方面的考虑,也提出了高质量数据的概念,以保证研究结果的可靠性。

为了促进各国临床试验规范化的发展,由美国 FDA、美国药物研究和生产联合会、欧盟、欧洲制药工业协会联合会、日本厚生劳动省和日本制药工业协会这 6 家机构成立了

ICH。1996 年在日本召开的 ICH 会议上制订出了第一个 ICH 文件,这个文件不仅将美国、欧盟和日本的法规结合在一起,也将澳大利亚、加拿大和世界卫生组织的规范包含在内。ICH 文件成为全球性的临床试验指导原则。不久,ICH 制订了多个文件,从不同方面保证了临床试验的规范化。在此规范化法规的指导下,全世界的临床试验都能既保护受试者的安全,又能科学地证明新药的有效性。目前,全世界各国都非常重视新药临床试验的研究质量,纷纷在世界卫生组织和 ICH 的文件基础上,结合本国的实际情况,制定适合本国实情的新药临床试验规范。ICH-E6 的标题是临床试验管理规范(guideline for good clinical practice),是规范临床试验各项内容的总纲,同时对临床试验的数据质量提出更高的要求,是各国制定政策的标准。

我国于 1984 年第六届全国人民代表大会常务委员会第七次会议通过《中华人民共和国药品管理法》,之后相继颁布了《新药审批办法》《药物临床试验质量管理规范》和《药品注册管理办法》等相关法规,以及《药物临床试验的生物统计学指导原则》《临床试验的电子数据采集(EDC)技术指导原则》《药物临床试验数据管理与统计分析计划指导原则》及《临床试验数据管理工作技术指南》等一系列技术指南,这些文件全面指导我国的新药临床试验工作。2017 年,国家食品药品监督管理总局正式加入 ICH 组织。2018 年 6 月,在日本神户举行的 ICH 2018 年第一次大会上,中国国家药品监督管理局当选为 ICH 管理委员会成员。2021 年 6 月,在 ICH 2021 年第一次大会上,中国国家药品监督管理局再次当选为 ICH 管理委员会成员。这也意味着我国药品监管部门、制药行业和研发机构将逐步转化和实施国际最高技术标准和指南。这之后,国家药品监督管理局药品审评中心发布了一系列指导原则,如《药物临床试验适应性设计指导原则(试行)》《药物临床试验多重性问题指导原则(试行)》及《抗肿瘤药物临床试验统计学设计指导原则(试行)》等,并翻译了 ICH 指导原则以及世界卫生组织、美国食品和药品管理局等的大量国外参考指导原则。

目前,ICH 共发布了 59 个指导原则,其中一级指导原则 3 个,二级指导原则 5 个,三级指导原则 51 个,另有相关问答和附录 30 个。ICH 章程规定:实施 3 个一级指导原则是成为 ICH 成员的必要条件;完全实施 1 个、部分实施 4 个二级指导原则是目前成为管理委员会成员的必要条件;ICH 成员应在 5 年内全面实施二级指导原则。为了推动药品注册技术标准国际接轨,我国国家食品药品监督管理总局在 2018 年 1 月 25 日发布《关于适用国际人用药品注册技术协调会二级指导原则的公告》(2018 年第 10 号),要求自 2018 年 2 月 1 日起,应完全实施《M4:人用药物注册申请通用技术文档(CTD)》;2018 年 5 月 1 日起,应完全实施《E2A:临床研究期间安全数据的管理:快速报告的定义和标准》,部分实施《M1:监管活动医学词典(MedDRA)》和《E2B(R3):临床安全数据的管理:个例安全报告传输的数据元素》,即临床研究期间严重且非预期的不良反应,按照 E2A 的要求上报,使用 M1 进行编码,E2B(R3)进行传输。2018 年 7 月 1 日起,应完全实施《E2D:上市后安全数据的管理:快速报告的定义和标准》。2019 年 7 月 1 日起,将按照 E2B(R3)的要求,建好相应信息系统,可接受使用 M1 进行编码,E2B(R3)进行传输报告的药品上市后不良反应。2022 年 7 月 1 日起,所有药品不良反应都将使用 M1 进行编码,E2B(R3)进行传输。2021 年 1 月,国家药品监督管理局发布 2021 年第 16 号公告,决定采用《E9(R1):临床试验中的估计目标与敏感性分析》ICH 指导原则。自公告发布之日起,12 个月后启动的药物临床研究适用 E9(R1)。

第三节 临床试验的分类

临床试验是在人体进行的研究,用于回答与研究药物预防、治疗或诊断疾病相关的特定问题。通常采用两类方法对临床试验进行描述。按研究目的不同,将临床试验分为临床药理学研究(评价耐受性,明确并描述药代动力学及药效学特征,探索药物代谢和药物相互作用,以及评估药物活性)、探索性临床试验、确证性临床试验、上市后研究(改进对药物在普通人群、特殊人群和/或环境中的获益/风险关系的认识,发现少见不良反应,并为完善给药方案提供临床依据)。按研发阶段不同,将临床试验分为Ⅰ期临床试验、Ⅱ期临床试验、Ⅲ期临床试验和Ⅳ期临床试验。两个分类系统都有一定的局限性,但两个分类系统互补形成一个动态的有实用价值的临床试验网络。

一、按研究目的分类

(一)临床药理学研究

新药上市申请应有临床药理学研究支持对药物的安全性和有效性的评估。研究内容主要包括药物对人体的效应(药效学和不良反应)、人体对药物的处置(药代动力学)、药物代谢及物质平衡、剂量 - 暴露量 - 效应关系、药物相互作用、药物基因组学、定量药理学、特殊人群的临床药理学、群体药代动力学等。在不同临床试验阶段,临床药理学的研究任务和内容又各不相同。

临床药理学研究一般在早期临床试验阶段进行,也可以根据药物研发需要在其他阶段进行。临床药理学研究通常是非治疗目的,一般在健康志愿者中进行,以减少疾病本身对结果判定的影响。但是有些药物(如细胞毒类药物)对健康人群有危害,只能在患者中进行研究。

临床药理学研究通常采用随机、盲法、对照的试验设计,有些情况也可采用其他设计。

(二)探索性临床试验

临床试验的早期,需要进行一系列的探索性试验,这些试验也应有清晰和明确的目标。其研究目的是探索目标适应证后续研究的给药方案,为有效性和安全性确证的研究设计、研究终点、方法学等提供基础。首次在患者中进行以探索有效性为目的的临床试验时,可认为是探索性临床试验的开始。

探索性临床试验通常对受试者进行严格筛选,以保证受试者人群的同质性,并对受试者进行严密监测。早期的探索性临床试验可采用多种研究设计,包括平行对照和自身对照。随后的探索性临床试验通常是随机化研究和对照研究。

探索性临床试验的一个重要目标是为确证性临床试验确定给药剂量和给药方案。早期探索性临床试验常采用剂量递增设计,以初步评价药物剂量与效应关系。针对所探讨的适应证,后期探索性临床试验常采用公认的平行组剂量效应设计。探索性临床试验所使用的药物剂量通常低于临床药理学研究所提示的最大耐受剂量,如果高于该剂量,应补充开展相应的临床药理学研究,以提供必要的数据支持。

探索性临床试验的其他目的包括对可能在下一步临床研究中设定的研究终点、治疗方案(包括合并给药)和目标人群(例如:轻度、重度疾患比较)的评价,这些目的可通过亚组数据和多个研究终点分析来实现,其分析结果可用于进一步的探索性临床试验或确证性临床试验。虽然探索性试验对有效性的确证有参考价值,但不能作为证明有效性的关键性证据。临床试验的后期,需要经过确证性临床试验为评价药物的有效性和安全性提供有力证据。

(三)确证性临床试验

确证性临床试验是一种事先提出假设并对其进行统计检验的试验,以说明所开发的药物对临床是有益的,一般为随机对照的临床试验。其研究目的是确证有效性和安全性,为支持注册提供获益/风险关系评价基础,同时确定剂量与效应的关系,其中首要目的是确定治疗获益。

在确证性临床试验中,最关键的假设应根据主要试验目的产生。主要假设应于试验开始前在试验方案中预先设定并于试验结束后严格按照预先设定的分析计划完成假设检验。除此之外,在试验方案中还应阐明试验设计方法、统计分析方法及相关理由。确证性临床试验对于试验方案和标准操作程序的严格遵从是非常重要的。如果在试验过程中对方案有不可避免的修订,应给予说明并记载。对方案修订可能对结果产生的影响应予以评估。确证性临床试验还应对试验药物的疗效进行准确的估计。对于药物疗效的说明除了需要证明关键假设的统计学意义之外,还需要评估试验药物疗效具有临床意义。

确证性临床试验是为了进一步确证探索性临床试验所得到有关研究药物有效性和安全性的初步证据,其目的在于为获得上市许可提供足够的证据,因此,对涉及药物有效性和安全性的每一个关键性的问题都需要通过确证性临床试验予以充分的回答。研究内容涉及剂量-效应关系的进一步探索,或对更广泛人群、疾病的不同阶段,或合并用药的研究。对于预计长期服用的药物,药物延时暴露的试验通常在确证性临床试验进行,尽管此类研究可能开始于探索性临床试验。确证性临床试验需要为完善药物说明书提供重要的临床信息。在确证性临床试验同时可进行群体药代动力学研究、药物基因组学研究等。

(四)上市后研究

根据研究目的,药品上市后研究可以分为两类:①监管部门要求,用以描述所有依据法规等提出上市后研究的要求,包括必须进行的上市后安全性研究和注册批件中要求完成的研究内容;②自主实施,除监管部门要求以外,申请人或第三方承诺或自行实施的研究。上市后研究通常包括以下内容:附加的药物间相互作用、长期或大样本安全性、药物经济学,以及进一步支持药物用于许可的适应证的终点事件研究等(例如:死亡率/发病率的研究等)。

根据研究目的和内容,宜选择适当的研究模型或工具来开展相应工作。研究方法包括临床药理学研究、临床试验、观察性药物流行病学研究和荟萃分析等。不同的研究方法所得结果价值不同,解决的问题也不同。

二、按研发阶段分类

无论是化学药、生物制剂还是中药,新药临床试验均分为Ⅰ、Ⅱ、Ⅲ、Ⅳ期。Ⅰ期、Ⅱ期和Ⅲ期临床试验都要在新药上市前完成,Ⅳ期临床试验则为新药上市后应用阶段进行的研究。

任何新药在正式进入临床试验前,必须完成药物临床前研究(pre-clinical investigation),

包括药物的合成工艺、毒性反应、药理作用、免疫学特征和遗传稳定性等多方面研究,还需要在动物实验中加以验证,并了解动物药代动力学特征,为进入临床试验提供相对的安全性保证。

(一) Ⅰ期临床试验

Ⅰ期临床试验为初步的临床药理学及人体安全性评价试验。观察人体对于新药的耐受程度和药代动力学,为制定给药方案提供依据。

Ⅰ期临床试验的受试对象一般为 18~45 岁的健康成年志愿者,需经过体格检查,保证无严重的心、肝、肾功能异常,无精神异常和药物过敏史,男女各半,女性志愿者需妊娠试验阴性,且无生育计划。如果试验药物为毒性较大或耐受性在患者和健康人之间存在较大差异的,需选择目标适应证患者为受试对象,如研究药物为抗肿瘤的化疗药物,则可选择癌症患者作为受试对象。另外,如果研究药物针对特殊人群,如研究药物为治疗妇科疾病的,可不选择男性志愿者,只选择女性志愿者。

耐受性试验采用剂量递增方法,初始剂量一般由有经验的临床药理研究人员和临床医生共同商讨,根据动物实验的剂量来确定,然后逐渐增加剂量,直至最大剂量。每个剂量组 5~6 人,最高剂量可 8~10 人。每个志愿者只能接受一个剂量的试验,不得对同一志愿者进行剂量递增,以确保志愿者的安全。

药代动力学研究一般先进行单次给药试验,然后再进行多次给药试验。单次给药的药代动力学研究一般在单次给药耐受性试验结束后进行,也可以同时进行。单次给药的药代动力学研究给药途径应与Ⅱ期临床试验及批准上市后拟采用的给药途径一致,一般选择高、中、低 3 个剂量水平,一般包括拟定的Ⅱ期临床试验的剂量,高剂量应接近或等于人体最大耐受剂量。多次给药的药代动力学研究应根据单次给药试验的结果确定每日给药次数、给药天数和给药剂量。

Ⅰ期临床试验主要观察安全性指标和药代动力学指标,安全性指标包括生命体征、心电图、血常规、尿常规、粪便常规、肝肾功能、出(凝)血试验、血糖、血脂、各种酶类检查及出现的不良事件,还可根据需要进行 B 超、胸部 X 线检查、脑电图等特殊检查。药代动力学指标包括 T_{max}、C_{max}、AUC、Vd、$t_{1/2}$、MRT、CL、C_{ss_min}、C_{ss_max}、C_{ss_av} 等。由于指标比较多,且测量时间点较多,因此,志愿者应进入Ⅰ期临床试验病房,药物摄入后应避免剧烈运动,禁止烟、酒、茶、咖啡的刺激,有任何不适均应告知临床研究人员。

(二) Ⅱ期临床试验

Ⅱ期临床试验为治疗作用初步评价阶段。其目的是初步评价药物对目标适应证患者的治疗作用和安全性,也包括为Ⅲ期临床试验研究设计和给药剂量方案的确定提供依据。有学者将用于探索药物剂量的研究称为Ⅱa期临床试验,把用于评估药物有效性的研究称为Ⅱb期临床试验。此阶段的研究设计可以根据具体的研究目的,采用多种形式,包括多中心随机盲法对照临床试验。

(三) Ⅲ期临床试验

Ⅲ期临床试验为药物治疗作用确证阶段。其目的是进一步验证药物对目标适应证患者的治疗作用和安全性,评价利益与风险关系,最终为药物注册申请的审查提供充分的依据。试验一般应为具有足够样本量的随机盲法对照试验。

通过样本量的增加、调整入选标准、适当扩大特殊受试人群和选择更合适的观察指标,从而证实药物的有效性和安全性,并为药品标识和医生处方提供初步证据。

(四) IV期临床试验

IV期临床试验为新药上市后应用研究阶段。其目的是考察在广泛使用条件下的药物的疗效和不良反应,评价在普通或者特殊人群中使用的利益与风险关系以及改进给药剂量等。

IV期临床试验不仅可以验证上市前药物的作用,还能通过扩大受试者人群,对前期临床试验未研究过的人群,如对儿童和老年人开展研究,从而对上市前临床试验的偏差进行纠正,尤其是探讨远期疗效和罕见不良反应,弥补上市前临床试验缺乏的资料和信息,为临床合理用药提供依据。

虽然IV期临床试验还可以与药品不良反应监测、上市药品再评价结合进行,但这三方面的工作内容不完全一样,各司其职。药品不良反应监测主要目的是监测药物的不良反应,不仅可以对各种新药全面、定期、定点进行不良反应的考察,还可以针对某一个被认为有问题的新药进行追踪监测。上市药品再评价的主要对象是一些疗效不确切、不良反应较多、有严重不良反应的上市药品,目的是通过再评价明确问题,为淘汰某些安全性差或疗效不足的药物提供依据。

🔍 思考题:

1. 什么是临床试验?
2. 探索性临床试验和确证性临床试验有何区别?
3. 新药临床试验分几期? 每期各有什么特点?

(贺　佳　王　睿)

📑 参考文献

[1] 国家药品监督管理局药品审评中心.药物临床试验数据管理与统计分析计划指导原则[EB/OL].(2022-01-04)[2022-03-02].https://www.cde.org.cn/zdyz/domesticinfopage?zdyzIdCODE=5f10af0fd360978d86b22519666e9183.

[2] 国家药品监督管理局,国家卫生健康委员会.药物临床试验质量管理规范(2020年第57号)[EB/OL].(2020-04-23)[2022-03-02].https://www.nmpa.gov.cn/xxgk/ggtg/qtggtg/20200426162401243.html.

[3] 国家药品监督管理局.药物临床试验的一般考虑指导原则(2017年第11号)[EB/OL].(2017-01-18)[2022-03-02].https://www.nmpa.gov.cn/xxgk/ggtg/qtggtg/20170120160701190.html.

第二章

药物临床试验质量管理规范

药物临床试验质量管理规范（good clinical practice，GCP）是药物临床试验全过程的质量标准，包括方案设计、组织实施、监查、稽查、记录、分析、总结和报告。GCP 的宗旨包括两点：一是出于伦理性角度，即保护受试者的权益和安全；二是出于科学性角度，即保证临床试验的过程规范，数据及评价结果的科学、真实和可靠。其中受试者的权益和安全是考虑的首要因素，优先于对科学和社会的获益。不同国家制订的 GCP 是各国有关管理部门对新药临床试验提出的标准化要求，适用于为申请药品注册而进行的药物临床试验，药物临床试验的相关活动应当遵守此规范。

第一节　GCP 的产生和发展

药物临床试验质量管理的发展历史大致经历了 3 个重要的时期。

20 世纪初至 60 年代是药物临床试验质量管理的萌芽阶段，是药品从无管理状态到管理体系逐步形成的时期。药物临床试验质量管理规范最初起源于医学研究的伦理学相关问题。第二次世界大战后，诞生了有关医学研究伦理学的第一个国际文件——《纽伦堡法典》。该法典制定了人体试验的基本原则，旨在保护研究受试者的权益，为符合伦理地实施涉及人类受试者的研究规定了条件，强调受试者要自愿同意参与研究。1964 年 6 月，第 18 届世界医学协会联合大会通过了《赫尔辛基宣言》，受到《纽伦堡法典》的影响，该宣言在其基础上更加全面、具体地阐明了进行以人类为受试者的医学研究的伦理原则和限制条件，声明了医学研究人员应该以负责的科学态度实施人体医学研究，以保护受试者的生命和健康为首要职责，该宣言成为国际上进行人体试验的行为规范和指导方针，可被视为 GCP 的雏形。而推动早期 GCP 概念发展的标志则是同一时期轰动世界的"反应停事件"。那时绝大多数国家的药品监管制度宽松，药品无需经过严格临床试验便可上市流通。在此背景下获批上市的反应停（沙立度胺），在短时间内迅速流通至 20 多个国家，导致了这些国家总计上万名"海豹肢"畸形婴儿的出生。至此世界各国的有关部门才意识到通过立法来约束和规范药品上市流程的重要性，要求药品上市前必须经过严格的临床试验以评价其有效性和安全性。

20 世纪 70 至 80 年代是各国药物临床试验规范化和法制化逐步形成的时期。在这个时期，世界各国已经非常重视药品上市前的临床试验，同时，药品监管相关部门被赋予了对新药申报进行审评的权利。一些发达国家在开展临床试验检测待批药品安全性和有效性时,逐步发现了临床试验中方法科学性、数据可靠性以及伦理道德等方面存在的诸多问题,并在解决这些问题的过程中形成、制定并颁布了各自的临床试验管理规范。1969 年开始,美国食品和药品管理局(Food and Drug Administration,FDA)规定只有提供随机对照临床研究结果的新药才有可能获得 FDA 的上市批准。此后,FDA 又相继颁布一系列有关临床试验的法规和指导原则,如申办者和监查员职责条例、研究者职责条例、受试者保护条例、对临床研究者的监查指导原则、要求保存临床研究记录的指导原则等。1977 年,美国 FDA 颁布了《联邦管理法典》,适用于所有在美国范围内进行的临床试验,"药物临床试验质量管理规范(GCP)"的概念也由此被首次正式提出,该法典不仅包含了对临床试验伦理问题的考虑,同时为保证数据结果的可靠性,将高质量数据的概念也纳入进来。随后世界各个国家和地区纷纷效仿 FDA,制定并颁布了属于自己的 GCP。1989 年,北欧药品管理组织颁发了第一个国际区域性的 GCP。这些国家和地区的临床试验法规和管理规范原则上大致相似,但具体细节和实施标准仍存在较大差异,也就是说,在一个国家或地区收集到的临床试验数据在另一个国家可能不被接受和认可,所以 GCP 在国际层面上的统一和标准化就成为了关注的重点。

20 世纪 90 年代至今是药物临床试验质量管理国际统一标准逐步形成并不断完善的时期。1990 年,在全球经济统一化及跨国制药公司不断发展的时代背景下,ICH 指导委员会应运而生。1991 年,由欧盟成员国、美国和日本三国发起的第一届 ICH 在比利时召开,共同协调各国的药物注册技术要求,协商以制定全球共同遵循的标准化准则。ICH 一经召开就得到全世界的广泛关注和强烈反响,其中世界卫生组织(WHO)在促进国际化标准形成的过程中扮演了十分重要的角色。1995 年 WHO 根据各国药物临床试验质量管理规范,制定并颁布了适用于各成员国的 *Guidelines for good clinical practice(GCP)for trials on pharmaceutical products*(《WHO 药物临床试验规范指导原则》),即 WHO GCP。随后在 1996 年 5 月,ICH 颁布了 ICH GCP 指导原则,涵盖了药品注册的质量、安全性和有效性的技术要求,作为国际最新的临床试验标准规范的代表,获得了国际范围的重视和认可,使得在全球任何地方进行的临床试验遵循相同的标准化规则成为了可能,也使不同国家和地区间用于人用药物注册的临床数据的互认互通成为了可能。目前在全世界的临床试验,尤其是涉及多国多中心的药品上市前临床试验均以 WHO GCP 和 ICH GCP 为指导原则,至此世界的药物临床试验质量管理规范最终迈入了国际统一标准的时代。

ICH GCP(E6)是在参考欧盟成员国、日本、美国以及澳大利亚、加拿大、北欧国家等和世界卫生组织(WHO)现行的临床试验质量管理规范后形成的。1996 年 5 月,欧盟批准了 ICH GCP 指导原则,并于 1997 年 1 月代替原有的原则,开始实施于成员国内。同年,美国将 ICH GCP 加入联邦注册法规中,日本也于 1997 年 4 月实施了 ICH GCP。1996 年 6 月 10 日 ICH E6(R1)由指导委员会批准第四阶段后编辑校订,在实施近 20 年后,于 2016 年 11 月 9 日对 ICH E6(R1)进行增补和修订,形成 ICH E6(R2)。此次修订多达 26 处,在继续确保受试者得到保护以及实验结果可靠的基础上,鼓励在临床试验的设计、实施、监督、记录及报告中采用更先进、更有效的方法,同时还更新了电子记录和核心文件的标准,以提高临床试验的质量和效率。

第二节 我国 GCP 的发展历程

一、药物 GCP

我国改革开放后,正值药物临床试验质量管理规范发展的第二阶段,在世界各国制定自己的 GCP 指南的同时,我国的药品监管也进入了规范化、标准化快速发展的阶段。1978年,卫生部药政局重建药品管理体系,执行《药政管理条例》;1985 年 7 月 1 日执行《中华人民共和国药品管理法》;同年 10 月,卫生部颁发《新药审批办法》和《新生物制品审批办法》。1986 年起,我国开始放眼国际,积极了解并学习国际上 GCP 相关的标准和信息;1992 年,我国派遣人员参加了 WHO GCP 指南的定稿会议,同期开始收集世界各国的 GCP 指导原则进行研究与学习,并于 1993 年邀请国外专家来华介绍国外 GCP 的具体实施情况;1994 年我国举办 GCP 研讨会并开始初步策划起草属于我国的 GCP 指导原则。

1995 年,我国成立了 GCP 起草小组,该小组由 5 位临床药理学专家组成,起草了我国《药品临床试验管理规范》(送审稿),并开始在全国范围内组织 GCP 相关知识的培训。1998年 3 月 2 日,卫生部颁布了属于中国自己的 GCP 指南,即《药品临床试验管理规范》(试行),1999 年 9 月 1 日,经过国家药品监督管理局(SDA)修订后的《药品临床试验管理规范》出台,并在 4 年后,也就是 2003 年 9 月 1 日正式实施由国家食品药品监督管理局(SFDA)再次修订后的《药物临床试验质量管理规范》。

2016 年 12 月国家食品药品监督管理总局(CFDA)对 2003 年出台的规范进行了修订,起草了《药物临床试验质量管理规范(修订稿)》,并面向社会公开征求意见。2017 年 6 月,在 ICH 的第一次会议上通过了我国国家食品药品监督管理总局的申请,正式批准我国国家食品药品监督管理总局成为 ICH 全球第 8 个监管机构成员,这被视为中国医药卫生行业的里程碑,意味着中国的药品监管部门、制药行业和研发机构将逐步转化和实施国际最高技术标准和指南。时隔 1 年,即 2018 年 6 月,在 ICH 当年的第一次会议上,我国国家药品监督管理局再上一个台阶,当选为 ICH 管理委员会成员。加入 ICH 管理委员会后,根据 ICH 章程,我国具有以下规定的职责和权利:

(1)在 ICH 管理委员会中享有投票权。

(2)参与 ICH 大会和 ICH 管理委员会的会议和决策制定。

(3)管理委员会代表 ICH 成员的利益。

(4)代表所有 ICH 成员监督 ICH 运营方面的工作,包括行政和财务。

(5)决定 ICH 大会举办的地点。

(6)根据相应的程序规章准备并召开 ICH 大会。

(7)向大会提供年度工作计划和长远战略规划的提案。

(8)具有对 ICH 秘书处处长的任免权,并规定其工作目标、职责和权利范围。

(9)指定有权代表第三方组织的任何人。

(10)执行监督工作组(working group)和全体会议工作组(plenary working party)的流程和运行,以确保 ICH 指南完成的效率和及时性以及 ICH 指南的质量。

(11)向大会提出建议或提案,包括关于 ICH 指南新议题的建议以及 ICH 指南采纳、修正或撤回的提议。

（12）向大会提出有关成员和观察员申请的建议。

（13）监督管理委员会的委员会小组，包括批准其计划重点和一年两次的报告。

（14）在根据 ICH 章程第 60 条规定的过渡期间，批准会费和财政资助并制定大会所需筹集的会费和财政资助的提议。

（15）在适当的覆盖范围内，对 ICH 主管和官员的商业责任保险进行投保和续保。

（16）向大会提交批准的审计年度账目。

（17）提交包括预算草案在内的财务工作相关的提案和建议。

（18）可根据章程规定成立监督管理委员会小组（sub-committees）、工作组（working group）和全体会议工作组（plenary working parties）。

在国家药品监督管理局加入 ICH 并成为管委会成员之后，为了遵循和实施 ICH 相关指导原则，同时为了深化我国药品审评审批制度改革，进一步推动我国药物临床试验质量管理规范研究和质量提升，国家药品监督管理局同国家卫生健康委员会组织修订了《药物临床试验质量管理规范》，于 2020 年 4 月 23 日印发，自同年 7 月 1 日起施行。这是我国实行 2003 年版《药物临床试验质量管理规范》以来首次对该规范进行的修订和增补，参照国际做法，以问题为导向，主要针对药物临床试验领域新概念和新技术（如基于风险的质量管理、电子数据等）的应用以及近年来在数据核查中发现的一些较集中的问题（如申办者、研究者、伦理委员会等各方的责任模糊，实验操作不够规范，受试者权益、安全保障不足等）进行明确和细化要求，致力于做到与 ICH 技术指导原则基本要求相一致。

二、医疗器械 GCP

医疗器械 GCP 是《医疗器械临床试验质量管理规范》的简称。我国医疗器械 GCP 的产生相对药物 GCP 较晚。2004 年 1 月 17 日国家食品药品监督管理总局发布《医疗器械临床试验规定》，共包括 7 章 29 条内容，对医疗器械的临床试验做了一些原则性的规定。这项法规可以说是我国医疗器械 GCP 的雏形。

为了加强医疗器械临床试验的管理，维护医疗器械临床试验过程中受试者权益，保证医疗器械临床试验过程规范，结果真实、科学、可靠和可追溯，根据《医疗器械监督管理条例》，国家食品药品监督管理总局同国家卫生和计划生育委员会于 2016 年 3 月 23 日颁布了《医疗器械临床试验质量管理规范》，并于 2016 年 6 月 1 日起正式实施。本规范涵盖医疗器械临床试验全过程，包括临床试验的方案设计、实施、监查、核查、检查以及数据的采集、记录、分析总结和报告等，共 11 章 96 条，包括总则、临床试验前准备、受试者权益保障、临床试验方案、伦理委员会职责、申办者职责、临床试验机构和研究者职责、记录与报告、试验用医疗器械管理、基本文件管理和附则。所有在我国境内开展的医疗器械临床试验，都应当遵循该规范。为配合新修订的《医疗器械监督管理条例》实施，积极转化适用国际医疗器械监管协调文件，国家药品监督管理局对《医疗器械临床试验质量管理规范》（国家食品药品监督管理总局令第 25 号）进行了修订，形成了《医疗器械临床试验质量管理规范（修订草案征求意见稿）》，并于 2021 年 5 月 10 日公开向社会广泛征求意见。新版规范修订内容包括：①调整了整体框架；②将体外诊断试剂纳入管理；③明确医疗器械临床试验相关方责任；④调整安全性信息报告流程；⑤简化优化相关要求；⑥体现最新国际监管制度要求。

医疗器械和药品都是用于疾病的诊断、预防、监护、治疗和缓解,但两者的作用原理却相去甚远。药品基于化学或生物原理,主要通过药理作用、机体免疫与代谢发挥效果,需要通过特定的给药途径直接接触或介入人体,往往以不同形式的制剂和剂型进行给药;而医疗器械则主要通过物理方式发挥作用,可直接介入人体,也可能根本与人体无接触,且其形式多样,用途广泛,从针头、绷带这样的小器械到影像、质子或重离子这样的大型设备都属于医疗器械的范畴。同时,两者在临床试验的设计及实施上也存在许多差异,因此需要分别对药品和医疗器械制定相应的 GCP 以细化和明确操作规范。

第三节 我国 2020 版药物 GCP 的主要特点和内容

一、我国 2020 版药物 GCP 的特点

2020 版《药物临床试验质量管理规范》(GCP)从 2003 版的 9 000 余字增加到 24 000 余字,参考 ICH GCP,从以"事"为主导调整为以"人"为主导,从原来的 13 章 70 条修订为 9 章 83 条。新版规范保留总则、研究者、申办者、试验方案、附则 5 个章节;增加了术语及其定义、伦理委员会、研究者手册、必备文件管理等 4 个章节;删除了临床试验前的准备与必要条件、受试者的权益保障、监查员的职责、记录与报告、数据管理与统计分析、试验用药品的管理、质量保证、多中心试验 8 个章节,将这些章节涉及的内容按照责任主体和试验环节调整至相应的章节;旧版中的附件一,即临床试验保存文件作为指导原则单独另行发布;附件二《赫尔辛基宣言》作为总的原则性要求纳入"总则"中,没有再附全文。2003 版与 2020 版 GCP 目录对比见图 2-1。

新版 GCP 参照 ICH E6(R2)增加了第二章术语及其定义,对涉及临床试验的术语进行了明确、更新和增加,对"监查""稽查""检查"等术语的定义作出了区分;明确了"病例报告表""标准操作规程""试验用药品"等术语的定义。此外还涉及其他的一些修订,主要内容体现在以下 7 个方面:

(一)细化并明确了参与方责任

新增伦理委员会作为单独章节,明确其组成和运行、伦理审查、程序文件等要求。突出申办者主体责任,明确申办者是临床试验数据质量和可靠性的最终责任人,保护受试者和保障试验结果的真实性是申办者的两大职责。在第二章术语及其定义中更新了对"合同研究组织"的定义,将临床机构管理组织(SMO)的合法性确定下来,并明确合同研究组织应当实施质量保证和质量控制。研究者具有临床试验分工授权及监督职责。临床试验机构应当设立相应的内部管理部门,承担临床试验相应的管理工作。

(二)强化受试者保护

强调伦理委员会应当特别关注弱势受试者,审查受试者是否受到不正当影响,受理并处理受试者的相关诉求。申办者制定方案时明确保护受试者的关键环节和数据,制定监查计划应强调保护受试者权益。研究者应当关注受试者的其他疾病及合并用药,收到申办者提供的安全性信息后应考虑受试者的治疗是否需要调整等。

药物临床试验质量管理规范

（2003年8月6日发布）

国家食品药品监督管理总局令

第 3 号

第一章　总则

第二章　临床试验前的准备与必要条件

第三章　受试者的权益保障

第四章　试验方案

第五章　研究者的职责

第六章　申办者的职责

第七章　监察员的职责

第八章　记录与报告

第九章　数据管理与统计分析

第十章　试验用药品的管理

第十一章　质量保证

第十二章　多中心试验

第十三章　附则

药物临床试验质量管理规范

(2020年4月23日发布)

国家药品监督管理局、国家

卫生健康委员会

2020第57号

第一章　总则

第二章　术语及其定义

第三章　伦理委员会

第四章　研究者

第五章　申办者

第六章　试验方案

第七章　研究者手册

第八章　必备文件管理

第九章　附则

图 2-1　我国新旧 GCP 目录对比

（三）建立质量管理体系

明确申办者应当建立临床试验的质量管理体系,基于风险进行质量管理,加强质量保证和质量控制,可以选择性建立独立数据监查委员会,开展基于风险评估的监查,在第二章也新增了对"独立的数据监查委员会"的定义。此外研究者应当监管所有研究人员执行试验方案,并实施临床试验质量管理,确保源数据真实可靠。

（四）优化安全性信息报告

明确了研究者、申办者在临床试验期间安全性信息报告的标准、路径以及要求。研究者向申办者书面报告所有严重不良事件。伦理委员会要求研究者及时报告所有可疑且非预期严重不良反应。申办者对收集到的各类安全性信息进行分析评估,将可疑且非预期严重不良反应快速报告给所有参加临床试验的相关方。

（五）规范新技术的应用

电子数据管理系统应当通过可靠的系统验证,保证试验数据的完整、准确、可靠。在第四章第二十五条(二)中新版 GCP 对电子病历系统的使用提出了要求,临床试验机构的信息化系统具备建立临床试验电子病历条件时,研究者应首选使用,相应的计算机化系统应当具有完善的权限管理和稽查轨迹,可以追溯至记录的创建者或者修改者,保障所采集的源数据可以溯源。此条明确了对于以患者为受试者的临床研究的医疗记录信息,应纳入单独病历和医院信息系统(HIS)两个系统中。

(六)参考国际临床监管经验

临床试验的实施应当遵守利益冲突回避原则;生物等效性试验的临床试验用药品应当进行抽样、保存等;在第二十三条(十三)中强调了病史记录中应该记录受试者知情同意的具体时间和人员,这也是之前没有法律法规明确提出过的要求;若违反试验方案或《药物临床试验质量管理规范》的问题严重时,申办者可追究相关人员的责任,并报告药品监督管理部门。

(七)体现卫生健康主管部门医疗管理的要求

伦理委员会的组成、备案管理应当符合卫生健康主管部门的要求;申办者应当向药品监管部门和卫生健康主管部门报告可疑且非预期严重不良反应。

二、我国 2020 版药物 GCP 中数据管理与统计分析相关内容

对于一个临床试验而言,保证数据及结果的科学、客观和可靠是非常重要的,而达到这个目的主要通过规范数据管理、试验设计和统计分析的过程来实现。除了以上提到的主要内容修订之外,2020 版《药物临床试验质量管理规范》在相应章节对这三部分内容提出了要求,并作出强调。

(一)数据管理

对于数据管理,在新版《药物临床试验质量管理规范》第五章第三十六条对申办者试验管理、数据处理与记录保存的职责中进行了强调,包括:

(1)申办者应当选用有资质的人员监督临床试验的实施、数据处理、数据核对、统计分析和试验总结报告的撰写。

(2)申办者可以建立独立的数据监查委员会,以定期评价临床试验的进展情况,包括安全性数据和重要的有效性终点数据。独立的数据监查委员会可以建议申办者是否可以继续实施、修改或者停止正在实施的临床试验。独立的数据监查委员会应当有书面的工作流程,应当保存所有相关会议记录。

(3)申办者使用的电子数据管理系统,应当通过可靠的系统验证,符合预先设置的技术性能,以保证试验数据的完整、准确、可靠,并保证在整个试验过程中系统始终处于验证有效的状态。

(4)电子数据管理系统应当具有完整的使用标准操作规程,覆盖电子数据管理的设置、安装和使用;标准操作规程应当说明该系统的验证、功能测试、数据采集和处理、系统维护、系统安全性测试、变更控制、数据备份、恢复、系统的应急预案和软件报废;标准操作规程应当明确使用计算机化系统时,申办者、研究者和临床试验机构的职责。所有使用计算机化系统的人员应当经过培训。

(5)计算机化系统数据修改的方式应当预先规定,其修改过程应当完整记录,原数据

（如保留电子数据稽查轨迹、数据轨迹和编辑轨迹）应当保留；电子数据的整合、内容和结构应当有明确规定，以确保电子数据的完整性；当计算机化系统出现变更时，如软件升级或者数据转移等，确保电子数据的完整性更为重要。若数据处理过程中发生数据转换，确保转换后的数据与原数据一致，和该数据转化过程的可见性。

（6）保证电子数据管理系统的安全性，未经授权的人员不能访问；保存被授权修改数据人员的名单；电子数据应当及时备份；盲法设计的临床试验，应当始终保持盲法状态，包括数据录入和处理。

（7）申办者应当使用受试者鉴认代码，鉴别每一位受试者所有临床试验数据。盲法试验揭盲以后，申办者应当及时把受试者的试验用药品情况书面告知研究者。

（8）申办者应当保存与申办者相关的临床试验数据，有些参加临床试验的相关单位获得的其他数据，也应当作为申办者的特定数据保留在临床试验必备文件内。

（9）申办者暂停或者提前终止实施中的临床试验，应当通知所有相关的研究者和临床试验机构和药品监督管理部门。

（10）试验数据所有权的转移，需符合相关法律法规的要求。

（11）申办者应当书面告知研究者和临床试验机构对试验记录保存的要求；当试验相关记录不再需要时，申办者也应当书面告知研究者和临床试验机构。

（二）试验设计

临床试验的科学性和试验数据的可靠性，主要取决于试验设计，关于试验设计的规范主要体现在第六章第六十一条，包括：

（1）明确临床试验的主要终点和次要终点。

（2）对照组选择的理由和试验设计的描述（如双盲、安慰剂对照、平行组设计），并对研究设计、流程和不同阶段以流程图形式表示。

（3）减少或者控制偏倚所采取的措施，包括随机化和盲法的方法和过程。采用单盲或者开放性试验需要说明理由和控制偏倚的措施。

（4）治疗方法、试验用药品的剂量、给药方案；试验用药品的剂型、包装、标签。

（5）受试者参与临床试验的预期时长和具体安排，包括随访等。

（6）受试者、部分临床试验及全部临床试验的"暂停试验标准""终止试验标准"。

（7）试验用药品管理流程。

（8）盲底保存和揭盲的程序。

（9）明确何种试验数据可作为源数据直接记录在病例报告表中。

（三）统计部分

第六章试验方案的第六十八条中提出了关于统计部分的要求，包括：

（1）确定受试者样本量，并根据前期试验或者文献数据说明理由。

（2）显著性水平，如有调整说明考虑。

（3）说明主要评价指标的统计假设，包括原假设和备择假设，简要描述拟采用的具体统计方法和统计分析软件。若需要进行期中分析，应当说明理由、分析时点及操作规程。

（4）缺失数据、未用数据和不合逻辑数据的处理方法。

（5）明确偏离原定统计分析计划的修改程序。

（6）明确定义用于统计分析的受试者数据集,包括所有参加随机化的受试者、所有服用过试验用药品的受试者、所有符合入选的受试者和可用于临床试验结果评价的受试者。

三、我国 2020 版药物 GCP 与 ICH GCP 的区别

旧版《药物临床试验质量管理规范》出台之时我国还未加入 ICH,也未成为其管理委员会成员,旧版规范虽在宗旨和基本原则上与 ICH GCP 一致,但在体例上仍存在差异。在加入 ICH 并成为管委会成员后,为了遵循和实施 ICH 相关指导原则,向国际标准看齐,新版的《药物临床试验质量管理规范》无论是在章节安排还是在具体内容要求上都与 ICH GCP 更为一致,尽管如此,我国 GCP 与 ICH GCP 仍存在一些区别,列举以下几点较为重要的加以说明:

（1）ICH GCP 在术语中对于药品不良反应的定义进行了上市前药物和已上市药品的划分,上市后药品不良反应仅指"使用正常剂量的药品对人产生的有害和非预期反应",而在我国 GCP 第二章术语及其定义中未对上市后药品出现的药品不良反应进行明确。

（2）新版《药物临床试验质量管理规范》的第三章伦理委员会中,对于伦理委员会的组成与备案与 ICH GCP 要求存在差异,不同于 ICH GCP,我国 GCP 未明确写明其组成要求,只提及"伦理委员会的委员组成、备案管理应当符合卫生健康主管部门的要求"。具体要求细则可参考我国《药物临床试验伦理审查工作指导原则》和《涉及人的生物医学研究伦理审查办法》中的相关条目规定。此外,对于伦理委员会保留伦理审查记录,中国 GCP 规定"所有记录应当至少保存至临床试验结束后 5 年",而 ICH GCP 中则要求"保留全部试验相关记录至试验完成后至少 3 年"。

（3）在第四章第二十一条（五）中对生物等效性试验用药的留样做出了要求,规定研究者应当对生物等效性试验的临床试验用药品进行随机抽取留样。临床试验机构至少保存留样至药品上市后 2 年。临床试验机构可将留存样品委托具备条件的独立的第三方保存,但不得返还申办者或者与其利益相关的第三方,而 ICH E6（R2）中没有相关要求。

（4）我国 GCP 第四章第二十三条（十四）中单独强调了儿童受试者知情同意操作和执行的细则:儿童作为受试者,应当征得其监护人的知情同意并签署知情同意书。当儿童有能力做出同意参加临床试验的决定时,还应当征得其本人同意,如果儿童受试者本人不同意参加临床试验或者中途决定退出临床试验时,即使监护人已经同意参加或者愿意继续参加,也应当以儿童受试者本人的决定为准,除非在严重或者危及生命疾病的治疗性临床试验中,研究者、其监护人认为儿童受试者若不参加研究其生命会受到危害,这时其监护人的同意即可使患儿继续参与研究。在临床试验过程中,儿童受试者达到了签署知情同意的条件,则需要由本人签署知情同意之后方可继续实施。

另一处我国与 ICH GCP 的不同之处在于:在我国 GCP 第五章第三十七条（二）中增加了生物样本的采集与处理相关操作标准:临床试验中采集标本的管理、检测、运输和储存应当保证质量。禁止实施与伦理委员会同意的试验方案无关的生物样本检测（如基因等）。临床试验结束后,剩余标本的继续保存或者将来可能被使用等情况,应当由受试者签署知情同意书,并说明保存的时间和数据的保密性问题,以及在何种情况下数据和样本可以和其他研究者共享等;同时本章第三十九条（四）提到了"申办者应当免费向受试者提供试验用药品,

支付与临床试验相关的医学检测费用"，这也是 ICH E6（R2）中未提到的。

🔍 思考题：

1. 相比 2003 版《药物临床试验质量管理规范》，我国 2020 版《药物临床试验质量管理规范》（GCP）主要做出了哪些修订？
2. 我国 2020 版《药物临床试验质量管理规范》（GCP）中对统计分析明确了哪些要求？

（贺　佳　郭晓晶　陈晨鑫）

📄 参考文献

［1］陈东 . ICH/ 美国临床试验法规选编［M］. 北京：化学工业出版社，2018.

［2］赵戬 . 药物和医疗器械临床试验 GCP200 问［M］. 北京：人民卫生出版社，2017.

［3］国家药品监督管理局，国家卫生健康委员会 . 国家药监局　国家卫生健康委关于发布药物临床试验质量管理规范的公告（2020 年第 57 号）［EB/OL］.（2020-04-23）［2021-05-06］. http://www.gov.cn/zhengce/zhengceku/2020-04/28/content_5507145.htm.

［4］国家药品监督管理局 .《药物临床试验质量管理规范》解读［EB/OL］.（2020-04-29）［2021-05-06］. https://www.nmpa.gov.cn/xxgk/zhcjd/zhcjdyp/20200429172901364.html.

［5］国家食品药品监督管理总局 .《医疗器械临床试验质量管理规范》（国家食品药品监督管理总局　中华人民共和国国家卫生和计划生育委员会令第 25 号）［EB/OL］.（2016-03-23）［2021-05-06］. https://www.nmpa.gov.cn/ylqx/ylqxfgwj/ylqxbmgzh/20160323141701747.html.

［6］李宾 . 新版 GCP 出炉！一文读懂关键变化［EB/OL］.（2020-05-09）［2021-05-06］. http://www.yyjjb.com.cn/yyjjb/202005/20200509110120120_7750.shtml.

［7］ICH. International council for harmonisation of technical requirements for pharmaceuticals for human use：articles of association［EB/OL］.（2019-11-19）［2021-05-06］. https://admin.ich.org/sites/default/files/inline-files/ArticlesOfAssociation_Approved_v4-0_2019_1119_1.pdf.

［8］国家药监局综合司 . 国家药监局综合司公开征求《医疗器械临床试验质量管理规范（修订草案征求意见稿）》意见［EB/OL］.（2021-05-11）［2021-05-13］. http://www.cdr-adr.org.cn/tzgg_home/202105/t20210511_48579.html.

第三章

临床试验设计类型

在临床试验设计方案中,统计设计类型的选择至关重要,因为它决定了样本量的大小、统计分析方法、研究过程及其质量控制等。因此,研究者应根据研究目的和研究条件的不同选择不同的统计设计类型。试验设计类型有多种,本章主要介绍最常用的几种传统设计,包括平行组设计、配对设计、交叉设计和析因设计。

第一节　平行组设计

平行组设计(parallel group design)是最常用的临床试验设计类型,是指将受试者随机分配到各处理组,各组同时进行、平行推进。平行组设计可为试验药设置 1 个或多个对照组,试验药也可设置多个剂量组。对照组可分为阳性或阴性对照。阳性对照组一般选用针对所选适应证的当前公认的有效治疗药物,阴性对照组一般采用安慰剂,但必须符合伦理学要求。

例 3-1　为评价雷米普利治疗轻、中度原发性高血压的疗效和安全性,以依那普利为阳性对照,进行多中心、随机、双盲双模拟、平行组设计临床试验,其设计格式如图 3-1。

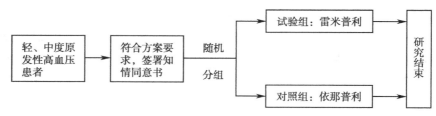

图 3-1　平行组设计示意图

平行组设计具有以下优点:①实施起来简单容易;②被广为接受;③可适用于急性疾病;④统计分析不复杂,对结果的解释直截了当;⑤可以将受试者不等比例地分配到各处理组。另外,平行组设计由于贯彻随机化的原则,有效地避免了非处理因素的影响,增强了试验组和对照组的均衡可比性,控制了试验误差,更重要的是满足了统计学假设检验的要求。但与其他设计类型相比,该设计通常需要较多的受试者。

第二节　配 对 设 计

配对设计(paired design)是将受试对象按一定条件配成对子,再将对子中的两个受试对象随机分配到不同处理组中。主要有以下两种情形:①将两个条件相同或相近的受试对象配成对子,然后随机接受不同处理;②同一受试对象分别接受两种不同处理。第二种情形在诊断试验中较为常见。比如比较 CT 与增强 CT 诊断肝癌的准确度,每例受试者分别接受两种方法检查,最后经手术病理确诊。

例 3-2　为证明某新研发乙型肝炎病毒核酸检测试剂盒(受试制剂)的有效性,选择已批准上市同类检测试剂盒(参比制剂)为对照,进行对比试验研究。研究对象包括"金标准"确定患病的病例组和证实无该病的对照组。使用受试制剂与参比制剂对相同血清样本进行检测,比较两种制剂检测结果的一致性。其设计格式如图 3-2。

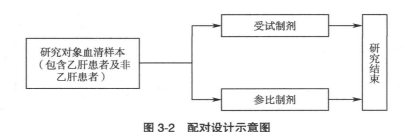

图 3-2　配对设计示意图

由于控制了非处理因素,配对设计实验效率高、所需样本量也较小;缺点是当配对条件未能严格控制造成配对失败或配对欠佳时,反而会降低效率。

第三节　交 叉 设 计

交叉设计(cross-over design)是一种特殊的自身对照设计,是将自身比较和组间比较设计思路综合应用的一种设计方法,使每个受试者随机地在两个或多个不同试验阶段分别接受指定的处理(试验药或对照药)。最简单的交叉设计是两种药物两个阶段的形式,又称 2×2 交叉设计,对每个受试者安排两个试验阶段,分别接受 A、B 两种试验用药物,而第一阶段接受何种试验用药物是随机确定的,第二阶段必须接受与第一阶段不同的另一种试验用药物。因此,每个受试者接受的药物可能是先 A 后 B(AB 顺序),也可能是先 B 后 A(BA 顺序),故这种试验又简记为 AB/BA 交叉试验。多种药物多个阶段的交叉设计也是经常用到的,例如:3 处理 3 阶段交叉设计,即 3 种处理(A、B、C)、3 个阶段、6 种顺序(ABC/BCA/CAB/ACB/CBA/BAC)的交叉设计。

交叉设计方法可以控制个体间的差异,将个体的差异从处理比较中分离出来,能同时研究处理效应、阶段效应和延滞效应,效率较高,节省受试者,在伦理上与经济上也是有利的。所谓的处理效应是指 A、B 两种处理效果的差别。阶段效应是指受试者的基本情况和对药物的反应在前后两个阶段的差别。如 A 处理与 B 处理的效应在先用 A 处理的受试者与先用 B 处理的受试者不同即存在阶段效应。延滞效应是指先用的药物在用后一种药物时仍有的作用,即前一阶段处理的效应延续到后一阶段而对后一阶段处理效应产生"污染"的效应。前一阶段试验后需安排足够长的清洗期或有效的清洗手段,以消除其延滞效应。清洗期是指两个治疗阶段之间的间歇期,其目的是使前一个给药阶段的治疗作用不会带入下一个阶段。合适的清洗期必须足够长,以便将影响临床疗效的任何相关变化恢复到基线。如果治疗阶段间的清洗期太短,那么在上一阶段结束后,药物的作用可能持续存在,从而影响到下一阶段治疗药物疗效的判断。采用交叉设计时应考虑延滞效应对试验数据分析评价的影响。2×2 交叉设计难以区分延滞效应与时期 - 药物的交互作用。如需进一步分析和评价延滞效应,则可考虑采用 2 个处理多个阶段的交叉设计(例如:2 处理 4 阶段的 ABBA/BAAB 交叉设计)。

例 3-3　为评价两种降压药物 A、B 的作用,进行多中心随机双盲交叉设计临床试验,其设计格式如图 3-3。

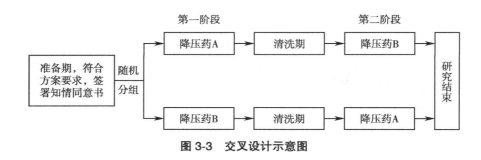

图 3-3　交叉设计示意图

交叉设计也有其弊端。在交叉设计临床试验中,同一个受试者需要接受多种处理和经历多个清洗期,从而使研究周期过长,受试者可能无法坚持到底而退出试验。当受试者的状态发生根本变化时,如死亡、治愈等,后续阶段的处理也将无法进行从而中断试验。一旦受试者在某个阶段退出试验,就会造成该阶段及其以后的数据缺失,增加统计分析的困难。另外,交叉设计不适宜有自愈倾向或者病程较短的疾病的治疗研究。

鉴于交叉设计的特点,在以下临床试验中可采用交叉设计:①可获得疗效和安全性的客观测量和可解释的数据;②慢性疾病如高血压的研究;③半衰期相对较短的药物研究;④考虑相对较短的治疗时间;⑤设立基线和清洗期是可行的;⑥具有足够数量的受试者检测延滞效应,并有充分的把握度可以补偿预期的脱落病例,或者其他研究信息已经排除了延滞效应的存在。

交叉设计试验统计分析的一般内容为:①不考虑阶段效应,检验处理效应;②扣除阶段效应后,检验处理效应;③检验阶段效应;④检验延滞效应;⑤扣除协变量影响后的检验。

第四节　析 因 设 计

析因设计(factorial design)是通过试验用药物剂量的不同组合,对两个或多个试验用药物同时进行评价,不仅可检验每个试验用药物各剂量间的差异,而且可以检验各试验用药物间是否存在交互作用,或探索两种药物不同剂量的适当组合,常用于复方研究。当交互作用存在时,表示各因素不是相互独立的,而是一个因素的水平有改变时,另一个或几个因素的效应也相应有所改变;反之,如不存在交互作用,表示各因素具有独立性。析因设计时需考虑两种药物高剂量组合可能带来的毒副反应。

在析因设计中,通常用数字表达式表示不同因素和水平数的设计。如 $2 \times 3 \times 2$ 析因设计表示有3个因素,第一个因素有2个水平,第二个因素有3个水平,第三个因素有2个水平。最简单的析因设计是 2×2 析因设计,即两因素两水平析因设计。

析因设计可以将处理因素的各水平的组合视为一个处理,如 2×2 析因设计,有因素 A 和 B 两个处理因素,每个处理因素设为"有"和"无"两个水平,此时两因素各水平组合后即有 4 组:只有 A,只有 B,既有 A 又有 B,既无 A 又无 B。析因设计临床试验中可以将受试者随机分配到这 4 组,即随机分配到处理 A 和 B 可能的组合之一。在很多情况下,该设计主要用于检验 A 和 B 的交互作用,或用于探索两种药物不同剂量的适当组合,以评估由两种药物组合成的复方药的治疗效果。

例 3-4 在降脂药物的研究中,有研究者考虑虽然西药辛伐他汀降脂作用明显,但长期服用有一定的不良反应,而某中药被认为也有一定的降脂作用。为考察辛伐他汀和某中药两者联合使用是否存在一定的协同治疗作用,拟采用双盲双模拟、随机平行对照析因设计,其设计格式如图 3-4。

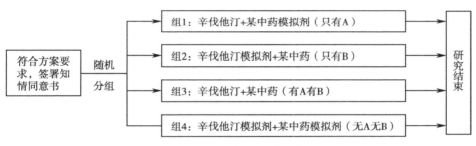

图 3-4 2×2 析因设计示意图

析因设计是多因素的交叉分组试验设计,其统计分析要采用多因素的分析方法,分析多个因素的交互作用。两因素的交互作用称为一阶交互作用,若因素个数大于2,亦可计算二阶交互作用、三阶交互作用等。若存在交互作用,在统计分析时须逐一分析各因素的单独效应,即其他因素的水平固定时,同一因素不同水平间的差别。反之,如果不存在交互作用,说明各因素的作用效果相互独立,逐一分析各因素的各水平间的平均差别即可,即主效应。

析因设计可以对各因素的不同水平进行全面组合,通过比较各种组合,可以寻求最佳组合,全面高效。但当因素过多或水平数过多时,要求的组别数会很多,对试验的实施和管理要求也就越高。相对于主效应的估计,交互作用的估计对样本量的要求更高。因此,如需分析交互作用,样本量的估计必须基于交互作用而非主效应。如果试验的样本量是基于检验主效应的目的而计算的,关于交互作用的假设检验,其检验效能往往是不足的。

思考题:

1. 交叉设计的临床试验都有哪些注意点?

2. 析因设计的特点是什么？

（王　睿　郭轶斌）

参考文献

［1］国家药品监督管理局．总局关于发布药物临床试验的一般考虑指导原则的通告（2017 年第11号）［EB/OL］．（2017-01-18）［2022-03-02］．https://www.nmpa.gov.cn/xxgk/ggtg/qtggtg/20170120160701190.html.

第四章

临床试验的比较类型

一般假设检验的原假设是两组（或多组）总体参数间没有差别，而备择假设为两组（或多组）总体参数间有差别。这种检验称为差异性检验。在探索性试验中，例如进行不同剂量组探索时，由于不确定不同组别间的差异大小，可以采用差异性检验比较哪一组的疗效好，从而选出合适的剂量组用于之后的确证性试验。除此之外，在临床试验中还有优效性（superiority）、等效性（equivalence）和非劣效性（non-inferiority）试验3种比较类型。本章主要介绍两样本率和两样本均数比较的优效性/等效性/非劣效性试验的概念及统计推断。

第一节　优效性试验

一、优效性试验的概念

检验一种药物是否优于另一种药物的试验，称为优效性试验。一般以安慰剂为对照的试验应做优效性试验。

优效性试验的原假设为试验药总体疗效小于或等于对照药的总体疗效，而备择假设为试验药总体疗效优于对照药。拒绝了原假设即可得出试验药比对照药优效的结论。

以两种药物有效率比较为例，优效性试验（统计优效）的检验假设为：

H_0：$\pi_T \leqslant \pi_C$（两药疗效相等或试验药劣于对照药）

H_1：$\pi_T > \pi_C$（试验药优于对照药）

检验假设中，π_T 为试验药的总体有效率，π_C 为对照药的总体有效率。本章中所涉及的评价指标均为高优指标（数值越高表明疗效越好，如有效率），特别说明的除外。如果为低优指标，原理同高优指标，定义相反，如两组死亡率的比较，其对应的检验假设 H_0：$\pi_C \leqslant \pi_T$；H_1：$\pi_C > \pi_T$。

有时研究者希望试验药比对照药优于某一具有临床意义的数值时才认为是优效，这时优效性试验称为临床优效性试验，其检验假设为：

H_0：$\pi_T - \pi_C \leqslant \Delta$（临床上两药疗效相等或试验药劣于对照药）

H_1：$\pi_T - \pi_C > \Delta$（临床上试验药优于对照药）

其中，Δ 为某一具有临床意义的数值，在此称之为优效性界值。Δ 为 0 时临床优效性检验即为统计优效性检验。

优效性试验的统计检验方法与差异性检验的统计检验方法相同,但所用的是单侧检验。

二、两样本率比较的优效性试验

两样本率比较的优效性检验可用 χ^2 检验或 u 检验,以检验试验药是否优于对照药。u 检验统计量的计算可用差异性检验的两样本率比较的公式。

$$u=\frac{p_T-p_C}{S_{p_T-p_C}} \qquad 公式(4-1)$$

$$S_{p_T-p_C}=\sqrt{p(1-p)\left(\frac{1}{n_T}+\frac{1}{n_C}\right)},p=\frac{n_Tp_T+n_Cp_C}{n_T+n_C}$$

上式中,p_T 和 p_C 分别为试验组和对照组的样本率;n_T 和 n_C 分别为试验组和对照组的例数;p 为两组合计的率;$S_{p_T-p_C}$ 为两个率之差的标准误。

因为只有当试验药疗效较高且结果有统计学意义时才可做出试验药优于对照药的结论,所以采用单侧检验。在优效性试验中,为控制假阳性错误,一般 α 取单侧 0.025,以 $\alpha=0.025$ 的 $u_a=1.96$ 为临界值。根据样本信息计算出来的 u 值如果大于临界值,则拒绝 H_0,接受 H_1,得出试验药优于对照药的结论。

对于临床优效性检验,u 检验公式可变化为公式(4-2),即在公式(4-1)分子上减去一个优效性界值 Δ,即分子为 $p_T-p_C-\Delta$。

$$u=\frac{p_T-p_C-\Delta}{S_{p_T-p_C}} \qquad 公式(4-2)$$

同样,只有根据样本信息计算出来的 u 值大于对应的临界值,才可以得出试验药临床上优于对照药的结论。

优效性检验可以采用假设检验方法进行统计推断,也可以通过置信区间法进行统计推断。ICH 相关指导原则中推荐采用置信区间法,它可以提供总体参数值范围的信息,便于比较,易于说明问题。对于两样本率比较的优效性试验,按单侧 $100(1-\alpha)\%$ 的置信度,计算 $\pi_T-\pi_C$ 的单侧置信区间下限 C_L,如下:

$$C_L=(p_T-p_C)-u_\alpha S_{p_T-p_C} \qquad 公式(4-3)$$

若 (C_L,∞) 不包含 0,即 $C_L>0$,可得到试验组比对照组统计优效的结论。若 (C_L,∞) 不包括 Δ 即 $C_L>\Delta$,可得到试验组比对照组临床优效的结论。例如,根据某资料计算出试验组与对照组两组率差的单侧 97.5% 的置信区间为 $(8\%,\infty)$,而预先规定的临床优效性界值为 5%,由于该区间不包含 5% 即 $8\%>5\%$,可得出试验组临床优效于对照组的结论。

同理,若评价指标为低优指标(数值越低代表疗效越好),可按单侧 $100(1-\alpha)\%$ 的置信度,计算 $\pi_T-\pi_C$ 的单侧置信区间上限 C_U,$C_U=(p_T-p_C)+u_\alpha S_{p_T-p_C}$。若 $(-\infty,C_U)$ 不包含 0,即 $C_U<0$,可得到试验组比对照组统计优效的结论;若 $(-\infty,C_U)$ 不包括 $-\Delta$,即 $C_U<-\Delta$,可得到试验组比对照组临床优效的结论。

三、两样本均数比较的优效性试验

两样本均数比较的优效性检验可用 t 检验,以检验试验药是否优于对照药。t 检验的公式可用差异性检验的两样本均数比较的公式。优效性检验中 α 一般取单侧 0.025,以 $t_{0.025,v}$

为临界值。当 $t>t_{0.025,v}$，即试验药疗效较高且结果有统计意义时，才可做出试验药优于对照药的结论。

$$t=\frac{\overline{X}_T-\overline{X}_C}{S_{\overline{X}_T-\overline{X}_C}},v=n_T+n_C-2 \qquad\qquad 公式（4-4）$$

$$S_{\overline{X}_T-\overline{X}_C}=\sqrt{S_c^2\left(\frac{1}{n_T}+\frac{1}{n_C}\right)},S_c^2=\frac{(n_T-1)S_T^2+(n_C-1)S_C^2}{n_T+n_C-2} \qquad\qquad 公式（4-5）$$

上式中，$\overline{x}_T$ 和 $\overline{x}_C$ 分别为试验组和对照组的样本均数；n_T 和 n_C 分别为试验组和对照组的例数；v 为自由度；S_T^2 和 S_C^2 分别为试验组和对照组的样本方差；S_c^2 为两组合并方差；$S_{\overline{X}_T-\overline{X}_C}$ 为两均数之差的标准误。

对于两样本均数比较的临床优效性检验，可在公式（4-4）分子上减去一个优效性界值 Δ，即原公式分子变化为 $\overline{x}_T-\overline{x}_C-\Delta$，原 t 检验公式变化为公式（4-6）。

$$t=\frac{\overline{X}_T-\overline{X}_C-\Delta}{S_{\overline{X}_T-\overline{X}_C}},v=n_T+n_C-2 \qquad\qquad 公式（4-6）$$

两样本均数比较的优效性试验可以采用假设检验进行统计推断，同样也可以进行置信区间估计。按单侧 $100(1-\alpha)\%$ 的置信度，计算 $\mu_T-\mu_C$ 的单侧置信区间下限 C_L，如下：

$$C_L=(\overline{X}_T-\overline{X}_C)-t_{\alpha,v}S_{\overline{X}_T-\overline{X}_C} \qquad\qquad 公式（4-7）$$

若 (C_L,∞) 不包含 0，即 $C_L>0$，可得到试验组比对照组统计优效的结论；若 (C_L,∞) 不包含 Δ，即 $C_L>\Delta$，可得到试验组比对照组临床优效的结论。

例 4-1　有 3 项临床试验，试验组与对照组疗效之差的双侧 95% 置信区间结果如图 4-1（高优指标，数值越高代表疗效越好），Δ 为优效性界值。从图中可以看出，研究 3 两组疗效之差置信区间下限大于 Δ，提示试验组临床优效于对照组；研究 2 置信区间下限大于 0，提示试验组统计优效于对照组，但其置信区间下限小于 Δ，不能认为试验组临床优效于对照组；研究 1 置信区间下限小于 0，不能得出试验组优效的结论。

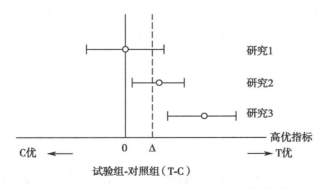

图 4-1　优效性试验置信区间示意图（高优指标）

例 4-2　有 3 项临床试验，试验组与对照组疗效之差的双侧 95% 置信区间结果如图 4-2，Δ 为优效性界值。从图中可以看出，研究 1 两组疗效之差置信区间上限小于 $-\Delta$，提示试验组临床优效于对照组；研究 2 置信区间上限小于 0，提示试验组统计优效于对照组，但其置信区间上限大于 $-\Delta$，不能认为试验组临床优效于对照组；研究 3 置信区间上限大于 0，得不出试验组优效的结论。

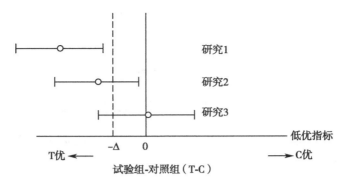

图 4-2 优效性试验置信区间示意图(低优指标)

第二节 等效性试验

一、等效性试验的概念

检验一种药物是否与另一种药物的疗效"相等"(实际为相差不超过一个指定的数值 Δ),称为等效性试验,Δ 为等效性界值。例如,以一种仿制药与原研药进行比较,如果其疗效被判为"相等",则仿制药可被接受。或研究能否用小剂量代替大剂量以减少药物的不良反应和节约费用;用不良反应小的药物代替不良反应大的药物;用疗程短的药物代替疗程长的药物以及用口服药物代替注射药物等。等效性试验的应用多见于对同一活性成分的生物等效性以及血浆无法测定时的临床等效验证。

等效性试验的原假设为总体参数间差别超过或等于一个研究者规定的等效性界值 Δ,而备择假设为总体参数间差别小于研究者规定的 Δ。由于需要在两个方向上同时进行两次单侧检验,故需分别推断,只有两个原假设均被拒绝,才可得出两药为"等效"的结论。

以两种药物有效率比较为例,等效性试验的检验假设可表述为:

H_0:$|\pi_T-\pi_C|\geq\Delta$(试验药优于对照药,其差值大于或等于 Δ;或试验药劣于对照药,其差值小于或等于 $-\Delta$)

H_{01}:$\pi_T-\pi_C\geq\Delta$

H_{02}:$\pi_T-\pi_C\leq-\Delta$

H_1:$|\pi_T-\pi_C|<\Delta$(试验药与对照药之差不超过 Δ)

H_{11}:$\pi_T-\pi_C<\Delta$

H_{12}:$\pi_T-\pi_C>-\Delta$

等效性界值 Δ 是一个具有临床意义的数值,该值由临床专家来确定。Δ 一般较难确定,若 Δ 选大了,可能会将疗效达不到要求的药物推向市场;若 Δ 选小了,则可能会埋没一些本可推广使用的药物。在生物等效性研究中,当评价两种剂型的药代动力学参数平均值是否足够接近时,两者比值 90% 置信区间在 80%~125% 成为可接受的标准。当用生物等效性试验不可行时(例如仿制的吸入药或外用药等局部用药),可进行临床等效性试验,得出双侧95% 置信区间,其等效性界值的确定仍然是统计学推理和临床判断相结合,具体药品具体分析,而无恒定的界值数值。

二、两样本率比较的等效性试验

两样本率比较的等效性试验可以采用双单侧检验,即

$$u = \frac{(p_T - p_C) - \Delta}{S_{p_T - p_C}} < -u_\alpha \qquad \text{公式（4-8）}$$

$$\text{且 } u = \frac{(p_T - p_C) + \Delta}{S_{p_T - p_C}} > u_\alpha$$

则可认为等效。这里 α 常取单侧 0.05。

两样本率比较的等效性试验也可以用置信区间法来评价,但常用双侧 90% 置信区间(即双侧 α 取值为 0.10)。按双侧 $100(1-\alpha)\%$ 的置信度,计算 $\pi_T - \pi_C$ 的置信区间下限 C_L 和置信区间上限 C_U,如下:

$$C_L = (p_T - p_C) - u_{\alpha/2} S_{p_T - p_C}$$

$$C_L = (p_T - p_C) + u_{\alpha/2} S_{p_T - p_C} \qquad \text{公式（4-9）}$$

若 (C_L, C_U) 完全在 $(-\Delta, \Delta)$ 范围内,可以得出等效性结论。例如,根据某资料计算出两组率差的 90% 置信区间为 $(-9\%, 8\%)$,该区间完全包含在预先规定的等效区间 $(-10\%, 10\%)$ 内,可得出两组等效性的结论。

三、两样本均数比较的等效性试验

两样本均数比较的等效性试验也可以采用双单侧检验,即

$$t = \frac{\overline{X}_T - \overline{X}_C - \Delta}{S_{\overline{X}_T - \overline{X}_C}} < -t_{\alpha, v} \qquad \text{公式（4-10）}$$

$$\text{同时 } t = \frac{\overline{X}_T - \overline{X}_C + \Delta}{S_{\overline{X}_T - \overline{X}_C}} > t_{\alpha, v}$$

$$v = n_T + n_C - 2$$

则可认为等效。这里 α 常取单侧 0.05。

对于两样本均数比较的等效性试验,也可以用双侧 90% 置信区间来评价。按双侧 $100(1-\alpha)\%$ 的置信度,计算 $\mu_T - \mu_C$ 的置信区间下限 C_L 和置信区间上限 C_U,如下:

$$C_L = (\overline{X}_T - \overline{X}_C) - t_{\alpha/2, v} S_{\overline{X}_T - \overline{X}_C}$$

$$C_U = (\overline{X}_T - \overline{X}_C) + t_{\alpha/2, v} S_{\overline{X}_T - \overline{X}_C} \qquad \text{公式（4-11）}$$

若 (C_L, C_U) 完全在 $(-\Delta, \Delta)$ 范围内,可以得出等效性结论。

例 4-3　有 3 项临床试验,试验组与对照组疗效之差的双侧 90% 置信区间结果如图 4-3,Δ 为等效性界值。从图中可以看出,只有研究 3 的置信区间上下限在 $(-\Delta, \Delta)$ 范围内,可以得出等效性结论,其余两项研究均不能下等效性结论。

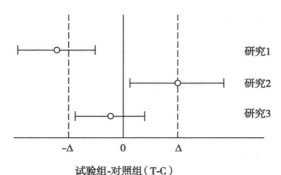

试验组-对照组（T-C）

图 4-3　等效性试验置信区间示意图

第三节　非劣效性试验

一、非劣效性试验的概念

检验一种药物是否不劣于另一种药物的试验,称为非劣效性试验。非劣效性试验设计要求阳性对照药物应具有较稳定的有效性,一般用于有客观疗效指标的临床试验中(如抗菌药物的临床终点、心血管治疗中的主要不良心血管事件、肿瘤治疗中死亡或进展事件、2 型糖尿病降糖治疗中的糖化血红蛋白等)。

非劣效性试验的原假设为试验药总体疗效比对照药的总体疗效要差,且两药总体疗效之差大于或等于 Δ;而备择假设为试验药总体疗效比对照药的总体疗效要好,或者试验药总体疗效虽然比对照药差,但两药总体疗效之差不大于 Δ(即差值在临床可接受的范围内)。Δ为非劣效界值。拒绝了原假设即可得出试验药比对照药非劣效的结论。

以两种药物有效率比较为例,非劣效性试验的检验假设可表述为:

H_0 : $\pi_T - \pi_C \leq -\Delta$ (试验药劣于对照药)

H_1 : $\pi_T - \pi_C > -\Delta$ (试验药非劣于对照药)

非劣效界值 Δ 的确定是设计的关键,需要由主要研究者和生物统计学专业人员共同制定,并由主要研究者从临床角度确定。非劣效界值 Δ 应不超过临床上能接受的最大差别范围,且应当小于阳性对照药物对安慰剂的有效性试验所观察到的差异(如果已知)。Δ 的确定一般采用两步法,先保守估计出阳性对照的绝对疗效 M_1,再根据 M_1 确定出 M_2 即 Δ。M_1 的确定采用综合分析法,其中最常用的是荟萃分析构建置信区间法。在荟萃分析中,当历史资料间同质性较好时可采用固定效应模型,否则需采用随机效应模型以考虑试验间的变异对阳性对照效应估计的影响。根据模型计算出 (C-P) 即(阳性对照 – 安慰剂)的双侧 95% 置信区间下限 C_L。这个下限必须大于 0,否则不能视其为阳性对照。考虑到疗效一致性的问题或者历史数据的质量,一般取 $M_1 < C_L$。获得 M_1 后,非劣效界值取 Δ=M_2=$f \times M_1$。临床试验中一般取 $0.2 \leq f \leq 0.5$,例如在心血管病药物的非劣效性试验中常取 f=0.5。f 值越接近 0 时,如果仍能得出非劣效的结论,说明试验药疗效与阳性对照药疗效越相近。不过 f 值取的太小会使得试验所需样本量大到试验无法进行。如果没有历史资料可供借鉴,也可采用目标值法确定 Δ,如 Δ 取阳性对照药疗效的 10%~15%。阳性对照药的疗效可根据文献报道或有

目的的医学调查所得,这种调查应委托独立调查机构执行。在抗菌药物临床试验中,由于阳性对照药的疗效公认且较高,非劣效设计时,一般直接取 $\Delta=10\%\sim15\%$。

非劣效性试验的检验公式与带有 Δ 的临床优效性检验公式类似,对于临床优效性检验,H_0：$\pi_T-\pi_C\leqslant\Delta$,而对于非劣效性试验 H_0：$\pi_T-\pi_C\leqslant-\Delta$。从形式上看,两个 H_0 的定义均是 $\pi_T-\pi_C$ 小于一个数值,只不过是正负的区别。所以对于非劣效性试验,两样本率比较和两样本均数比较的统计推断如下。

二、两样本率比较的非劣效性试验

在非劣效试验中,使用的是单侧检验,只有当试验药疗效与对照药疗效相差大于 $-\Delta$ 时,才能拒绝原假设,得出试验药非劣于对照药的结论,称为非劣效。同优效性检验一样,α 常取单侧 0.025,即当 $\alpha=0.025$ 时,用 $u_\alpha=1.96$ 作为临界值。如果根据样本信息计算出来的 u 值大于临界值 1.96,则拒绝 H_0,接受 H_1,认为试验药非劣效于对照药。

$$u=\frac{p_T-p_C-(-\Delta)}{S_{p_T-p_C}}=\frac{p_T-p_C+\Delta}{S_{p_T-p_C}} \qquad 公式（4-12）$$

在非劣效试验中,使用的是单侧检验,只有当试验药疗效与对照药疗效相差大于 $-\Delta$ 时,才能拒绝原假设,得出试验药非劣于对照药的结论,称为非劣效。同优效性检验一样,α 常取单侧 0.025,即当 $\alpha=0.025$ 时,用 $u_\alpha=1.96$ 作为临界值。如果根据样本信息计算出来的 u 值大于临界值 1.96,则拒绝 H_0,接受 H_1,认为试验药非劣效于对照药。

对于两样本率比较的非劣效性试验,按单侧 $100(1-\alpha)\%$ 的置信度,计算 $\pi_T-\pi_C$ 的单侧置信区间下限 C_L,如下：

$$C_L=(p_T-p_C)-u_\alpha S_{p_T-p_C} \qquad 公式（4-13）$$

若 (C_L,∞) 完全在 $(-\Delta,\infty)$ 范围内,即 $C_L>-\Delta$,可以得出非劣效的结论。例如,根据某资料计算出试验组与对照组两组率差的单侧 97.5% 的置信区间为 $(-12\%,\infty)$,而预先规定的非劣效性界值为 10%,该区间没有完全落在 $(-10\%,\infty)$ 内,不能得出试验组非劣于对照组的结论。

三、两样本均数比较的非劣效性试验

使用单侧检验,当 t 值大于 t_{α,n_T+n_C-2} 时,差异有统计学意义,拒绝原假设,得出试验药非劣于对照药的结论。

$$t=\frac{\overline{X}_T-\overline{X}_C-(-\Delta)}{S_{\overline{X}_T-\overline{X}_C}}=\frac{\overline{X}_T-\overline{X}_C+\Delta}{S_{\overline{X}_T-\overline{X}_C}},v=n_T+n_C-2 \qquad 公式（4-14）$$

使用单侧检验,当 t 值大于 t_{α,n_T+n_C-2} 时,差异有统计学意义,拒绝原假设,得出试验药非劣于对照药的结论。

对于两样本均数比较的非劣效性试验,按单侧 $100(1-\alpha)\%$ 的置信度,计算 $\mu_T-\mu_C$ 的单侧置信区间下限 C_L,如下：

$$C_L=(\overline{X}_T-\overline{X}_C)-t_{\alpha,v}S_{\overline{X}_T-\overline{X}_C}$$

若 (C_L,∞) 完全在 $(-\Delta,\infty)$ 范围内,即 $C_L>-\Delta$,可以得出非劣效的结论。

例 4-4　有 6 项临床试验,阳性对照药组与试验药组疗效之差的双侧 95% 置信区间结果如图 4-4,疗效指标为高优指标。M_1 为借助荟萃分析法而确定的阳性对照药扣去了安慰剂效应的绝对疗效的保守估计，Δ 为非劣效性界值。从图中可以看出，研究 1、4、5、6 中两组疗效之差置信区间上限小于 M_1，提示试验药优于安慰剂，但只有研究 4、5 中两组疗效之差置信区间上限小于 Δ，提示试验药非劣效于阳性对照药，只有研究 5 提示试验药统计优效于对照药（注意：本例列出的是对照组 - 试验组的置信区间，所以根据置信区间上限与 Δ 判断）。

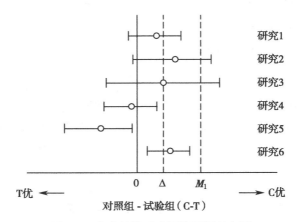

图 4-4　非劣效性试验置信区间示意图

思考题：

1. 在一项多中心、随机双盲、阳性药物平行对照临床试验中，通过统计分析得出两组主要疗效指标的比较差异无统计学意义（$P=0.523$），研究者据此得出结论：试验药物的疗效同阳性对照药物，你怎么看？
2. 非劣效试验中，非劣效界值应如何确定，应由谁来确定？

（王　睿　郭　威）

参考文献

[1] 国家药品监督管理局药品审评中心 . 药物临床试验非劣效设计指导原则 [EB/OL] . （2020-07-24）［2022-03-02］. https://www.cde.org.cn/zdyz/domesticinfopage?zdyzIdCODE=695bf6e879b4d349d84dd438cadef37b.

[2] 国家药品监督管理局 . 总局关于发布药物临床试验的一般考虑指导原则的通告（2017 年第11号）［EB/OL］. （2017-01-18）［2022-03-02］. https://www.nmpa.gov.cn/xxgk/ggtg/qtggtg/20170120160701190.html.

第五章

随机化方法

为了能科学、客观地得出正确的结论,控制偏倚,在试验设计中必须注意随机化(randomization)和对照(control)的原则。本章将对随机化的问题进行讨论,说明随机化的重要性,介绍常用的随机化方法。

第一节　随机化的必要性

Fisher 在 1935 年首先提出了在农业上比较不同处理时随机分配的概念。在一个比较不同肥料的对照实验中对作为实验单位的小块土地随机分配不同的肥料,其目的:①避免由于主观安排使某些处理(肥料)用于较差的土地,即避免偏性;②针对统计分析方法,随机化可以为后续统计假设检验提供基础。因为只有在随机化的试验中应用统计检验才是合理的。

这一原则在动物实验和临床试验中都是相同的。在进行临床试验时,必须把受试者安排到各个处理组中去。但是由于种种原因,医生在试验新药时,会有意或无意地安排某些受试者到某一处理组,从而影响到疗效的正确评价。例如,医生会认为对新药缺乏经验或不良反应可能较大而把较轻的受试者纳入新药组;或者认为标准疗法对病情较重的受试者效果不太好而纳入新疗法组;或者对过去用标准疗法的疗效不满意的受试者会要求进入新药组,而对标准疗法有一定疗效的受试者会拒绝加入新疗法组。凡此种种都会影响客观正确评价。病情轻重、年龄大小等在对比的各组中有较大差异,也会影响疗效的正确判断。更严重的是,由于没有遵循随机化的原则,各组的差异不符合概率论和数理统计的原理,从而使统计学检验无效,无法对结果做出正确的判断。随机化并不能使除处理外的各种影响预后的因素在各对比组间完全均衡,但可以使其在处理组间的差异服从概率论的原理,从而可以用各种统计方法对结果进行分析和判断。

如果按受试者的意愿把受试者分到各组,或不同的医生用自己所倾向的疗法,则结果完全是不可比的。因为受试者选择和试验环境都会有很大差异。如果以某一医院(或某一医生)专门收治疗组,另一医院(或另一医生)专门收对照组,也会造成受试者选择和试验环境在两组间有很大不同。有时医生认为病情比较重的受试者应当采用其认为比较好的疗法。这样分组的结果可使病情较重组的疗法显得疗效较差而不能对比出其优越性。

有些方法被研究者认为是随机的,但实际上往往是不随机的。如按受试者来诊顺序交替指定受试者进入某个组,看似是随机的,但比较组间受试者特性时往往可以看到选择偏性,这是因为在受试者来诊时研究者知道受试者将会被分配到某一组而做出了一定的选择。

有时把受试者分到不同处理组时采用一种预先确定的按顺序的方法,如按生日的单双日确定受试者分入治疗组或对照组,称为系统法。系统安排常按出生日期的单双日或按受试者就诊的单双日,或者按受试者来诊先后交替指定。这种方法也往往被认为是随机的,但实际上研究者事先就知道受试者来诊时如果被接纳参加试验将会进入到哪一组。这种情况将会影响研究者是否让这位受试者参加试验。这种安排的缺点往往可以由最后两组受试者数量的巨大差异反映出来。

综上所述,随机化是完全必要的,它可以减少选择受试者时的偏倚,而且大大减少试验因素之外的其他因素对试验结果的影响。

第二节 随机分配的注意事项

当受试者就诊时,抓阄或抽签来决定受试者的处理也可以说是随机的,但为了防止自觉或不自觉地发生受试者入组时的偏性,更为科学地进行随机化是十分必要的。首先应该预先安排接纳受试者和随机分配受试者的科学规程,临床试验中受试者分配必须按试验设计确定的随机分配方案进行。随机分配一般应注意以下一些问题:

一、受试者的代表性

在征集受试者时要保证参加试验的受试者对所研究的疾病具有代表性,以使结论能推广到这类受试者的全体。因此事先要对受试者进行了解,明确其确为所研究疾病的患者。如慢性支气管炎治疗的研究中就不得混入肺结核患者。

二、受试者的入选和排除标准

医生要根据试验方案中的入选标准纳入参加试验的受试者,并排除不符合标准的受试者。因此,在受试者筛选阶段要填写入选标准和排除标准表。只有符合入选标准且不符合排除标准的受试者才能参加随机化分组,而不可以在随机化之后才考虑受试者是否符合入选标准和不符合排除标准的问题。

个别不符合标准的受试者被错误地入选时,在以后发现时要根据情况采用不同的分析策略(参见第十章中有关"统计分析策略"内容)。

三、知情同意获得时间

在开始募集受试者之前,研究者必须将试验的详细情况和受试者可能得到的利益和损害清楚地告诉受试者并取得受试者(或必要时的法定代理人)签名的知情同意书。只有在取得知情同意之后才能进行随机化。

四、随机化的时间

随机化的时间应尽量接近给予处理的时间。如某研究要先对符合入选标准的所有受试者进行免疫治疗,然后再进行两种手术方案比较,那么对两种手术方案比较的随机化应当在免疫治疗结束之后,而不是在免疫治疗开始之前,以免在免疫治疗后一些受试者由于某些原因被排除而影响到随机化。

　　同样,在具有导入期的试验中,受试者应当在导入期之后进行随机化。如治疗轻中度高血压的试验中,先给受试者服用2周安慰剂,再进行检查,将符合入选标准的受试者随机分组。如果在一开始就进行随机分组,而在导入期后发现有一些已经分组的受试者不能参加试验,这样就破坏了原来的随机化。

五、随机分配表的准备

　　完成前述几个步骤之后即可进行随机化指定受试者所接受的处理组别,称为随机分配(random allocation)。治疗开始前应准备好随机分配表(random allocation table),然后根据随机分配表对每一位受试者指定其所接受的处理。

　　随机分配表中指定了按照受试者入组的顺序每位受试者所接受的处理组别。如下面的安排:

受试者号	1	2	3	4	5	6	7	8	9	10	11	12	…
组别	B	A	B	A	B	A	A	B	B	A	B	A	…

　　如此则第一位受试者接受处理B,第二位受试者接受处理A……以此类推。

　　在多中心试验中,应按中心组织随机化程序。为每个中心建立一个单独的随机方案,即按中心分层,或为每个中心分配几个整段的区组,称为中心随机化。其目的是使每个中心内各组的受试者数相同或相近,从而使对比各组在各中心的受试者的比例相同或相近。即使中心对疗效有影响,由于处理在中心间分布均衡,中心就不会对处理组间疗效的比较有影响。在统计上把这种方法称为分层随机化(详见第三节)。有时,由于中心数较多,也可以不将中心作为分层因素。

六、随机分配表的编写

　　随机分配表的编写通常利用计算机软件编写程序产生随机数(严格地说,计算机所产生的随机数应当称为伪随机数)来完成。在盲法试验中随机分配表原则上应当由不参加试验的统计师制作,称为第三方统计师。随机分配表、制作随机表的各种参数都作为盲底,放入密封签章的信封中保存。在揭盲之前,应当对所有参加试验者保密。

第三节　固定随机化方法

　　固定随机化方法(fixed allocation procedure)是按照事先确定的概率将受试者分配到各组中,在整个研究过程中分配概率保持不变。常见的有简单随机化、区组随机化和分层随机化方法。

一、简单随机化

　　简单随机化(simple randomization)也称为完全随机化(complete randomization),指除了为获得期望的统计学检验效能而对受试者的数量及组间分配比例有所要求外,对随机化序列不强加任何限制的随机化过程。随机化分组可用 SAS 统计分析软件提供的 plan 过程来完成,该过程主要用于产生各种随机化分配设计方案。

例 5-1　将 20 名受试者完全随机地分到 2 个处理组,可以采用如下程序:

proc plan seed = 123;

　　factors no = 20;

　　treatments treat = 20　cyclic(1 1 1 1 1 1 1 1 1 1 2 2 2 2 2 2 2 2 2 2);

　　output out = out5_1;

run;

proc print data = out5_1;

run;

其中,plan 过程用选项 seed 来指定初始化伪随机数发生器,称为种子数。种子数需为正整数;缺省时或者指定的种子数≤0 时,系统会自动读取计算机的日期时间值作为种子数。指定种子数可以使随机数能够重现。factors 语句定义因素 no 表示受试者的编号,因为没有其他因素,所以 no 必须指定水平数为 20,才能产生实验重复次数为 20 的设计方案。treatments 语句可将产生的随机号均匀分到两个组,cyclic 选项中的编码 1、2 分别代表 A、B 两个试验组,即将在 factors 中产生的随机数中的前 10 个分到 A 组,后 10 个分到 B 组。结果如下:

no	treat
16	1
8	1
6	1
19	1
10	1
9	1
18	1
13	1
5	1
12	1
7	2
15	2
20	2
3	2
4	2
11	2
14	2

2	2
17	2
1	2

简单随机化的优势是简单易行,但也有缺点。虽然整体来看,各组的受试者分配是按照预期概率的,但在某些局部包括在结束时可能产生分组不均衡。比如上述例子中,1~3 号连续 3 个 2 组,之后 8~10 号出现连续 3 个 1 组。这种失衡不会导致统计检验无效,但有可能会影响检出两组差异的能力,比如产生协变量失衡。因此,简单随机化在实际中使用较少。

二、区组随机化

相对于简单随机化,更理想的方法是在给受试者安排顺序时,先把受试者划分成相同或不同的若干区组,同一区组内受试者的性质相同或接近,然后对每个区组内的受试者进行随机分配,这就是区组随机化(block randomization)。这也是在临床试验中最常使用的随机分配方法。

例 5-2　将 40 例受试者按区组随机化的方法分配到 4 个处理组,区组大小为 4。可采用如下 SAS 程序:

```
proc plan seed = 456;
    factors block = 10 ordered treat = 4;
    treatments no = 4 of 40 cyclic (1 2 3 4) 4;
    output out = out5_2;
run;
proc print data = out5_2;
run;
```

其中,factors 语句定义因素 block 表示区组,指定 ordered 方法以产生顺序区组号;因素 treat 代表 4 个处理组。treatments 语句定义因素 no 为受试者的编号,总共 40 个受试者,一次 4 个将它们顺序编号分配到各个区组中,cyclic 选项中的编码 1、2、3、4 分别代表 4 个处理组,cyclic 括号后的 4 表示每编号一次,括号内的编号增加 4。结果如下:

block	treat	no
1	2	1
1	3	2
1	1	3
1	4	4
2	2	5
2	4	6
2	1	7
2	3	8

3	3	9
3	1	10
3	4	11
3	2	12
4	1	13
4	3	14
4	2	15
4	4	16
5	2	17
5	3	18
5	1	19
5	4	20
6	4	21
6	2	22
6	1	23
6	3	24
7	4	25
7	2	26
7	3	27
7	1	28
8	3	29
8	4	30
8	1	31
8	2	32
9	3	33
9	4	34
9	2	35
9	1	36
10	2	37
10	3	38
10	4	39
10	1	40

与简单随机相比,区组随机可以使同一时间段同一区组内的受试者在各治疗组间的分配比例符合预设要求。当受试者基线特征可能随入组时间变化,且完成所有受试者入组所需的时间较长时,区组随机分配有助于减少季节、疾病流行等客观因素对疗效评价的影响,也可减少因方案修订(例如入选标准的修订)所造成的组间受试者比例失衡。

区组随机化要事先确定区组中受试对象的数目,即区组长度,然后在区组内随机分配。区组长度要适当,一方面,区组长度应大于治疗组数,但太大易造成组间分配不均衡;另一方面,区组长度太小则易造成同一区组内受试者分组的可预测性,特别是在开放性研究中。如每一区组为 4 名受试者,如第一个区组前 3 名受试者分属 B、A、B 组,则第四名受试者必属 A 组。区组越小则越易预测,因此应尽可能避免长度为 2 的区组。一般区组长度要大于或等于组数,通常取组数的 2~3 倍,如组数为 2,即试验组和对照组,则区组长度可以取 4 或 6。另外也可以采用可变区组来避免区组长度的可预测性。如将 30 名受试对象随机分配到试验组和对照组,可以安排区组长度分别为 4、6、2、4、4、6、4 的区组,每个区组内随机分配受试者进入试验组或对照组。当随机分配结束时,如果某区组实际入组的受试者小于该区组长度,则称该区组为碎片区组。如果碎片区组的数量较多,可能破坏随机分配比例和基线均衡性,应尽可能减少或避免碎片区组。

三、分层随机化

在任何试验中,总希望某些会严重影响结果的因素在各组的分布尽可能均衡。如在前面提到过的中心随机化就是以中心作为层的分层随机化。在用不同药物治疗同一种癌症时,癌症的病理类型和分期,以及其他因素如乳腺癌患者是否已绝经以及病灶范围等势必影响患者的预后。若各组差异很大则会影响到对处理效果的评价,这时可以将这些因素作为层进行分层随机化。

(一)分层随机化的必要性

虽然采用某些多元统计方法可以在一定程度上减少各对比组间某些重要因素分布不均衡对处理效果的影响,但降低了统计效率。同时,若样本量很大,根据概率论,各组间各因素分布不会相差很大。但一般临床试验样本量都不会非常大,因而分层随机化有时是必要的。

(二)分层因素的选择

分层因素需根据不同的疾病而定。如治疗乳腺癌的试验分层可为"有无淋巴结转移"及"年龄"(年龄≥50 岁,年龄 <50 岁)。年龄不仅会影响到术后生存时间,而且与免疫佐剂的疗效有关。同时如以 50 岁分组则又与是否绝经基本一致。

(三)分层因素的分级

每个分层因素要进行分级,以便组成层次。如在塞替派治疗乳腺癌的研究中可按照"有无淋巴结转移"及"年龄"分成以下 4 个层:年龄 <50 岁,无阳性淋巴结;年龄≥50 岁,无阳性淋巴结;年龄 <50 岁,有阳性淋巴结;年龄≥50 岁,有阳性淋巴结。

分层随机化时,受试者入选时首先确定属于哪一层,然后在各层内分别随机分配受试者。随机分配表应事先分层编制。如表 5-1 为分层区组大小为 16 的安排。

表 5-1 塞替派治疗乳腺癌临床试验的受试者分层随机分配

年龄/岁	阳性淋巴结			
	无		有	
	<50	≥50	<50	≥50
	A	B	A	A
	B	B	A	B
	A	A	B	B
	B	B	A	B
	B	A	B	A
	A	B	B	B
	B	A	A	B
	B	B	A	A
	A	A	B	A
	B	A	A	B
	B	A	B	A
	A	B	A	A
	A	B	B	B
	B	A	B	A
	A	B	A	A
	A	A	B	B
	⋮	⋮	⋮	⋮

A:塞替派;B:安慰剂

（四）分层因素数

分层因素不能多,因为因素一多则其组合就很多。若有 5 个因素,前 3 个因素各分成两级,后两个因素分成三级,则共有 $2 \times 2 \times 2 \times 3 \times 3 = 72$ 个层,会导致较多不完整区组(区组碎片),即会使有些层次受试者数不足。这个问题在小规模的临床试验中尤难解决,但往往正是小规模的试验更需要进行分层,因此要精选分层的因素。

多中心研究中,各中心的受试者选择和试验条件不同可能会得到不同的疗效。为此,可建议将中心作为一个分层因素。

（五）分层区组随机化

如果分层随机分配所构成的各个层的样本量不能事先确定,而是基于实际入组情况而定,若层内采用简单随机分配,往往无法保证试验组与对照组的实际随机分配比例符合预先设定,并有可能导致组间基线协变量失衡,尤其当某些层的实际入组受试者较少时更易发生,在这种情况下,为保证各层内组间分配比例符合预设及组间基线均衡,可以采用分层区组随机化(即在每个层内采用随机区组分配)。如例 5-2 中,如果有一个二分类的分层因素——病情严重程度(中度、重度),可以先按区组随机化方法生成随机分配表,然后按入组受试者的分层特征将 1 个或多个区组安排给该层。比如第一例入组受试者病情严重程度为中度,可以安排第一个区组给病情严重程度中度这一层,受试者按随机号由小到大顺次取号,取 1 号(no=1);如果第二例受试者病情严重程度也为中度,则在第一个区组内顺次取 2号;如果第三例受试者病情严重程度为重度,这时第一个区组已经被病情严重程度中度这一层使用,因此另行安排第二个区组给病情严重程度重度这一层,该受试者取第二个区组的第一个随机号,即 5 号。如果某一个区组内随机号分配完毕,则需另安排一个新的区组进行随机;但如果同一层里某一区组的随机号没有分配完毕就另外安排新区组,就可能导致碎片区组数量较多,破坏随机分配比例和基线均衡性。

第四节　适应性随机化

从理论上讲,在样本量很大的临床试验中简单随机化即可以保证各组的例数不会相差很大,且各种可能影响预后的因素在组间的分布均衡可比。但通常临床试验的样本量有限,随机分组的结果可能使各组例数和预后因素在组间的分布相差很大。为了提高统计效率,保证各组的例数相近且重要预后因素分布均衡,常用上述区组随机化和分层随机化方法。但分层随机化中考虑的因素不能很多,例如有 4 个因素,每个因素有 3 个水平,进行分层随机化时就有 $3^4=81$ 层,这可能出现有的层受试者数很少甚至没有受试者的情况,而用适应性随机化方法则可以满足各组例数和预后因素相近的要求。

适应性随机化(adaptive randomization)是指根据前面受试者的信息来调整当前受试者被分配到不同处理组概率的随机分配过程。与上述随机分配方法不同的是,适应性随机分配对当前受试者的随机分配需要基于已随机受试者的信息。适应性随机包括协变量适应性随机分配、应答适应性随机分配等。

适应性随机分配通常需要复杂的编程来实现算法,而不是固定的随机分配列表。适应性随机分配可能会有增加 I 类错误率的风险,应谨慎使用。若采用,应说明其合理性,还应对随机分配过程和使用的程序进行存档。

一、协变量适应性随机化

协变量适应性随机分配是指受试者的分配,部分或者完全取决于其自身的基线特征以及之前已随机的受试者的基线特征和治疗分配。常见的协变量适应性随机分配是最小化法,即在每次确定新的受试者的治疗分配概率时,最小化处理组间的协变量差异。协变量的选择应遵守与分层随机分配相同的原则。

与分层随机化相比,协变量适应性随机化能均衡更多的协变量,但过多的协变量可能导致随机分配的变异减少,当样本量较小时,可预测性将明显增加,随机分配被破盲的风险增大。对于小样本临床试验应谨慎使用协变量适应性随机分配,并严格控制参与适应性随机分配的协变量个数。另外,在了解受试者的相关协变量信息之前,协变量适应性随机化无法对受试者进行随机分组,而分层随机化的整个随机分配列表可以预先生成。

二、应答适应性随机化

应答适应性随机化是指新入选的受试者的分配概率根据已随机受试者的治疗反应而改变,适合能较快确定临床结局的试验。常见的应答适应性随机的技术是"胜者优先"。

应答适应性随机分配是存在争议的:一些研究者认为,不能用无法得出结论的期中分析结果改变正在进行的试验的随机分配;同时现有的用于应答适应性随机分配的统计分析方法,都基于一些难以验证的假设。统计分析应考虑试验设计并应充分说明统计分析方法的合理性。

第五节　中央随机化系统

在跨地域多中心的新药临床试验中,由于存在地域差异,各分中心在受试者招募、随机入组和药物消耗等方面进度会不尽相同,这样可能导致临床试验超期、药物浪费、药物损坏和药物超过保质期等问题。通过传统的人工管理方式很难对这些问题进行有效控制。随着现代信息技术在医学领域的广泛应用和物流行业的发展,一些公司将计算机、网络技术和电信技术集成,成功地开发出各种多中心临床试验的中央随机化系统(system of central randomization)。

中央随机化系统都是基于交互式网络响应系统(interactive web response system,IWRS)或交互式语音响应系统(interactive voice response system,IVRS)实现的。在系统中,负责随机化的统计师在后台事先设计好随机化参数,由系统生成随机分配表,药物编号信息也输入到系统后台药库。研究者通过电话或网络访问服务器,输入入组受试者的信息后,由系统根据随机分配表给出相应的药物编号。研究者和受试者均只知道随机号和药物编号,而不知道这些号码所代表的治疗方案,有效保证盲法的实施。

此外,在考虑将分中心作为一个分层因素的研究中,通过中央随机化系统来统一控制整个试验随机方案的分配,各分中心可竞争随机入组,不仅可以有效避免因各分中心试验进度不一导致的延期,缩短临床试验周期,同时也能保障整个试验中组间的均衡。

利用中央随机化系统,可以实施各种随机化方法,包括区组随机化、分层随机化、适应性随机化;不同地理位置的研究者可以通过网络或语音随时进行受试者入组登记、筛选、随机、药物发放和紧急揭盲操作;物流管理中心可以实时监控各分中心药物分发情况和库存信息,并及时进行药物补给;申办者可以实时掌握各分中心受试者入组进度并进行调整优化(图 5-1)。

在临床试验中应用 IVRS/IWRS,使得繁琐的药品分配、供应工作得以简单化、精确化,通过对计算机系统的操作,时刻都可获得精确的受试者入组人数,以达到准确、及时的药品供应/再供应,避免了原先人工估计导致的药品浪费或供应短缺。它不仅方便了研究者,同时也使得试验药品管理更加科学化。

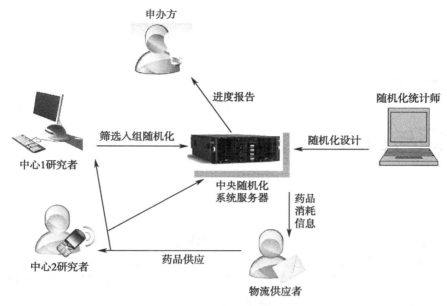

图 5-1 IVRS/IWRS 流程图

思考题：

1. 什么是适应性随机化？它的优缺点是什么？
2. 有 60 例受试者要采用区组随机化分配到 A、B、C 三个处理组，应如何分配？
3. 请说说随机化的重要性。

（王　睿　贺　佳　郭轶斌）

参考文献

［1］国家药品监督管理局药品审评中心.药物临床试验随机分配指导原则（试行）［EB/OL］.（2022-
　　01-07）［2022-03-02］. https://www.cde.org.cn/zdyz/domesticinfopage?zdyzIdCODE=7e0165519c1bdfd0
　　44d83313df77113b.
［2］陈峰,夏结来.临床试验统计学［M］.北京:人民卫生出版社,2018.

第六章

对照与盲法

临床试验的目的是探索或验证某种药物或治疗方法的有效性和安全性,但是试验结果可能受到各种因素的影响,从而导致研究结果产生偏倚。偏倚又称偏性,是指在设计临床试验方案、执行临床试验、分析评价临床试验结果时,有关影响因素的系统倾向,致使疗效或安全性评价偏离真值。偏倚干扰临床试验得出正确的结论,在临床试验的全过程中均须防范其发生,例如由于对治疗的了解而对受试者的分组进行筛选与特殊照顾、受试者对治疗的态度、研究者对安全有效性的评价、对脱落受试者的处理以及在结果分析中剔除数据等都会产生偏倚。在临床试验中设置对照组和应用盲法是控制偏倚的重要措施。

第一节　对　　照

一、设立对照的意义

临床试验的目的是客观评价临床处理(例如治疗药物)的有效性和安全性。在试验药物与结局的因果推断过程中,最理想的状况是知晓如下情况:①受试者如果服用试验药物会发生什么情况;②同样的受试者同一时空下如果未服用试验药物会发生什么情况。然而这种反事实(counterfactual)状况在实践中行不通。设计临床试验时,选择对照是一个关键性的决定。设置对照组的主要目的是可以将试验治疗给患者带来的结果(如症状、体征或其他发病情况的变化)与其他因素(如疾病的自然进展、观察者或者患者的期望或其他治疗措施)造成的结果区分开来。常识告诉我们没有比较就难以鉴别优劣,为了阐明一个新药的有效性和安全性,设置两个组进行比较,一个组为服用试验药物的试验组,同一时空下还需设置一个未服用该试验药物(服用安慰剂或其他药物)的对照组。比较研究是临床试验所采用的重要方法,设立具有可供比较的对照组能相对明确地评价一种药物或治疗方法的效果。

试验中之所以设立对照,是由于各种治疗方法的效果随着所选受试者、治疗季节等各种因素的影响而不同,若无对照很难鉴别试验药物的真实效果。例如,对于新出现的一种治疗方法,有些医生会在一些受试者身上进行试验,但没有直接与使用常规治疗方法或用安慰剂的受试者进行比较,为了使新疗法表现出它的效果,可能会选择不太严重的受试者,与一般受试者相比较这种有选择的受试者通常会表现出较好的疗效。同时,人们常常会强调那些疗效好的例子,有时甚至有些夸大,而对于疗效差的那些受试者,则强调他们是病情太重的难治病例而不予报道。鸡血疗法、卤碱疗法、紫草根预防麻疹等既往事例都说明了这样一个问题。例如,Moertel 和 Reitemeier 在 1969 年报道了同样是用 5-FU 快速注射治疗晚期肠癌病例的 20 项不同的 Ⅱ 期临床试验的结果,有效率为 8%~85%,其波动较大的一个最可能原因是受试者的选择。虽然所有的受试者都患有晚期结肠直肠癌,但不同试验的受试者在治疗前病情的发展程度不同,有些试验对象是经反复治疗的晚期病例,有些则是发现晚期肿瘤便立即应用新疗法的病例。其他原因可能是对好转的判断标准不同,尤其是产生不良反应时继续用药的标准不同。这一资料充分说明了没有同样的病例作对照的比较,很难判断药物的确切疗效。甚至,一些化验结果,在不同条件下也会不同。另外,有些疾病有自愈倾向,如感冒,若无对照就无法评定新药的疗效。有些疾病有持续恶化倾向,如多发性硬化症,若不设对照而仅仅依据治疗后与基线前后比较将会抹杀新治疗方法的作用。有些疾病的病情随季节和地区不同而不同,如慢性支气管炎,冬天治到夏天则容易出现较好"疗效",夏天治到冬天则常常疗效不明显,如果没有一组同时进行治疗的平行对照组,就很难判定其确切效果。

二、设立对照的要求

对照可以采用盲法(参见本章第二节),也可以是非盲的;可以是平行对照,也可以是交叉对照。平行对照在临床试验中最常见,系指将来自同一总体的受试者,随机地分成 K 个处理组,各处理组不但在试验前同质,即受试者基本情况相近或相似,而且在试验进行中除了所施加的处理不相同外,其他条件均需保持一致,从而判断受试者治疗前后的变化(如症状、体征、死亡、复发、疗效、不良反应等)仅由试验药物引起,而不是来自其他原因(如病情的自然发展过程或受试者机体内环境的变化)。如果两组受试者条件不一致,就会造成偏倚,影响到分析和结果的解释,所估计的处理效应会偏离真正的效应值。交叉对照指同一个受试者在不同的时期,给予不同的处理,而每个时期都经历清洗期,以保持给予不同处理前受试者保持基本相同的状态。交叉自身对照常用于生物等效性研究。

三、常见的对照类型

临床试验中的对照组设置通常有下列五大类型,即安慰剂对照、无治疗对照、阳性对照、剂量 - 反应对照和外部对照(包括历史对照)。没有一种对照类型能通用于各种不同的临床试验,需视具体情况尤其是试验目标而选择合适的对照。同一个临床试验可以采用 1 个或多个类型的对照组形式。

(一)安慰剂对照(placebo control)

安慰剂是一种伪药物(dummy medication),其剂型、大小、颜色、重量、气味、口味等都与试验药尽可能保持一致,但不含有试验药物的有效成分。

安慰剂对照试验中,受试者被随机分配到试验治疗组或外表完全相同的不含试验药物的安慰剂组。这类试验常常是双盲试验,设置安慰剂对照的目的在于控制"安慰剂"效应(placebo effect),克服研究者、受试者、参与评价疗效和安全性的工作人员等由于心理期望等因素,在诊断、报告和测量评估时所引起的信息偏倚。例如,即使治疗对患者病情没有作用,但由于对疾病采取了措施,患者对疾病的态度,甚至疾病本身都可能有所改善。疗效判断时需要区分是由于该药治疗有效,还是仅仅由于"进行了治疗"这样一种行为带来的效果。有文献报道,安慰剂对一些精神疾病,甚至高血压有"疗效",口服药物临床试验中尤其需要控制安慰剂效应。安慰剂有助于避免对照组受试者产生与试验组受试者不同的心理作用,同时在双盲试验时也可使研究者对待受试者态度相同。

安慰剂对照由于消除了疾病自发改变(如疾病的自然进展变化)、受试者或者研究者的心理因素以及参与试验评价人员主观因素等的影响,试验药物和安慰剂之间的差别能够直接度量在试验条件下,分离出由于试验药物所引起的真正的效应。安慰剂对照与盲法结合还可以有效降低受试者以及研究者的主观期望效应和评价偏倚。对于一些创新药物的研发,由于市面上没有有效药物,为了验证试验药物的真实有效,可以选择安慰剂对照,此时应当通过优效性检验进行药物有效性的评价;而在进行安全性评价时,可以区分是由于试验药物还是潜在疾病引起的不良事件。安慰剂对照的缺点:①主要在于伦理方面,当一个临床试验所研究的适应证尚没有一个证实有效的治疗方式时,使用安慰剂对照,并不存在伦理问题;但是,如果已经存在有效的药物,而该药物已经给受试者带来一定的益处(如已能防止对患者的损害,已能减少死亡,减少复发等),这时再用安慰剂对照就存在伦理问题,一般不予采用,除非因为说服力及科学方法的因素,必须使用安慰剂以确认治疗的疗效及安全性。②受试者或者研究者常常因为会延误病情、延误治疗而不愿使用安慰剂对照,因此当使用安慰剂对照比起现有常规疗法不会延误病情治疗、不会有严重或不可逆伤害的危险时,才是合适的对照选择。对于新药的安慰剂对照试验是否被受试者和研究者所接受,应当由研究者、患者、伦理委员会等相关成员共同讨论后做出判断。

当然,设置安慰剂对照并不意味着对照组就没有任何处理。当一种标准治疗(standard therapy)已经被证实能够降低死亡率、复发率等,受试者肯定能获益,从而不能中断,只能继续保持。此时安慰剂对照试验的方案设计为:所有受试者都接受这种标准治疗方法,在此基础上试验组接受试验药物,对照组接受安慰剂,这种研究称为加载(add-on)研究。虽然add-on 研究所表达的疗效和安全性是一种联合疗法(combination therapy)的结果,但是当试验药物与标准疗法具有完全不同的药理机制(pharmacologic mechanism)时,add-on研究是可行的。

(二)无治疗对照(no-treatment control)

无治疗对照,或称空白对照,是指对照组不施加任何处理措施。这种设计和安慰剂对照试验的主要区别是治疗分配对受试者和研究者都是公开的。由于通常是非盲的,容易引起试验组和对照组受试者的心理差异及护理与观察上的区别对待,从而可能影响到试验结果的正确评价,因此在临床试验中很少采用。采用无治疗对照时,尽可能让试验相关过程,如入选受试者、疗效评价者以及统计分析人员等都处于"盲态",隐藏受试者所在分组信息。

空白对照适用情况主要有:①由于处理手段非常特殊,安慰剂盲法试验无法执行,或者执行起来极为困难,例如试验组为放射治疗、外科手术等;②试验药的不良反应非常特殊,以至于无法使研究者处于盲态。这时使用安慰剂对照不如采用空白对照。当然,无治疗对照同样要认真考虑伦理问题,且要有良好的试验设计和严格的质量控制过程。

(三)阳性对照(active/positive control)

临床实践中往往要在不同治疗方式中进行选择。在阳性对照试验中,受试者被随机分配到试验治疗组或阳性对照组。阳性对照通常以公认有效的药物或现有的标准方法、常规方法作为对照。试验药与阳性对照药物之间的比较需要在相同条件下进行,阳性对照药物使用的剂量、给药方案必须是该药最优剂量和最优方案,否则会导致错误的结论。这种试验通常是双盲的,然而也有时候并不可能做到双盲。例如,许多肿瘤学研究中,因为存在不同的给药方案、给药途径和不同毒性,因此无法实现双盲。

阳性对照试验有两种不同的研究目的:一是显示试验治疗的有效性与阳性对照一样(等效),或是试验治疗的有效性比阳性对照差,但差值在临床接受的范围内(非劣效);二是显示试验治疗的有效性优于阳性对照(优效)。除此之外,阳性对照还可以用于比较以两种治疗的有效性和/或安全性为主要目的的研究。无论哪种目的,试验是否能区分有效、低效以及无效的治疗都是关键问题。确定对照组用安慰剂还是用一种标准药物的基本原则是:若有一种已经肯定了疗效的标准药物,则仅仅给受试者以安慰剂是不符合伦理要求的。问题是需要理清"疗效肯定"的药物是否经过符合 GCP 要求的临床试验验证。例如,优效性试验中参与人员在试验过程中往往非常认真,担心不能揭示组间差异。而如果设计是非劣效或等效性试验,研究者会认为受试者不管划入试验药物组还是对照药物组,接受的都是有效药物,评价趋同,由此常常人为地缩小两药之间的疗效差别。此时,尽管结果表明试验药等效或非劣效于阳性对照药,但此结果并不足以说明试验药物有效,例如当所选阳性对照药本身实际上无效时。从试验设计的灵敏度来看,这时可以增加一个安慰剂对照以明确试验药物是否有效,即构成包括试验药组、阳性对照药组、安慰剂组三组的试验,称为三臂试验(three-arm trial)。当试验药和阳性对照药检验结果为非劣效或者优效,并能检验出试验药和安慰剂的差别,这时结论非常明确。当检不出试验药和安慰对照的差异时,这时有两种可能:①试验药无效;②试验设计的检验效能(power)太低不足以发现两者之间的差别。而阳性对照药物的加入就能区分上述两种可能。

(四)剂量 - 反应对照(dose-response control)

随机化的、固定剂量的剂量 - 反应试验中,将试验药物设计成几个剂量,而受试者随机地分入其中一个剂量组中,随后观察结果。当然,不同服药方式,如一天一次与一天两次相比等也可以归为此类。受试者可能一开始接受固定剂量,或逐渐增加到这一剂量,最终要进行的组间比较都是在最终的剂量之上的。剂量 - 反应试验应尽量做到双盲试验。

剂量 - 反应对照主要用于研究剂量和疗效/不良反应的关系,或者仅用于说明疗效。剂量反应对照有助于回答给药方案中采用的剂量是否合适。通过剂量组间的比较,以及同安慰剂组的比较能够获取不同剂量的疗效变化。当两个剂量组疗效差异有统计学意义时,应选用疗效较好的且安全性好的剂量组;如果差异无统计学意义时,往往需要结合描述性的数据结果或其他安全性数据等来确定剂量。获得最优剂量(optimal-dose)或其范围常常是剂量反应对照的目的之一。

剂量反应对照可以包括安慰剂对照即零剂量(zero-dose)和/或阳性对照(1个或多个剂量组)。在浓度控制试验中,治疗组的剂量被滴定到数种固定的浓度窗,这种类型的试验在概念上类似于固定剂量 - 反应试验。而在给药方案试验中,受试者被随机分配到两个或多个给药方案组中。

包括安慰剂的剂量反应研究的优点在于:①当所有的剂量组都有相同疗效时,不能断定它们是同为有效还是同为无效,借助于与安慰剂组的比较就能回答这一问题;②安慰剂组会给出效应绝对大小的估计值,即使当各剂量组样本量不大时,这个估计值虽不精确但非常有用;③一般来说,药物与安慰剂疗效的差别会大于剂量组内部的差别,所以就可能以一个较小的样本提供更多信息。

(五)外部对照(external control)

外部对照(包括历史对照)是将接受试验治疗的一组对象与本研究之外的个体数据进行比较。一般情况下,临床试验的对照组是与试验组处于同一时空、条件相同的一组受试者,两者来自相同的受试者总体。而外部对照的受试者可以是早期接受过治疗的一组患者(即历史对照),也可以是同一时间不同环境治疗的一组患者。外部对照不能采用随机化控制偏倚,在受试者选择和试验条件等各个方面有所不同,因此结果不够可靠,只适用于一些特殊目的或特殊情况。如某些医疗器械的研究因无法采用同期平行对照,常采用外部对照。

第二节 盲 法

一、盲法的意义

在试验过程中,除了接受的处理不同,各组受试对象不仅基线相似,处理和观察也应该相似以控制混杂。因此,盲法(blinding)的应用至关重要,盲法是按试验方案的规定,不让参与研究的受试者,或研究者,或其他有关人员知道受试者所接受的是何种处理(试验药或对照药)。盲法的目的是确保主观评价和决定不会因了解治疗分配而受到影响。盲法可以最大限度减少由于参与试验者了解分配的治疗后对试验结果的人为干扰,是控制临床试验过程中和解释结果时产生偏倚的有力措施之一。

参与试验者知道受试者所用药物则可能产生偏性,下面从 3 个方面加以说明:

(1)受试者:如果受试者知道自己在新药组,可能会产生心理上的"好处";而接受标准疗法(或安慰剂)的受试者,当得知他人在用新药时其心理上可能会产生不良效果。阳性药物组的受试者由于期望获益而报告有利的结果。这种受试者对治疗的态度可能影响到其对研究的配合,也可能影响其对问题的回答,且心理作用还可能会影响病情。

(2)治疗医生:治疗医生在治疗过程中决定对受试者治疗的各个方面。如果他知道受试者所用药物,可能影响到对剂量的修改、检查受试者的频度,以及其他辅助治疗等。如果医生知道受试者用新药,可能对受试者的观察更为仔细,护士也会更加关心。同时他们的过于关心也会影响到受试者的态度。医生的暗示也会对许多症状有缓解作用,如对心绞痛发作频率,手术后疼痛、咳嗽等。

(3)疗效评价者:评定受试者疗效的关键要求是客观。如果评价者知道每位受试者采用何种疗法(因为大多数试验是希望新疗法更有效),则可能不太会判断和报告非治疗组的治疗反应,或者对接受新疗法的受试者记录更好的反应。了解治疗的分配情况可能影响对患者是否继续治疗、接受伴随用药或其他辅助治疗的决定,同时可能影响是否将某一受试者的结果纳入分析的决定。

临床试验根据设盲的程度分为双盲(double-blind)、单盲(single-blind)和非盲即开放

(open-label)试验。如条件许可,应采用双盲试验,尤其在试验的主要指标易受主观因素干扰时。双盲试验中,所有受试者及所有参与受试者治疗或疗效评价的研究者和申办方人员都不知道受试者实际接受的治疗组别。如果双盲不可行,则应考虑单盲试验,而在有些情况下,只有开放试验才可行或符合伦理。单盲试验通常是研究者和/或他的成员知晓但受试者不知晓治疗分组信息,而开放性试验是研究中的所有参研人员及受试者都知晓治疗分组信息。即使在单盲或开放试验中,依据2021年国家药品监督管理局药品评审中心发布的《药物临床试验数据管理与统计分析计划指导原则》,需说明是否采取了某种程度的设盲措施,并应按照盲法操作,制订相应的控制措施使各种已知偏倚降到最低,并且保证主要指标尽可能客观。主要观察指标应尽可能客观,参与疗效与安全性评判的研究者在试验过程中尽量处于盲态。试验方案中应当说明采用不同设盲方法的理由,以及通过其他方法使偏倚达到最小的措施。为了控制偏倚,在单盲或开放试验中,一般可以采用"第三方独立评价",也就是由独立于研究方、被研究方和申办方的具有临床评价资质的专业人员、影像中心或实验室形成第三方,对临床试验主要疗效指标和/或安全性指标进行独立评估或检测。

二、盲法的实施

盲法的原则应自始至终地贯彻于整个试验过程之中。无论是双盲、单盲或开放性临床试验,都应该描述研究各个环节中"盲态"的执行措施,双盲试验还需规定揭盲流程。在整个试验的实施过程中,盲态要持续保持,只有当数据锁定时,才可对适当的人员揭盲。双盲临床试验中,除了盲底的编制者(非盲统计师)外,在揭盲之前,所有的参加者都必须保持盲态,即从随机数的产生、编制盲底、试验药物的编码、受试者入组用药、研究者记录试验结果和做出评价、监查员进行监查、数据管理直至统计分析,都必须保持盲态。监查员必须自始至终地处于盲态。如果需要对不参与受试者治疗或疗效评价的研究人员进行揭盲(如生物分析学家、稽查员、参与严重不良事件报告的人员),申办者应该制定严格的标准操作程序,以防止随机编码的不正当传播。如果发生了任何非规定情况所致的盲底泄露,并影响了该试验结果的客观性,则该试验将被视作无效。有些情况如需要进行期中分析,则有必要事先建立独立的临床试验数据监查委员会(data monitoring committee,DMC),确保盲法的贯彻。

双盲试验是最优方法,多用于试验药与阳性对照药或安慰剂的比较。实现双盲时会面临许多困难,如治疗具有独特或特定的治疗效应可能导致单个受试者破盲。为使双盲临床试验得以顺利实施,应当参照以下步骤并注意相关几个问题:

(一)安慰剂的制备

以安慰剂为对照的临床试验,申办者应保证所提供的安慰剂除了不含有效成分外,在各方面与所模拟的试验药物一致,如外观、形状、大小、颜色、味道等。

以阳性药为对照的临床试验,阳性药是已上市的产品,其外观、用量等可能与试验药不一致,这时可以借助双模拟(double dummy)技术来实现盲态。双模拟技术指为试验药与对照药各准备一种安慰剂,即一个与试验药外观相同的安慰剂,称为试验药的安慰剂;再制备一个与对照药外观相同的安慰剂,称为对照药的安慰剂。如果一个受试者随机分入试验药组,则服用试验药加上对照药的安慰剂;如为对照药组,则服用对照药加上试验药的安慰剂。各药和其安慰剂服用方法相同。因此,试验组与对照组在用药的外观与给药方法上保持一致,每个入组受试者所服用的药物、每日次数、每次片数都是一样的,这样能够保证双盲法的顺利实施。借助双模拟技术,两种药物剂型不同及两组用药方法不同时也能实现双盲。但这一技术会导致用药次数和用药量的增加,影响受试者的依从性。

(二)随机分配表和药物编盲

当样本量、分层因素及区组长度决定后,由生物统计学专业人员采用统计软件产生随机分配表,记录不同编码对应的组别。随机分配表应该具有重现性,即当产生随机编码的参数,如种子数、区组数、区组长度等决定后,这组随机编码可以重新产生。随机化的方法和过程应在试验方案中阐明,但使人容易预测的(如区组长度等)随机化的细节不应包含在试验方案中。

由不参与具体临床试验的人员根据已产生的随机分配表对试验用药物进行分配编码的过程称为药物编盲,即按照随机分配表在外观完全一致的药物包装上写上使用该药物的编码。例如,按照随机分配表,编码为"001"的药物应为 B 药,则在装有 B 药的药物包装上写上"001"。

如果研究期限明确、受试者用药量固定,这时药物包装一般采用以"例"为单位的包装形式,即一例受试者只使用一个独立包装单位的药物,且药物编码只有一个。此时,药物编码可以与受试者随机号相同,只产生一个随机分配表即可;也可以产生两个随机分配表:一个对应受试者,一个对应药物包装,每个受试者入组后获得一个唯一的受试者随机编码,再随机获得一个药物编码,两个编码对应同一处理组。如果研究期限、用药量不能事先固定,则多采用以"访视"为单位的包装形式,即受试者每次访视开始时得到一个唯一药物编码的独立包装单位的药物。这时,应产生两个随机分配表:一个对应受试者,一个对应药物包装。每个受试者入组时获得一个唯一的受试者随机编码,在试验期间每次访视随机获得一个药物编码,最终可以使用多个药物编码的药物,但这些药物编码和唯一的受试者编码应对应同一处理组。

(三)盲底保存

试验随机分配表及产生随机编码的参数,如种子数、区组数、区组长度统称为盲底。编盲过程应有相应的监督措施和详细的编盲记录。完成编盲后的盲底应一式两份密封,分别交由临床研究负责单位和申办者保存。试验未结束或未达到方案中揭盲规定,盲底不允许打开。如果在临床试验进行过程中,全部盲底一旦泄密,则意味着双盲试验失效。

(四)应急信件与紧急揭盲

在进行双盲试验时,有些情况,例如个别受试者出现严重不良事件(serious adverse event,SAE),治疗医生认为有必要了解该受试者试验期间所用处理时,从伦理方面考虑此要求是合理的。由于整个盲底在试验进行过程当中不许打开,此时仅仅涉及一个受试者的揭盲,通过应急信件(emergency envelope)或通过随机系统的紧急揭盲程序进行单个受试者的揭盲,即生物统计学家根据随机分配表的编盲结果,为每一个受试者编号填写包含受试者处理信息的应急信件,并加以密封(一般为不透光的无碳复写纸保密信件,如可以是刮卡、密封的信件等)或通过随机系统进行。因而,紧急情况下一个应急信件的打开仅涉及一个受试者的揭盲。在发生紧急情况如严重不良事件、意外妊娠或患者需要抢救必须知道该患者接受的是何种处理时,由研究人员按试验方案规定的程序拆阅应急信件或登录随机系统进行紧急揭盲。应急信件内容为该编号的受试者所分入的组别及用药情况。应急信件应随相应编号的试验药物发往各临床试验中心,由该中心负责保存,非必要时不得拆阅。

应急信件一旦被拆阅,该编号受试者将终止试验,研究者应将终止原因记录在病例报告表中。所有应急信件在试验结束后随病例报告表一起收回,以便试验结束后盲态审核,分析破盲的原因、范围和时间,作为对疗效及安全性评价的参考。

试验方案中要对严重不良事件,以及事先无法预料的意外情况做出规定,包括如何紧急揭盲、如何处理、如何报告等。无论申办方收到任何来源的安全性相关的信息都应立即进行包括严重性、与试验药物的相关性以及是否为预期事件等的评估。当出现与临床试验药物可疑有关且非预期严重不良反应(suspected unexpected serious adverse reaction,SUSAR),申办方应尽快报告给临床试验的研究者、临床试验机构和伦理委员会,还需要向包括药品监督管理部门和卫生健康主管部门汇报。对于双盲临床试验而言,一旦报告 SUSAR 就意味着"破盲"了。

(五)揭盲(unblinding)规定

揭盲即编码的公开,在报告试验分析结果时需要公开各位受试者所接受的是哪一种处理。当试验组与对照组的例数相等时,试验方案中一般规定采用两次揭盲法。两次揭盲都由保存盲底的有关人员执行,并有其他有关人员参加。数据文件经过盲态审核(blind review)并认定正确无误后将被锁定(locked),进行第一次揭盲。第一次揭盲是在统计分析前公开随机分配表的药物编码分类(如 A 组或 B 组),以便与数据文件进行联接后进行组间比较的统计分析。但此时还未公开药名的编码,还不知道哪一个编码是哪一种药。第二次揭盲是统计分析结束并完成临床总结报告后公开药名的编码。此次揭盲标明 A、B 两组中哪一组为试验组,哪一组为对照组。但是当试验组(treatment group)与对照组(control group)的例数不相等时,一般只需一次揭盲。

两次揭盲的优点在于第一次揭盲并未公开哪一组是试验组,可以更加客观地解释受试者的疗效及安全性,防止个人的看法和偏见影响结果判定。

三、盲法实施考虑的问题

在临床试验中,双盲试验是首选,但是并不是所有的试验都可以采用双盲试验。是否可以进行双盲试验要考虑到以下几个方面:

(一)伦理方面

双盲试验不应对受试者造成损害或产生不应有的危险。例如,次数不多地注射安慰剂有时是可以的,但频繁注射则不符合伦理。因而,在最初试验链霉素治疗结核病时,对照组并不用安慰剂注射。

(二)具体可操作性

有些处理不可能做到双盲。例如肿瘤的化疗由于严重的不良反应和需要经常调整剂量,要求医生了解具体采用何种药物,因而也不能进行双盲试验。

(三)避免偏倚

要评价如不用双盲试验所产生的偏倚有多大。

(四)部分盲法

有时用部分盲法,即疗效评价者不了解处理安排情况以减少效果评价时的偏倚。有些试验中由于伦理问题不可能双盲,如不能对不需手术治疗的对照组受试者也进行手术。在这种情况下,需要客观的评定指标。必要时还需盲法评定(blinded evaluation),即受试者和治疗医生了解受试者所接受的处理,而评定治疗结果的医生则不了解所评定的受试者属于哪一处理组。如在肺癌的临床试验中,每一位受试者的影像学资料(CT 片或 X 线片)由两位不知道受试者所属组别的医生分别独立阅读评定。

总之,临床试验需要遵循伦理与科学,要求所有的参与者,包括申办者、研究者、受试者、监查员、数据管理员、统计分析工作者和药物监督管理工作人员,都要科学、公正地对待每一项临床试验,任何掉以轻心或者主观愿望的掺入都会影响结果的可靠性和科学性。而盲法正是保证试验结果可靠和科学的一种合理的试验设计手段。临床试验中所设置的对照组,不论阳性对照还是安慰剂对照在试验方案中需说明理由,尤其是双盲试验中使用安慰剂应十分慎重,以对受试者不造成损害为前提。如果不宜用安慰剂对照,可采用阳性对照药,采用双模拟技术,或增加基础治疗完成双盲试验。新的治疗方式经由对照与盲法临床试验将达到既定的严格人体试验验证目的,从而造福于人类。

🔍 思考题:

1. 简述临床试验中常用的几种对照类型。
2. 简述临床试验中常用的几种盲法类型。
3. 有人认为临床试验不应该采用安慰剂对照,这不符合医学伦理,你怎么看?

(孔雨佳　秦婴逸　王素珍　王　睿)

📑 参考文献

[1]国家药品监督管理局药品审评中心.药物临床试验数据管理与统计分析计划指导原则[EB/OL].(2021-12-27)[2022-03-02]. https://www.cde.org.cn/main/news/viewInfoCommon/825fc74efe0a1c699eb8a1f02118e88e.

第七章

样本量估计

样本量估计(sample size estimation),又称样本量确定(sample size determination),是指为满足统计的准确性和可靠性(Ⅰ类错误的控制和检验效能的保证)计算出的所需样本量,同时也应综合考虑监管部门对样本量的最低要求。样本量估计是临床试验中极其重要的环节,关系到研究结论的可靠性、可重复性,以及研究效率的高低。样本量估计也是一个成本 - 效益和检验效能的权衡过程。ICH-E9(1998)指出,临床试验的样本量必须足够大,以便可靠地回答研究假设所提出的相关问题;同时又不至于太大而造成浪费。样本量的具体计算方法以及计算过程中需要用到的主要指标的统计参数(如均数、方差、阳性事件发生率、疗效差值等)应该在研究方案中详细阐述,同时需要明确这些估计值的来源依据。

第一节　样本量估计的要素

一、研究目的与试验设计

(一)研究目的

样本量估计的第一步是确定临床试验的目的。确证性临床试验的研究目的主要包括有效性评价和安全性评价两个方面。样本量估计常用有效性指标计算。

(二)比较类型及其检验假设

临床试验常用的比较类型有优效性、等效性、非劣效性试验。有关这些比较类型的检验假设与统计推断的介绍参见第四章。

(三)设计类型

临床试验常用的设计类型有平行设计、交叉设计、析因设计、序贯设计和适应性设计等。关于这些设计的介绍参见第三、十六章。

二、主要指标

临床试验样本量通常以试验的主要疗效指标来确定,如果需要同时考虑主要疗效指标外的其他指标时(如安全性指标或重要的次要指标),应明确说明其合理性,并且在设计时应针对主要疗效指标和其他指标分别提出统计假设,逐一计算样本量,然后取其中最大值作为最终样本量。

在确证性临床试验中,一般只有一个主要疗效指标,参数的确定主要依据已发表的资料或探索性试验的结果来估算,其中所预期疗效差值还应大于或等于在医学实践中被认为是具有临床意义的差异。需要强调的是,计划中的试验应与前期试验或文献中的试验具有一致的试验设计和目标人群。如果不完全一致,需对相应统计量的估值进行调整。

试验方案中需明确定义主要指标的类型。不同的指标类型通常对应不同的样本量估计方法。常用的指标类型包括定量、定性(如有效和无效)、等级(如痊愈、显效、有效、无效)、生存时间等。

三、效应量

效应量是样本量估计所需的最重要的参数之一,根据不同的指标类型,常见的效应量有:均数差值或标准化均数差值,率差(RD)或率比(RR、HR)、比值比(OR),或相关系数、回归系数等。

效应量的确定应首选本研究的预试验、探索性试验等的结果。若缺乏本研究先前的研究数据,也可以选择公开发表的同类研究结果,并经荟萃分析得到合并效应量作为样本量估计的参数。对于单臂设计或配对双臂设计,若涉及标准对照参数(目标值)的确定,其途径的优先顺序大致为国际标准、国家标准、行业标准(或指南等)、被权威机构认可的企业标准、外部证据(同类研究的综合结果)等。

四、统计特征

样本量估计需要考虑的统计特征包括试验的统计分析方法、检验水准、检验效能、单双侧检验和组间样本比例等。

(1)试验的统计分析方法:样本量估计方法的选择有赖于统计学检验原理,因此,临床试验统计学分析方法的选择会影响所需样本量大小。需要注意的是,在临床试验设计中,通常采用成熟的统计学方法。

(2)检验水准:又称Ⅰ类错误概率,即当欲比较的两组间原本不存在差异时,通过假设检验得出两者存在差异的可能性,用 α 表示,常取双侧 $\alpha=0.05$。对于优效性试验中设定的单侧 $\alpha=0.025$ 以及等效性或非劣效性试验中设定的双单侧 $\alpha=0.025$ 的情形,其与双侧 $\alpha=0.05$ 其实是等价的。对于生物等效性检验,习惯取双侧 $\alpha=0.1$。

(3)检验效能:指在特定的 α 水准下,若总体间确实存在差异,该研究能发现此差异的能力,用 $1-\beta$ 表示,β 表示Ⅱ类错误概率。检验效能越高,所需的样本量也越大。一般取 $\beta=0.1$ 或 $\beta=0.2$,相应的检验效能为 0.9 或 0.8。在临床试验中,检验效能通常不得低于 0.8。

(4)单双侧检验:在研究工作中选择单侧检验还是双侧检验要根据研究目的、资料性质及样本特征来确定。一般地,医学研究常使用双侧检验;若选用单侧检验,需在专业上给出充分的理由。如前所述,对于单侧检验水准为 $\alpha=0.025$ 的话,其实质仍然是双侧 $\alpha=0.05$。

(5)组间分配比例:在其他条件不变时,各组样本数相同时的检验效率最高,从而所需样本量最小。有时,在安慰剂对照的临床试验中,出于伦理学考虑,可能会设置试验组与对照组的样本比例为 2：1 或 3：1。需要注意的是,试验组与对照组的样本分配比例一般不大于 4：1,因为当分配比例大于 4：1 时,虽然只少量减少对照组样本例数,但可能会明显增大总研究例数,而对试验效率的增加作用有限。

五、样本量的调整

在临床试验过程中,通常要在样本量估计的基础上适度增加样本量,以弥补由于病例的脱落、剔除等原因导致可评价病例数减少的情况。临床试验通常考虑不大于 20% 的脱落剔除率。例如,若脱落率设为 20%,则所需总样本量 = 估计样本量 /(1–20%)。

第二节　样本量估计原理

临床研究的样本量通常是通过控制 I 类错误(或置信区间)和 II 类错误(或检验效能)来确定。对应于 I 类错误和 II 类错误,样本量估计通常由精度分析(precision analysis)或效能分析(power analysis)的计算公式反推得到。

一、精度分析法

由统计理论知,置信区间是按照预先给定的概率 $(1-\alpha)$,由样本统计量所构造的总体参数的估计区间。预先给定的概率 $(1-\alpha)$ 称为置信度,它表示 H_0 成立时不拒绝 H_0 的概率大小。在给定检验水准 α 的前提下进行统计推断,置信区间法与假设检验常常是等价的,因而可以利用参数的置信区间来确定所需样本量大小。精度分析就是要确定在 $(1-\alpha) \times 100\%$ 的概率水准下研究者可以接受的总体参数的置信区间的最大半宽,而置信区间的最大半宽通常指的是未知总体参数的最大抽样误差。

精度分析法的基本原理为:设 $y_1, y_2, \cdots, y_n$ 是服从正态分布的独立同分布的随机变量,记为 $y_i \sim N(\mu, \sigma^2)$,若总体标准差 σ 已知,则总体均数 μ 的双侧 $(1-\alpha) \times 100\%$ 的置信区间为 $\bar{y} \pm u_{\alpha/2} \dfrac{\sigma}{\sqrt{n}}$,其中 $u_{\alpha/2}$ 为标准正态分布的上 $(\alpha/2) \times 100\%$ 分位点对应的界值。则可接受的最大抽样误差 E 为:

$$E=|\bar{y}-\mu|=u_{\alpha/2}\frac{\sigma}{\sqrt{n}} \qquad \text{公式(7-1)}$$

进一步得到所需的样本量 n:

$$n=\frac{u_{\alpha/2}^2\sigma^2}{E^2} \qquad \text{公式(7-2)}$$

例如,设某研究者希望在 95% 的置信度下估计得到的样本均数标准误小于总体标准差的 1/10 (0.1σ),即:

$$u_{\alpha/2}\frac{\sigma}{\sqrt{n}}=0.1\sigma \qquad \text{公式(7-3)}$$

因此,所需样本量 $n=\dfrac{u_{\alpha/2}^2\sigma^2}{E^2}=\dfrac{(1.96)^2\sigma^2}{(0.1\sigma)^2}=384.2\approx385$。

上述的分析思路同样适用于服从二项分布的样本资料,也可以方便地推广到两处理组比较的样本量估计中。

二、效能分析法

在临床研究中,相较于Ⅱ类错误来说,Ⅰ类错误常常被认为是更重要和/或更严重的一类推断错误。在进行假设检验时,常规做法是在通过设定检验水准 α 以控制Ⅰ类错误,并在此前提下通过选取合适的样本量以保证足够的检验效能 $(1-\beta)$。基于此种思想,可通过首先推导检验统计量的计算公式继而反推样本量的方法称为效能分析法。

采用效能分析法进行样本量估计的思路如下:

令 $x_i, i=1, \cdots, n_1$ 和 $y_i, i=1, \cdots, n_2$ 分别表示试验组和对照组的样本观测,x_i 和 y_i 均是服从正态分布的独立同分布的随机变量,且 $x_i \sim N(\mu_1, \sigma_1{}^2)$,$y_i \sim N(\mu_2, \sigma_2{}^2)$。试验目的是验证试验组的效应是否优于对照组。若研究不设定优效界值,其检验假设为:

$$H_0 : \mu_1 = \mu_2$$
$$H_1 : \mu_1 \neq \mu_2$$

为简单起见,设 σ_1^2 和 σ_2^2 均已知(可通过预试验或历史数据估计得到)以及 $n_1 = n_2 = n$,则可基于两样本 Z 检验进行组间比较。检验统计量 u 的计算公式为:

$$u = \frac{\bar{x} - \bar{y}}{\sqrt{\left(\dfrac{\sigma_1^2}{n}\right) + \left(\dfrac{\sigma_2^2}{n}\right)}} \qquad \text{公式(7-4)}$$

在 H_0 成立的条件下,检验统计量 u 服从标准正态分布,即 $u \sim N(0,1)$。因此,当 $|u| > u_{\alpha/2}$ 时拒绝原假设。

若 H_1 成立,设 $\mu_1 = \mu_2 + \Delta$(其中 Δ 表示有临床意义的差值,不失一般性,令 $\Delta > 0$),根据公式(7-4),得 $u \sim N(\mu^*, 1)$,其中:

$$u^* = \frac{\delta}{\sqrt{\left(\dfrac{\sigma_1^2}{n}\right) + \left(\dfrac{\sigma_2^2}{n}\right)}} > 0$$

由正态分布的理论可得,

$$P\{|N(\mu^*, 1)| > u_{\alpha/2}\} \approx P\{N(\mu^*, 1) > u_{\alpha/2}\}$$
$$= P\{N(0,1) > u_{\alpha/2} - \mu^*\} \qquad \text{公式(7-5)}$$

为使试验达到预设的检验效能 $(1-\beta)$,则需令 $u_{\alpha/2} - \mu^* = -u_\beta$,因此可得

$$n = \frac{(\sigma_1^2 + \sigma_2^2)(u_{\alpha/2} + u_\beta)^2}{\delta^2} \qquad \text{公式(7-6)}$$

此即为估计得到的本研究每组所需的样本量。

第三节 常用设计的样本量估计

本节主要介绍常用的两平行组设计的差异性、非劣效性、优效性和等效性检验的定量资料均数比较、定性资料率的比较、生存曲线比较时的样本量的估计。关于临床试验的比较类型介绍详见本书第四章,关于医疗器械临床试验的样本量估计见本书第十九章。

一、差异性检验

（一）两样本均数比较

例7-1　研究一种新的酶类止血剂对心血管外科手术后出血的预防性治疗,以标准治疗作为对照,以术后出血量为主要观察指标。对于这种试验,可以用两独立样本均数比较的 t 检验进行分析。

设 μ_T、n_T 表示试验组出血量的均数和例数,μ_C、n_C 表示标准治疗组（对照组）出血量的均数和例数,$\varepsilon=\mu_T-\mu_C$ 表示试验组与对照组的均数之差。

本研究的检验假设为:

$$H_0：\varepsilon=0$$

$$H_1：\varepsilon\neq0$$

设所需的两组样本量成比例,比例系数为 k,即 $n_C=kn_T$,则试验组的样本量计算公式如下:

$$n_T=\frac{(u_{\alpha/2}+u_\beta)^2\sigma^2(1+1/k)}{(\mu_T-\mu_C)^2}\qquad\text{公式（7-7）}$$

当两组样本比例相同时,上述公式也可写作:

$$n_C=n_T=\frac{2(u_{\alpha/2}+u_\beta)^2\sigma^2}{(\mu_T-\mu_C)^2}\qquad\text{公式（7-8）}$$

若记 $(u_{\alpha/2}+u_\beta)^2$ 为 $f(\alpha,\beta)$,其常用取值可由表7-1查得:

表 7-1　$f(\alpha,\beta)$ 值表

α（ Ⅰ 类错误概率）	β（ Ⅱ 类错误概率）			
	0.05	0.1	0.2	0.5
0.10	10.8	8.6	6.2	2.7
0.05	13.0	10.5	7.9	3.8
0.02	15.8	13.0	10.0	5.4
0.01	17.8	14.9	11.7	6.6

这里 $f(\alpha,\beta)=[\Phi^{-1}(\alpha/2)+\Phi^{-1}(\beta)]^2$,其中 Φ 为标准正态离差的累积分布函数。可由统计书籍中查到。例如,当 α 为 0.05 时,$\alpha/2$ 为 0.025,可查得 $\Phi^{-1}(\alpha/2)$ 为 1.96。当 $\beta=0.20$ 时,可查得 $\Phi^{-1}(\beta)=0.84$,从而可以算得 $f(\alpha,\beta)=(1.96+0.84)^2=7.84$

本例 $\alpha=0.05$,$\beta=0.10$,则 $f(\alpha,\beta)=10.5$。

本研究的样本量计算时要确定以下一些数据:

μ_C:标准治疗组均数,设为 500mL。

σ:标准治疗组标准差,设为 150mL;假设试验组标准差与标准治疗组相同。

μ_T:估计试验组的均数,设为 400mL。

$\varepsilon=\mu_T-\mu_C$:试验组与对照组均数之差,$\varepsilon=400-500=-100$mL。

α: Ⅰ 类错误概率,设为 0.05。

β：Ⅱ类错误概率，设为 0.10，检验效能 $1-\beta$ 为：$1-0.10=0.90$。

设两组样本量相同，则每组所需的样本量为：

$$n=\frac{2\times150^2}{(-100)^2}\times10.5=47.25$$

向上取整，即每组需 48 例。

本书采用的 NCSS PASS 2020 是目前国际上最常用的样本量估计软件之一，它几乎覆盖了所有的样本量估计方法。本例样本量估计的 PASS 2020 操作步骤为：选择 Means→Two Independent Means→Non-Inferiority→Two-Sample T-Tests Assuming Equal Variance，输入相应设置参数，点击"Calculate"即可。软件会输出样本量估计的结果，试验组和对照组各需要 49 例，共需要 98 例。

（二）两样本率比较

进行两样本率比较的应变量是二分类变量，其检验假设为：

$$H_0：\pi_T=\pi_C$$
$$H_1：\pi_T\neq\pi_C$$

其中，π_T 和 π_C 分别为试验组和对照组的发生率。

其他需要预先指定的参数为：

α：Ⅰ类错误概率，通常设为 $\alpha=0.05$。

β：Ⅱ类错误概率，通常设为 0.20 或 0.10，则检验效能为 0.80 或 0.90。

k：试验组与对照组样本例数的比值。

则对照组样本量为：

$$n_C=\frac{(u_{\alpha/2}+u_\beta)^2}{(\pi_C-\pi_T)^2}\left[\frac{\pi_T(1-\pi_T)}{k}+\pi_C(1-\pi_C)\right] \qquad 公式（7-9）$$

试验组样本量为 $n_T=kn_C$。

例 7-2　拟研究两种抗菌药物对某感染性疾病的治疗效果。经预试验所得，试验药有效率为 80%，对照药有效率为 60%。设计一个检验水准 $\alpha=0.05$，检验效能 $1-\beta=0.80$ 的等比例分配的临床试验，则每组所需的样本量为：

$$n=n_T=n_C=\frac{7.9}{(60\%-80\%)^2}\times\left[\frac{80\%\times(1-80\%)}{1}+60\%\times(1-60\%)\right]=79$$

即每组需 79 例。

本例样本量估计的 PASS 2020 操作步骤为：选择 Proportions→Two Independent Proportions→Test（Inequality）→Tests for Two Proportions，在参数设置界面需注意选择 Input Type 为"Proportions"，输入其他参数后，点击"Calculate"即可。软件输出窗口结果显示，试验组和对照组各需要 79 例，共需要 158 例。

（三）两生存曲线比较

生存时间可能服从于某种特定的分布，如指数分布、Weibull 分布和对数正态分布等，这里仅介绍指数分布法参数检验的样本量估计。

设 T_0 表示患者进入试验的时期（招募时间），T 表示研究的总时间，随访时间即为 $T-T_0$。

如随访时间为 12 个月,若所有患者均在第一个月进入试验,则 T_0 为 1,研究的总时间 T 为 13。

令 t_{ij} 表示第 $i(i=T,C)$ 组第 j 个患者的生存时间(如患者从入组到发生终点事件的时间),假定 t_{ij} 服从风险率(hazard rate)为 λ_i 的指数分布,两组患者都是匀速入组,则风险率 λ_i 的方差为:

$$\sigma^2(\lambda_i)=\lambda_i^2\left(1+\frac{e^{-\lambda_i T}-e^{-\lambda_i(T-T_0)}}{\lambda_i T_0}\right)^{-1} \qquad \text{公式(7-10)}$$

令 $\varepsilon=\lambda_T-\lambda_C$ 为试验组与对照组的风险率之差。为检验两组风险率的差异,检验假设为:

$$H_0:\varepsilon=0$$
$$H_1:\varepsilon\neq0$$

其他需要预先指定的参数为:

α:Ⅰ类错误概率,通常设为 $\alpha=0.05$。

β:Ⅱ类错误概率,通常设为 0.20 或 0.10,则检验效能为 0.80 或 0.90。

k:两组样本例数的比值,$n_C=kn_T$。

则试验组的样本量为:

$$n_T=\frac{(u_{\alpha/2}+u_\beta)^2}{(\lambda_C-\lambda_T)^2}\left[\frac{\sigma^2(\lambda_C)}{k}+\sigma^2(\lambda_T)\right] \qquad \text{公式(7-11)}$$

对照组的样本量为 $n_C=kn_T$。

例 7-3 某研究者拟开展一项两组 1∶1 平行对照设计的临床试验,以比较新疗法与传统疗法对生存状况的作用。已知传统疗法的 1 年生存率为 50%(由指数分布 x_0 时刻的风险率 λ 与生存率 $S(x_0)$ 的关系式 $\lambda=-\ln(S(x_0))/x_0$ 可算得,$\lambda_C=0.693$),估计新疗法 1 年生存率为 75%($\lambda_T=0.288$)。该试验包括 1 年招募期,且全部研究对象在招募期匀速入组,随访时间为 2 年(则总研究时间为 3 年)。检验水准 $\alpha=0.05$,检验效能 $1-\beta=0.80$。则每组所需的样本量为:

$$n_C=n_T=\frac{7.9}{(0.693-0.288)^2}\times[0.586+0.162]\approx36$$

即每组需 36 例。

本例样本量估计的 PASS 2020 操作步骤为:选择 Survival→Two Survival Curves→Test(Inequality)→Tests for the Difference of Two Hazard Rates Assuming an Exponential Model,进入参数设置界面。因本例未考虑删失率,故 Loss Hazard Rates 栏的参数设置保持默认(两组均为 0),在 Duration 栏中的 "Accrual, or Recruitment, Time" 框内输入数字 "1",在 "T-R(Follow-Up Time)框内输入数字 2",在 "Specify Hazard Parameters Using" 选项处选择 "Rate","h1" 和 "h2" 分别输入 0.693 和 0.288,然后输入其他参数后,点击 "Calculate" 即可。软件输出窗口结果显示,试验组和对照组各需要 36 例,共需要 72 例。

二、优效性试验

(一)两样本均数比较

两样本均数比较的优效性试验的检验假设分为两种情形:

第一,高优指标。设 ε 表示试验组与对照组均数之差,Δ 表示优效性界值。一般情况下,在实际研究中取 $\Delta=0$(绝对数指标)或 $\Delta=1$(相对数指标);特殊情况,Δ 取另外的数值。其检验假设为:

$$H_0 : \varepsilon \leqslant \Delta$$

$$H_1 : \varepsilon > \Delta$$

第二,低优指标。其检验假设为:

$$H_0 : \varepsilon \geqslant -\Delta$$

$$H_1 : \varepsilon < -\Delta$$

需要预先指定的参数为:

μ_T:试验组均数;

μ_C:对照组均数;

Δ:优效性界值;

σ:标准差(假设两组标准差相同);

α: Ⅰ 类错误概率(常取单侧 0.025);

β: Ⅱ 类错误概率(常取单侧 0.10、0.20);

k:试验组和对照组样本例数的比值,$n_T = k n_C$。

则对照组样本量为:

$$n_C = \frac{(u_\alpha + u_\beta)^2 \sigma^2 \left(1 + \dfrac{1}{k}\right)}{(\varepsilon - \Delta)^2} \qquad \text{公式(7-12)}$$

高优指标时上式中 $\varepsilon = \mu_T - \mu_C > 0$;低优指标时上式中 $\varepsilon = \mu_C - \mu_T > 0$。

例 7-4　欲评价药物 A 治疗偏头痛的效果,主要观察指标为患者服药 10 分钟后疼痛视觉模拟评分(visual analog scale, VAS)疼痛分值(0~100)的下降值。与标准药物 B 按优效性试验进行设计,以 3 : 1 的比例安排受试者,预计两组 VAS 得分平均下降值的差值 $\varepsilon = 13.61$,两组共同标准差 $\sigma = 12.10$,设优效性界值 $\Delta = 0$。取 $\alpha = 0.025$、$\beta = 0.10$。代入公式(7-12)得对照组例数为:

$$n_C = \frac{(1.960 + 1.282)^2 \times 12.10^2 \times \left(1 + \dfrac{1}{3}\right)}{(13.61 - 0)^2} = 11.07$$

则试验组和对照组分别需要 36 例和 12 例。

本例样本量估计的 PASS 2020 操作步骤为:选择 Means→Two Independent Means→Superiority by a Margin→Tests for the Difference between Two Means,在弹出的对话框的 Design 选项卡中,"Higher Means Are" 选择 "Better","Group Allocation" 选择 "Enter R=N2/N1",并输入 R=3,"Superiority Margin" 框中输入 0,"True Difference, Trt Mean-Ref Mean" 框中输入 13.61,"Standard Deviation Group 1, Treatment" 框中输入 12.10,"Standard Deviation Group 2, Reference" 框中保持默认,输入其他相应参数,点击 "Calculate" 即可。软件会输出样本量估计的结果,试验组和对照组分别需要 36 例和 12 例。

(二)两样本率比较

需要预先指定的参数为:

π_T:试验组率;

π_C:对照组率;

Δ:优效性界值；

α:Ⅰ类错误概率（常取单侧 0.025）；

β:Ⅱ类错误概率（常取单侧 0.10、0.20）；

k:试验组和对照组样本例数的比值，$n_T=kn_C$。

则对照组样本量为：

$$n_C=\frac{(u_\alpha+u_\beta)^2}{(\varepsilon-\Delta)^2}\left[\frac{\pi_T(1-\pi_T)}{k}+\pi_C(1-\pi_C)\right]\qquad 公式（7-13）$$

高优指标时上式中 $\varepsilon=\pi_T-\pi_C>0$；低优指标时上式中 $\varepsilon=\pi_C-\pi_T>0$。

例 7-5　假定某对照药的治愈率是 60%，估计新药的治愈率可能达到 80%，且根据理论，新药不可能比对照药差。研究者认为新药疗效至少要优于对照药 5% 才有临床意义。设计一个检验水准 $\alpha=0.025$、检验效能 $1-\beta=0.80$、$\Delta=5\%$ 的等比例分配的优效性试验。检验这样的差别，每组需要例数为：

$$n_T=n_C=\frac{(1.960+0.842)^2}{(0.80-0.60-0.05)^2}\times\left[0.80\times(1-0.80)+0.6\times(1-0.60)\right]=139.58$$

即每组至少各需要 140 例。

本例样本量估计的 PASS 2020 操作步骤为：选择 Proportions→Two Independent Proportions→Superiority by a Margin→Tests for the Difference between Two Proportions，在弹出的对话框的 Design 选项卡中，"Input Type"选择"Differences"，"D0"框中输入 0.05，"D1"框中输入 0.20，"P2"框中输入 0.60，然后输入其他相应参数，点击"Calculate"即可。软件会输出样本量估计的结果，试验组和对照组至少各需要 140 例。

（三）两生存曲线比较

在大多数临床试验中，风险率为低优指标，如死亡率、肿瘤复发率等。设 $\varepsilon=\lambda_C-\lambda_T$ 表示对照组与试验组的风险率之差。设优效性界值为 Δ，则检验假设为：

$$H_0:\varepsilon\leq\Delta$$
$$H_1:\varepsilon>\Delta$$

其他需要预先指定的参数为：

α:Ⅰ类错误概率（常取单侧 0.025）；

β:Ⅱ类错误概率（常取单侧 0.10、0.20）；

k:两组样本例数的比值，$n_C=kn_T$。

则试验组的样本量为：

$$n_T=\frac{(u_\alpha+u_\beta)^2}{(\varepsilon-\Delta)^2}\left[\frac{\sigma^2(\lambda_C)}{k}+\sigma^2(\lambda_T)\right]\qquad 公式（7-14）$$

对照组的样本量为 $n_C=kn_T$。

例 7-6　某研究者拟开展一项两组 1∶1 平行对照设计的临床试验，以评价某靶向新药对于胃癌的疗效，拟采用阳性对照的优效性试验。已知对照药的风险率为 2，估计新药的风险率为 1，研究者认为新药组的风险率比对照药至少降低 25% 才有临床意义。该试验包括1 年招募期，且全部研究对象在招募期匀速入组，随访时间为 2 年（则总研究时间为 3 年）。检验水准 $\alpha=0.025$（单侧），检验效能 $1-\beta=0.80$。则每组所需的样本量为：

$$n_C = n_T = \frac{(1.960+0.842)^2}{(2-1-0.5)^2} \times (4.032+1.094) \approx 161$$

即每组至少各需要 161 例。

本例样本量估计的 PASS 2020 操作步骤为：选择 Survival→Two Survival Curves→ Superiority by a Margin→Superiority by a Margin Tests for the Difference of Two Hazard Rates Assuming an Exponential Model，进入参数设置界面。在"Design"选项卡中首先设置"Alternative Hypothesis"为"Ha：h2<h1−Δ［Lower Hazard Better］"，在"Power"和"Alpha"输入框中分别输入 0.80 和 0.025；Loss Hazard Rates 栏的参数设置保持默认（两组均为 0），在"Duration"栏中的"Accrual, or Recruitment, Time"框内输入数字"1"，在"T-R（Follow-Up Time）"框内输入数字 2；在"Hazard Rates"栏中设置"Specify Hazard Parameters Using"为"Rates"，然后在"h1""h2"和"B（Clinical Superiority Boundary）"3 个输入框内分别输入数字 2、1 和 1.5；最后点击"Calculate"。软件输出窗口结果显示，试验组和对照组分别至少需要 161 例，共需要 322 例。

三、等效性试验

（一）两样本均数比较

设 $\varepsilon = \mu_T - \mu_C$ 表示试验组与对照组均数之差，等效性界值 $\Delta > 0$。等效性试验的检验假设为：

$$H_0 : |\varepsilon| \geq \Delta$$
$$H_1 : |\varepsilon| < \Delta$$

需要预先指定的参数为：

μ_T：试验组均数；

μ_C：对照组均数；

Δ：等效性界值；

σ：标准差（假设两组标准差相同）；

α：Ⅰ类错误概率（常取双侧 0.10）；

β：Ⅱ类错误概率（常取双侧 0.10、0.20）；

k：试验组与对照组样本例数的比值，$n_T = kn_C$。

则对照组样本量为：

$$n_C = \frac{(u_\alpha + u_{\beta/2})^2 \sigma^2 \left(1 + \dfrac{1}{k}\right)}{(\Delta - |\varepsilon|)^2} \qquad 公式（7-15）$$

例 7-7　某降压药通过改进可以减少不良反应且价格便宜，为研究其疗效有无变化，开展改进药与原降压药比较的等效性试验。估计两药的疗效指标舒张压下降值相同，两药的标准差为 8mmHg（1mmHg=0.133kPa）。研究者认为，如果改进药疗效与原药相差不超过 3mmHg（等效性检验的界值为 3mmHg）即可接受两药等效。设单侧 $\alpha = 0.05$，$\beta = 0.10$，$k = 1$。则每组所需样本量为：

$$n_T = n_C = \frac{2 \times (1.645 + 1.645)^2 \times 8^2}{(3-0)^2} \approx 154$$

即每组至少各需要 154 例。

本例样本量估计的 PASS 2020 操作步骤为：选择 Means→Two Independent Means→Equivalence→Equivalence Tests for the Difference between Two Means，进入参数设置界面。在 "Design" 选项卡中，"Power" 和 "Alpha" 输入框分别输入 0.90 和 0.05；在 "Effect Size" 栏中的 "|EU|（Upper Equivalence Limit）" 框内输入数字 "3"，"-|EL|（Lower Equivalence Limit）" 框内选择 "-Upper Limit"，设置 "True Mean Difference" 为 "0"，"Standard Deviation" 为 "8"；最后点击 "Calculate"。软件输出的结果显示，试验组和对照组分别需要 155 例，这与公式（7-15）计算的结果较为接近。

（二）两样本率比较

设 $\varepsilon=\pi_T-\pi_C$，等效性界值 $\Delta>0$。检验假设可表述为：

$$H_0：|\varepsilon|\geqslant\Delta$$
$$H_1：|\varepsilon|<\Delta$$

需要预先指定的参数为：

π_T：试验组率；

π_C：对照组率；

Δ：等效性界值；

α：Ⅰ类错误概率（常取双侧 0.10）；

β：Ⅱ类错误概率（常取双侧 0.10、0.20）；

k：试验组与对照组样本例数的比值，$n_T=kn_C$。

则对照组样本量为：

$$n_C=\frac{(u_\alpha+u_{\beta/2})^2}{(\Delta-|\varepsilon|)^2}\left[\frac{\pi_T(1-\pi_T)}{k}+\pi_C(1-\pi_C)\right] \qquad 公式（7-16）$$

例 7-8 某试验药与对照药的治愈率均估计为 70%，两药治愈率之差不超过 10% 即认为等效。欲评价试验药和对照药是否等效，设 $\alpha=0.05$，$\beta=0.20$，$\Delta=10\%$，$k=1$，则每组需要例数为：

$$n_T=n_C=\frac{(1.645+1.282)^2\times\left[0.7(1-0.7)+0.7(1-0.7)\right]}{(0.10-|0.7-0.7|)^2}=359.83$$

即每组至少各需要 360 例。

本例样本量估计的 PASS 2020 操作步骤为：选择 Proportions→Two Independent Proportions→Equivalence→Equivalence Tests for the Difference between Two Proportions，进入参数设置界面。在 "Design" 选项卡中，"Power" 和 "Alpha" 输入框分别输入 "0.80" 和 "0.05"；在 "Effect Size" 栏中的 "Input type" 下拉列表中选择 "Differences"，在 "Equivalence Differences" 栏中的 "D0.U" 框内输入 "0.10"，在 "D0.L" 框内选择 "-D0.U"，设置 "D1（Actual Difference）" 为 "0"，"P2（Group 2 Proportion）" 为 "0.7"；最后点击 "Calculate"。软件输出的结果显示，试验组和对照组分别需要 360 例。

（三）两生存曲线比较

设 $\varepsilon=\lambda_T-\lambda_C$，等效性界值 $\Delta>0$。两风险率差的等效性试验的检验假设可表述为：

$$H_0 : |\varepsilon| \geqslant \Delta$$

$$H_1 : |\varepsilon| < \Delta$$

需要预先指定的参数为：

λ_T : 试验组风险率；

λ_C : 对照组风险率；

Δ : 等效性界值；

α : Ⅰ类错误概率（常取双侧 0.10）；

β : Ⅱ类错误概率（常取双侧 0.10、0.20）；

k : 两组样本例数的比值，$n_C = kn_T$。

则试验组的样本量为：

$$n_T = \frac{(u_\alpha + u_{\beta/2})^2}{(\Delta - |\varepsilon|)^2} \left[\frac{\sigma^2(\lambda_C)}{k} + \sigma^2(\lambda_T) \right]$$ 公式（7-17）

例 7-9　某研究者为证明某新疗法与传统疗法对于晚期非小细胞肺癌的疗效等效，拟开展一项两组 1:1 平行对照设计的等效性临床试验。已知传统疗法的风险率为 2，估计新疗法的风险率与传统疗法相当，设定等效性界值为 0.5。该试验包括 1 年招募期，且全部研究对象在招募期匀速入组，随访时间为 2 年（则总研究时间为 3 年）。设 $\alpha = 0.05, \beta = 0.20$。则每组所需的样本量为：

$$n_C = n_T = \frac{(1.645 + 1.282)^2}{(0.5 - 0)^2} \times (4.032 + 4.032) \approx 276.35$$

即每组至少各需要 277 例。

本例样本量估计的 PASS 2020 操作步骤为：选择 Survival→Two Survival Curves→Equivalence→Equivalence Tests for the Difference of Two Hazard Rates Assuming an Exponential Model，进入参数设置界面。在 "Design" 选项卡中在 "Power" 和 "Alpha" 输入框内分别输入 "0.80" 和 "0.05"；"Loss Hazard Rates" 栏的参数设置保持默认（两组均设置为 "0"），在 "Duration" 栏中的 "Accrual, or Recruitment, Time" 框内输入数字 "1"，在 "Percent of R Until 50% are Accrued" 下拉列表中选择 "50"，在 "T-R (Follow-Up Time)" 框内输入 "2"；在 "Hazard Rates" 栏中设置 "h1 (Hazard Rate of Control Group)" 为 "2"，设置 "Specify Hazard Parameters Using" 为 "Differences"，然后分别在 "D (Difference, h2-h1)" 和 "Δ (Equivalence Margin)" 输入框内输入 "0" 和 "0.5"；最后点击 "Calculate"。软件输出窗口结果显示，试验组和对照组分别至少各需要 277 例和 276 例，共需要 553 例。

四、非劣效性试验

（一）两样本均数比较

设 $\varepsilon = \mu_T - \mu_C$ 表示试验组与对照组均数之差，非劣效界值 $\Delta > 0$。两样本均数比较的非劣效性试验的检验假设分为两种情形：

第一，高优指标：

$$H_0 : \varepsilon \leqslant -\Delta$$

$$H_1 : \varepsilon > -\Delta$$

第二,低优指标:

$$H_0 : \varepsilon \geq \Delta$$
$$H_1 : \varepsilon < \Delta$$

需要预先指定的参数为:

μ_T:试验组均数;

μ_C:对照组均数;

Δ:非劣效界值;

σ:合并标准差(假设两组标准差相同);

α:Ⅰ类错误概率(常取单侧 0.025);

β:Ⅱ类错误概率(常取单侧 0.10、0.20);

k:试验组与对照组样本例数的比值,$n_T = kn_C$。

则对照组样本量为:

$$n_C = \frac{(u_\alpha + u_\beta)^2 \sigma^2 \left(1 + \dfrac{1}{k}\right)}{(\varepsilon - \Delta)^2} \qquad \text{公式(7-18)}$$

高优指标时上式中 $\varepsilon = \mu_C - \mu_T > 0$;低优指标时上式中 $\varepsilon = \mu_T - \mu_C > 0$。

例 7-10 试验药某量表评分均数 μ_T 估计为 15 分,阳性对照药均数 μ_C 估计为 16 分,拟开展一项随机对照非劣效性临床试验。已知既往该阳性对照药与安慰剂比较的临床试验中,阳性对照药疗效评分比安慰剂平均高 4 分,两组疗效之差的单侧 97.5% 置信区间下限为 3.62 分,取可接受最大非劣效界值 $M_1 = 3.60$,设置非劣效性界值 $\Delta = 0.5 \times 3.60 = 1.80$。另假设两组标准差 σ 相同为 2.0,单侧 $\alpha = 0.025$,$\beta = 0.20$,$k = 2$,则对照组需要例数为:

$$n_C = \frac{(1.960 + 0.842)^2 \times 2.0^2 \times (1 + 0.5)}{(16 - 15 - 1.80)^2} \approx 73.6$$

即试验组和对照组分别至少需要 148 例和 74 例。

本例样本量估计的 PASS 2020 操作步骤为:选择 Means→Two Independent Means→Non-Inferiority→Non-Inferiority Tests for the Difference between Two Means,进入参数设置界面。在 "Design" 选项卡中,设置 "Test" 栏中的 "Higher Means Are" 为 "Better";"Power" 和 "Alpha" 输入框分别输入 0.80 和 0.025;在 "Sample Size" 栏中设置 "Group Allocation" 为 "Enter R=N2/N1",并且在 "R" 输入框中输入 "0.5";在 "Effect Size" 栏中的 "NIM(Non-Inferiority Margin)" 框内输入 "1.80",设置 "D(True Mean Difference)" 为 "-1","Standard Deviation" 为 "2";最后点击 "Calculate"。软件输出的结果显示,试验组和对照组分别需要 149 例和 75 例。

(二)两样本率比较

需要预先指定的参数为:

π_T:试验组率;

π_C:对照组率;

Δ:非劣效界值;

α:Ⅰ类错误概率(常取单侧 0.025);

β:Ⅱ类错误概率(常取单侧 0.10、0.20);

k：试验组与对照组样本例数的比值，$n_T=kn_C$。

则对照组样本量为：

$$n_C = \frac{(u_\alpha+u_\beta)^2}{(\varepsilon-\Delta)^2}\left[\frac{\pi_T(1-\pi_T)}{k}+\pi_C(1-\pi_C)\right]$$ 公式（7-19）

高优指标时上式中 $\varepsilon=\pi_C-\pi_T>0$；低优指标时上式中 $\varepsilon=\pi_T-\pi_C>0$。

例 7-11　估计某对照药的治愈率为 85%，试验药的治愈率为 80%，在一项随机对照临床试验中如果试验药比对照药最多差 10% 则可被接受。设单侧 $\alpha=0.025$，$\beta=0.20$，$k=1$，则每组需要例数为：

$$n_T=n_C=\frac{(1.960+0.842)^2\times[0.85(1-0.85)+0.80(1-0.80)]}{(0.85-0.80-0.10)^2}\approx903$$

即每组至少各需要 903 例。

本例样本量估计的 PASS 2020 操作步骤为：选择 Proportions→Two Independent Proportions→Non-Inferiority→Non-Inferiority Tests for the Difference between Two Proportions，进入参数设置界面。在"Design"选项卡中，设置"Test"栏中的"Higher Proportions Are"为"Better"；"Power"和"Alpha"输入框分别输入 0.80 和 0.025；在"Sample Size"栏中设置"Group Allocation"为"Equal（N1=N2）"；在"Effect Size"栏中的"Input Type"下拉列表中选择"Differences"，在"D0（Non-Inferiority Difference）"框内输入"-0.1"，设置"D1（Actual Difference）"为"-0.05"，"P2（Group 2 Proportion）"为"0.85"；最后点击"Calculate"。软件输出的结果显示，试验组和对照组各需要 906 例。

（三）两生存曲线比较

设 $\varepsilon=\lambda_T-\lambda_C$ 表示试验组与对照组的风险率之差。设非劣效界值为 Δ（正值）。当疗效指标为低优指标时，非劣效性试验的检验假设为：

$$H_0：\varepsilon\geq\Delta$$
$$H_1：\varepsilon<\Delta$$

需要预先指定的参数为：

λ_T：试验组风险率；

λ_C：对照组风险率；

Δ：非劣效界值；

α：Ⅰ类错误概率（常取单侧 0.025）；

β：Ⅱ类错误概率（常取单侧 0.10、0.20）；

k：两组样本例数的比值，$n_C=kn_T$。

则试验组的样本量为：

$$n_T=\frac{(u_\alpha+u_\beta)^2}{(\varepsilon-\Delta)^2}\left[\frac{\sigma^2(\lambda_C)}{k}+\sigma^2(\lambda_T)\right]$$ 公式（7-20）

例 7-12　某研究者拟开展一项两组 1∶1 平行对照设计的非劣效性临床试验，以评价某新疗法对于晚期非小细胞肺癌的疗效。已知传统疗法的风险率为 2，估计新疗法的风险率与传统疗法相当，设定非劣效界值为 25%。该试验包括 1 年招募期，且全部研究对象在招募期匀速入组，随访时间为 2 年（则总研究时间为 3 年）。检验水准 $\alpha=0.025$（单侧），检验效能

$1-\beta=0.80$。则每组所需的样本量为：

$$n_C=n_T=\frac{(1.960+0.842)^2}{(2-2-0.25)^2}\times(4.032+4.032)\approx1013$$

即每组至少各需要 1 013 例。

本例样本量估计的 PASS 2020 操作步骤为：选择 Survival→Two Survival Curves→Non-Inferiority→Non-Inferiority Tests for the Difference of Two Hazard Rates Assuming an Exponential Model，进入参数设置界面。在"Design"选项卡中首先设置"Alternative Hypothesis"为"Ha：h2<h1+Δ［Lower Hazard Better］"，在"Power"和"Alpha"输入框内分别输入"0.80"和"0.025"；"Loss Hazard Rates"栏的参数设置保持默认（两组均设置为"0"），在"Duration"栏中的"Accrual，or Recruitment，Time"框内输入数字"1"，在"Percent of R Until 50% are Accrued"下拉列表中选择"50"，在"T-R（Follow-Up Time）"框内输入"2"；在"Hazard Rates"栏中设置"h1（Hazard Rate of Control Group）"为"2"，设置"Specify Hazard Parameters Using"为"Differences"，然后分别在"D（Difference，h2-h1）"和"Δ（Non-Inferiority Margin）"输入框内输入"0"和"0.25"；最后点击"Calculate"。软件输出窗口结果显示，试验组和对照组至少各需要 1 013 例，共需要 2 026 例。

思考题：

1. 样本量估计的关键要素有哪些？在临床试验方案中，样本量估计的描述应包括哪些内容？
2. 为了验证某新研发的降压药疗效，拟采用安慰剂对照，主要指标为治疗前后舒张压的下降值，估计两药疗效相差 10mmHg，假定本试验 $\alpha=0.025$（单侧），$\beta=0.20$，两组标准差 σ 相同为 8mmHg，且两组例数之比为 1：1，试问每组至少各需要多少病例？

（郭 威 郭轶斌）

参考文献

［1］Chow SC，Shao J，Wang HS，et al. Sample size calculations in clinical research［M］.3rd ed. Boca Raton：Chapman & Hall/CRC Biostatistics Series，2017：147-168.

［2］陈峰，夏结来. 临床试验统计学［M］.北京：人民卫生出版社，2019：32-41.

［3］陈平雁. 临床试验中样本量确定的统计学考虑［J］.中国卫生统计，2015，32（4）：727-733.

［4］李志辉，刘日辉，刘汉江. PASS 检验功效和样本含量估计［M］.北京：电子工业出版社，2021：252-254.

［5］吴骋，贺佳，郑加麟. 医学科研设计与统计分析［M］.北京：中国统计出版社，2020：79-86.

第八章

临床试验方案概论

临床试验的重要步骤之一是撰写一份详细的试验方案（protocol）。它是说明临床试验目的、设计、方法学、统计学考虑和组织实施的文件。试验方案通常还应当包括临床试验的背景和理论基础，该内容也可以在其他参考文件中给出。试验方案包括方案及其修订版。整个试验将按照试验方案有条不紊地、科学地进行，因此，试验方案的好坏对整个试验的质量起着极其重要的作用。临床试验方案应当清晰、详细、可操作，在获得伦理委员会同意后方可执行。

本章将对试验方案的内容做一概要介绍，部分重要内容将在其他章节中进行更详细的阐述。

第一节　临床试验方案概要

我国《药物临床试验质量管理规范》提出临床试验方案应包括以下内容：

（1）试验题目。

（2）试验目的，试验背景，临床前研究中有临床意义的发现和与该试验有关的临床试验结果、已知对人体的可能危险与获益，及试验药物存在人种差异的可能。

（3）申办者的名称和地址，进行试验的场所，研究者的姓名、资格和地址。

（4）试验设计的类型，随机化分组方法及设盲的水平。

（5）受试者的入选标准、排除标准和剔除标准，选择受试者的步骤，受试者分配的方法。

（6）根据统计学原理计算要达到试验预期目的所需的病例数。

（7）试验用药物的剂型、剂量、给药途径、给药方法、给药次数、疗程和有关合并用药的规定，以及对包装和标签的说明。

（8）拟进行临床和实验室检查的项目、测定的次数和药代动力学分析等。

（9）试验药物的登记与使用记录、递送、分发方式及储藏条件。

（10）临床观察、随访和保证受试者依从性的措施。

（11）终止临床试验的标准，结束临床试验的规定。

（12）疗效评定标准，包括评定参数的方法、观察时间、记录与分析。

（13）受试者的编码、随机数字表及病例报告表的保存手续。

（14）不良事件的记录要求和严重不良事件的报告方法、处理措施、随访的方式、时间和转归。

（15）试验药物编码的建立和保存,揭盲方法和紧急情况下破盲的规定。

（16）统计分析计划,统计分析数据集的定义和选择。

（17）数据管理和数据可溯源性的规定。

（18）临床试验的质量控制与质量保证。

（19）试验相关的伦理学。

（20）临床试验预期的进度和完成日期。

（21）试验结束后的随访和医疗措施。

（22）各方承担的职责及其他有关规定。

（23）参考文献。

编写试验方案是一项科学性很强、极为细致的工作,而且需要有较丰富临床试验经验的临床医生和临床试验统计学家参加。临床试验中所研究药物对患者的疗效受到许多因素的影响,是一种随机事件,因而,临床试验的设计必须用到许多研究随机事件的统计学原理。

第二节　临床试验方案内容

试验方案通常包括基本信息、研究背景资料、试验目的、试验设计、实施方式（方法、内容、步骤）等内容。

一、基本信息

试验方案的基本信息包括试验方案标题、编号、版本号和日期,申办者的名称和地址,申办者授权签署、修改试验方案的人员姓名、职务和单位,申办者的医学专家姓名、职务、所在单位地址和电话,研究者姓名、职称、职务,临床试验机构的地址和电话以及参与临床试验的单位及相关部门名称、地址。

申办者(sponsor)是负责临床试验的发起、管理和提供临床试验经费的个人、组织或者机构。药物临床研究开始前,申办者应当从具有药物临床试验资格的机构中,选择承担临床试验的机构,商定临床研究的负责单位。

研究者(investigator)是实施临床试验并对临床试验的质量及受试者安全和权益负责的责任人。研究者必须经过资格审查,具有临床试验的专业特长、资格和能力。在多中心研究时,应当选出一位主要研究者(principle investigator,PI)总负责,并作为临床试验各中心间的协调研究者(coordinating investigator)。各中心也各有一位研究者负责该中心的研究。中心的选择尤其是主要研究者的选择,对于一个临床试验的成败具有非常重要的作用。应当选择有临床试验经验的机构,有经验且易于合作的主要研究者。有许多研究者工作繁忙,主要研究者往往更是如此,如果能有一位有经验的医务人员作为临床研究协作者(clinical research coordinator,CRC)协助研究者进行工作则更为理想,但研究者不能放弃其应有的责任。

二、研究背景

背景部分主要说明为何要进行这项试验,以及过去与这项试验有关的研究成果,提出研究的科学问题。包括试验用药品名称与介绍,试验药物在非临床研究和临床研究中与临床试验相关、具有潜在临床意义的发现,对受试人群的已知和潜在的风险和获益。试验用药品的给药途径、给药剂量、给药方法及治疗时程的描述,并说明理由。试验方案应当包含过去及目前研究情况的总结,类似于围绕本试验的简要综述。这有利于强调本试验的必要性,也可避免重复别人的工作和不必要的失败。这里列出的资料应当有文献的支持,而更重要的是阐述研究的必要性。

三、研究目的、研究终点与估计目标

临床试验目的一般是研究某种新药(或其他新的医疗措施)的疗效和安全性。试验方案中应当详细描述临床试验的目的,包括试验的主要目的和次要目的,主要目的应与研究背景中提出的科学问题相一致。

根据研究目的,在方案中应明确研究终点,研究终点是与对应的研究目的直接相关的、清晰、明确、可以测量的指标。一般包括疗效终点和安全性终点。疗效终点又分主要疗效终点和次要疗效终点。主要疗效终点是评价的最重要依据,应明确评价的指标及评价的终点时间。评价指标的确定在本章后半部分有具体介绍。终点是估计目标的属性之一,应与估计目标的其他属性一起定义。

估计目标是对治疗效果的精确描述。"精确"意味着要在考虑到伴发事件的情况下去全面描述治疗效果。针对每个研究目的定义其估计目标,应描述包括治疗(处理)、人群、变量(终点)、伴发事件、群体层面汇总这 5 个属性。

四、研究设计概述

简要说明试验的设计,包括是否设立对照、对照的类型、对照组选择的理由;试验设计的描述,如平行或交叉试验;减少或者控制偏倚所采取的措施,随机化和盲法的方法和过程;采用单盲或者开放性试验需要说明理由和控制偏倚的措施。说明双盲、单盲或非盲(不设盲);单中心或多中心试验;病例数及分配,试验的分组等。

临床试验的设计非常复杂。一般都应当设立对照,交叉设计有其优点但也有许多困难。如果可能,应当做双盲设计以避免人为的偏性。随机化是临床试验中十分重要的内容,是统计分析的基础,如果没有正确的随机化,统计检验是无效的。

对所有符合条件的患者,要用随机化的方法分到试验组或对照组。对照组可采用阳性对照药或采用安慰剂(placebo)。为了避免患者由于知道自己服用的是试验药还是安慰剂所造成情绪方面的影响,以及研究者由于知道患者服用的哪一种药而引起判断方面的影响,往往需要采取盲法。采取盲法的对象根据试验具体情况而不同,经常采用的是双盲。以上这些内容在临床试验中非常重要,在前面的章节已经进行了详细介绍。

五、受试者的入选标准、排除标准和剔除标准

(一)患者的诊断

对于参加试验的患者应有明确规定。首先,患者的诊断必须正确,不能将误诊的患者混入,否则会干扰对结果的观察。

有些疾病其严重程度在不同时期有较大变化,甚至有时是一过性地出现症状。例如,高血压病和抑郁症。如果仅是一过性血压偏高,这样的患者入组后必然会影响试验的准确性。用重复测定来决定患者是否入选,可以保证试验中不包括那些不治疗也会好转的一过性症状的患者,这不仅对试验有好处,也可使患者避免不必要的治疗。下面介绍一个轻中度高血压病临床试验中患者的诊断标准供参考。

首先对患者在近 3 天不用药的情况下进行两次血压测量。如果两次测量的平均数为舒张压 >90mmHg,收缩压 <200mmHg,则在测定后用安慰剂的情况下于第 2~3 周请患者回来再做两次同样的测量,以计算出收缩压和舒张压的均数。如果 90mmHg≤平均舒张压 <110mmHg,同时,平均收缩压 <180mmHg,则患者可参加试验,随机分配到降压药治疗组或安慰剂组。

以上方法在测定期间只给安慰剂的做法是否合乎伦理是值得讨论的。但这里是对轻中度高血压的研究,当测得较高血压,应让患者退出试验并立即进行降压治疗。

此外,对于患者的病情、病理类型等也要有明确的规定。例如,在选择乳腺癌患者时,可定义为组织学上确定有淋巴结转移的乳房根治手术后的患者。

(二)受试者的入选标准和排除标准

临床试验中对受试者必须有明确的规定,在试验方案中必须写明患者的入选、排除和剔除标准。

对于这些入选或排除标准,应当列成一张表格,用于筛选患者。在入选标准中,患者必须都选择"是",同时在排除标准中都选择"否"者才能入选。这张表在患者筛选时应用。有些研究中,把这张表放在病例报告表中,这样比较方便,但增加了费用。因为没有入选的患者的整本病例报告表都浪费了。对于这份筛选表,应当妥善保存,以便查阅。

受试者入选和排除标准的制定,需要对所研究的疾病有深入的了解,一般由主要研究者制定后经过研究者会议的深入讨论进行修改定稿。临床试验应该征求患者的同意,只有获得知情同意的患者才能入组,这一条非常重要。

(三)受试者的剔除标准

受试者的剔除标准是指在试验过程中,研究者根据患者的情况,认为不适合继续进行试验而必须剔除(remove)的情况。下面是一个对于稳定型心绞痛临床试验剔除标准的例子。

例 8-1 剔除标准(停止治疗和 / 或评价):
(1)发生急性心肌梗死。
(2)严重不良事件。
(3)发生其他可能影响患者治疗结果的疾病。
(4)服用了本研究禁止服用的药物。
(5)主要研究者认为有理由剔除。

若研究者判断受试者须剔除出试验,则须将做出判断的理由写入病例报告表。
如果受试者由于发生不良事件等安全性问题退出试验,除非受试者本人拒绝合作,否则研究者在进行适当处理的同时,还要进行追踪调查,直到确认受试者已处于安全状态,没有被继续追踪调查的必要为止。

(四)受试者退出试验

退出(withdraw)是指临床试验的受试者主动要求停止试验。在受试者退出试验时,须按试验方案的要求进行最后一次随访观察和检查,并将其结果以及退出试验的日期、理由、所采取的处理、退出试验后病情的变化等填入病例报告表。

对于服用试验药物后不再来医院接受随访的受试者,在保护受试者权益的条件下,研究者须通过信件或电话尽可能地进行追踪调查,将结果填入病例报告表并按规定进行评价。

六、样本量的考虑

试验设计要事先计算为了得到主要结果需要多少病例,即估计以一定的概率得到主要指标所假设的阳性结果需要多少病例。例数过少则容易得出假阴性的结果;例数过多则浪费人力、物力。样本量需按照所采用的设计类型根据统计学原理进行计算。样本量估算需要有一些关于本试验的基本数据,必要时需要做一个小规模的预试验,不同的设计类型计算样本量的方法也不同。

除了按统计学原理计算所得的样本量外,要考虑在试验过程中患者的脱落,因而需按照情况增加一定比例的患者数以使最后病例数能达到要求的数量。具体估计方法在本书第七章中已有介绍。

七、试验用药和合并药

受试者在临床试验各组应用的所有试验用药品名称、给药剂量、给药方案、给药途径和治疗时间以及随访期限等在试验方案中必须有详细的说明。

(一)剂型、剂量、给药途径、给药方法

根据在Ⅰ期临床试验中所得到的药效学与药代动力学研究的结果及剂量 - 效应关系关系制定Ⅱ期试验的剂量,以及由Ⅱ期试验的结果设计Ⅲ期试验的药物和对照药的给药途径、剂量、给药次数和疗程。

同样药物的不同剂量和使用方法可产生不同的效果,用药途径、剂量和给药次数等与药物的疗效有关,因此必须在方案中写明。中药的性能常因其产地、采集季节以及制备方法的不同而有较大的疗效差异,这也是在进行临床试验设计时必须要考虑的问题。

有些药物使用时需要根据患者的情况在中途调整剂量,这时必须在方案中统一规定什么情况下调整、如何调整,而不能由医生自行决定。此外,还要确定当患者发生不良事件时(如血液学的损害等)应如何处理等。例如,在用塞替派进行化疗时,可定义为隔天注射一次,每次 10mg,以 120mg 为一个疗程。当患者表现出血液学的损害时即做剂量修改:如血小板计数低于 $100 \times 10^9/L$ 或白细胞计数低于 $4.0 \times 10^9/L$ 时可减少一半剂量;血小板计数低于 $75 \times 10^9/L$ 或白细胞计数低于 $2.5 \times 10^9/L$,则中断塞替派用药。在 3 个连续疗程后若患者无不良反应,则剂量增加到每天一次。对于中药的临床试验则更有其特殊性。

（二）导入期

导入期是指在开始试验药物治疗前,受试者不服用试验药物,或服用安慰剂的一段时间。设计导入期的目的是:

（1）使机体清除可能影响试验结果的既往治疗用药:如果患者在入组前服用了与试验药物相似的药物,为保证不影响对试验结果的评估,应设计一段时间的导入期停用原来所服用的药物,使既往用药排出体外。这种情况也可以称为清洗期(washout period)。例如,试验某种治疗轻中度高血压的新药,要求患者在试验开始不用药时的舒张压≥90mmHg 并<100mmHg。但高血压患者一般都长期服药,在选择患者时就不能确定患者在不用药时的血压情况。因而,在随机化前,给患者服用安慰剂 4 周,如果此时患者的血压达到入组标准(舒张压≥90mmHg,且 <100mmHg)则入组。其设计如图 8-1。

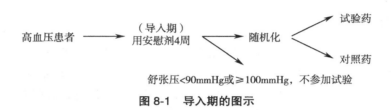

图 8-1 导入期的图示

（2）确定患者的入组资格:一些检查需要一定的时间才能得出结果用以确定患者是否符合入组标准。

（3）给予对患者进行基线检查所需的时间:例如,计算导入期中哮喘的发作次数以便与试验治疗开始后的发作次数相比较。

（三）合并用药或辅助治疗措施的规定

试验方案中需要确定临床试验前和临床试验中允许的合并用药(包括急救治疗用药)或者治疗,以及禁止使用的药物或者治疗。合并用药需要既不影响对试验药物疗效和安全性的观察,又不能影响患者所必需的对于其他病症的治疗。如研究扩张脑血管的药物,参加试验的受试者中多数患有冠心病,需要同时使用扩张冠状动脉的药物,而有不少扩张冠状动脉的药物对脑血管也有扩张作用,这就影响了对试验药物扩张脑血管疗效的观察。这种情况就需要由研究者们进行认真的研究后作出决定。患者在试验中服用了不应当服用的合并用药,常常是被剔除的原因之一。以下是一个高血压药物研究中在方案中列出的禁止伴随使用药物的例子:

例 8-2 禁止伴随使用的药物:
在观察期和治疗期中,禁止同时使用下述对试验评价有影响的药物。
（1）试验用药品之外的降压药,如:钙拮抗剂、α- 受体阻滞剂、β- 受体阻滞剂、血管紧张素转换酶抑制剂、血管紧张素受体Ⅱ拮抗剂、利尿降压药等。
（2）血管扩张剂,如:肼屈嗪、双肼屈嗪、硝普钠等。

（3）非甾体抗炎免疫药,如:水杨酸类药、苯胺类药、吡唑酮类药、吲哚美辛等。

（4）地高辛。

（5）西咪替丁。

（6）利福平。

（7）未经医生许可的中药、中成药或天然药。

（8）服药时,禁止同时饮用柚子汁。

八、临床观察、随访和实验室检查

试验方案要描述受试者参与临床试验的预期时长和具体安排,包括随访等。研究设计、流程和不同阶段同时以流程图形式表示更为简洁清楚。

（一）随访的规定

所有的患者都要定期随访,并在一定间隔时间进行各种规定的检查。

一般对每次随访可以指定一个合理的窗口期,如下次访视在第4周,可以规定访视时间为4周±2天。回访超出窗口期的患者应在盲态审核时一一讨论,以评估超出窗口期对评价的影响,确定该患者应属的分析集。

在试验方案中,应当明确地说明观察和检查的日程,每次随访应做的检查和测定也在流程表中定义清楚。

（二）实验室检查

实验室检查是临床试验疗效和安全性的评价指标,有时甚至是主要指标。如对于溶栓治疗,血液的止血和凝血指标就非常重要。此外,各种药物由肝脏代谢和肾脏排出,可能会影响肝肾功能,有些药物会引起血液学的改变。因此,实验室指标在临床研究中是十分重要的。对于所要检查的项目、测定次数都必须在试验方案中做出详细的说明。

以下是一个常用实验室检查项目的例子:

例8-3 实验室检查:

为了确认治疗期开始后实验室检查值有无变化,在治疗期开始时及治疗期结束时（或试验终止时）实施以下各项检查:

（1）血常规:红细胞数、血红蛋白、红细胞压积、白细胞数、白细胞分类、血小板数。

（2）血生化:总蛋白、白蛋白、丙氨酸转氨酶（ALT）、天冬氨酸转氨酶（AST）、谷氨酰转肽酶（GGT）、碱性磷酸酶（ALP）、乳酸脱氢酶（LDH）、总胆红素、总胆固醇、高密度脂蛋白胆固醇（HDL-C）、甘油三酯（TG）、血糖、血尿素氮（BUN）、肌酐、尿酸、Na、K、Cl、肌酸激酶（CPK）。

（3）尿常规:尿红细胞和白细胞、尿蛋白、尿糖、尿胆原、尿沉渣。

一些特定药物的试验,还需加上特定的检查。在Ⅰ期临床试验中,还必须对药代动力学的试验和分析做出详细的说明。

（三）受试者的依从性（compliance）

依从性是指患者对方案安排的服从程度，临床研究都希望患者有良好的依从性。常用的依从性评价方法是药片计数，用计算回收药片数量的方法来评价。

九、病例报告表和临床试验的各种资料

临床试验的记录不能用患者常规的病史记录，因为病史记录一般都不便于统计分析。临床试验中用于记录数据的调查表称为病例报告表。在病例报告表中，要记录患者在治疗开始时的基线情况，而且除一般的内容外，患者对药物的反应（response）是对试验结果作出评价的主要依据，因此需在方案中对观察指标的评定方法及记录作出规定。

同任何科学研究一样，临床试验所记录的各种资料必须正确、可靠。临床试验的资料一般可分为4类，即事实资料、测定资料、临床评定和患者主诉。

（一）事实资料

年龄、性别、过去治疗情况等都是事实资料。年龄和生存时间等填写采用出生日期、随机化日期和死亡日期能更客观准确，不易发生错误。许多计算机软件可以很方便地计算出准确的年龄和生存时间。

各种既往史、过去的治疗情况等以列表供选择的方法填写更为可靠。

（二）测定资料

对患者的各种测定应当精确。例如，血压的测量结果常受到各种因素的影响，如患者活动后立即测量的结果与静坐一段时间后测量的结果就会不同；有些医护人员的测量结果常高于其他人的测量结果。在临床试验中应当尽量避免类似因素的影响。

为避免观察者不同造成的偏倚，在规模不大的临床试验中尽可能指定同一个人进行检测。如果试验规模较大，如多中心试验，则必须事先进行培训以统一检测方法，或者在取得标本后，送到同一个中心进行检测。

检测的设备必须精确，如血压计要经过校正；血细胞计数吸管的误差应当控制在一定范围之内。重复测量是一种减少误差的方法。如两次血压测量值取均数，加压呼出量常取三次测量中最大的一次等。

实验室检查（如血、尿等）的质量控制有利于结果的准确性，但实验室之间的差异很难控制。因而，应当尽量由同一实验室进行测定，称为中心实验室。

由于各实验室的设备、操作规程等的不同，同一标本在不同实验室的测定结果会有所不同，各医院实验室甚至制订了不同的正常值。例如，仅在上海市，对 SGPT（丙氨酸转氨酶）的正常值标准基线就有 35U/L、40U/L、45U/L 等，从而影响了后继的统计分析和处理。一种最理想的办法是把所有患者的标本送到同一中心实验室进行检验，但在实践中则有标本运送途中的保存、费用等各种困难。

有学者以各医院实验室的正常值把所有患者数据划分为正常和异常，然后统计总的异常率。虽然这是一种简便的方法，但却损失了信息。作为安全性评价可以采用，但不宜用作

效果评价。

虚拟中心实验室也是解决这一问题的方法之一。虚拟中心实验室（virtual central laboratory，VCL）是向参加试验的实验室发放标定物（calibrator），由各实验室进行测定，然后应用统计学中的回归分析方法得到转换系数。应用这种转换系数可以将各中心的数值统一成可以合并统计的数值。这不仅解决了各实验室测定条件不同的问题，而且大大减少了标本运输等困难，节省了人力、物力。但是虚拟中心实验室的实施也有复杂的程序和严格的要求。

（三）临床评定

许多疾病情况没有客观的定量测定的方法，而是由有经验的医师作出评定。例如精神疾病几乎全由临床评定诊断。为了能使这些诊断更为客观，可以应用各种量表，如诊断抑郁症的 Hamilton 量表，智能测定用的韦氏智能量表等。

有许多临床评定在各医师之间有很大的差异。例如，Gruer（1976 年）以 1 252 份心电图请 3 位心脏科医师评定，其中 125 份被一致认为有心肌梗死，132 份则仅有 1 位或 2 位医师认为有心肌梗死。在这种情况时，应该采用更加客观的心电图分类，如 Minnesota 分类。当临床评定有困难时，可以组织几位专家成立一个评定组共同讨论来作出判定，这在不需要患者参加的情况下更好，如对 X 线片的读片。

（四）患者主诉

有些情况，如疼痛，除了靠患者的主诉之外没有其他办法来评定。这在针刺麻醉的研究中尤为突出。而患者的主诉又受到患者各种情况的影响。

临床上采用了一些相对定量的方法来评定疼痛，比如：疼痛视觉模拟评分（visual analog scale，VAS）法，画一个连续的例如长度为 10cm 的直线，一端表示不痛，另一端表示极痛，患者在此直线上标记自己疼痛的程度。还有数字评分法（numeric rating scale，NRS），它是 VAS 的一个分段数字版本，由患者选择一个最能反映他们疼痛强度的整数（0~10 的整数）。或者不用疼痛尺度，而由患者对不同的治疗方法进行比较，并提出自己认为哪种方法好，这可以用交叉设计的临床试验来评定。

以上所提出的方法仍是主观判定的方法，而这些方法都会受到患者内外环境及主观意念的影响。

十、评价指标

相应于主要及次要估计目标，评价指标也分为主要评价指标和次要评价指标。

在一个试验中可以记录每一个患者的许多指标，但用于评判疗效或安全性的主要评价指标一般为 1 个或 2 个，不宜太多。

不同时期试验的主要评价指标不同。Ⅰ期临床试验主要是评价药物的安全性。Ⅱ、Ⅲ期是评价治疗效果，如肿瘤大小的变化等。

不同目的有不同的主要评价指标。如研究抗肿瘤药物的短期疗效，可以有效率为主要评价指标；若要观察长期作用，则应以无进展生存时间、总生存时间等作为主要评价指标。除主要评价指标外，还可确定次要评价指标。如抑郁症的研究中，以 Hamilton 量表总分为主要评价指标,临床总体印象(CGI)为次要评价指标等。在 5- 单硝酸异山梨酯(IS-5-MN)防止肝硬化患者食管静脉出血的研究中,可以列出主要评价指标为 IS-5-MN 与安慰剂比较是否能延长患者在 6 个月之内不出血的时间。

短期效果良好并不能说明远期效果良好,因而主要评价指标有时要考虑到患者的长期利益。1978 年,氯贝丁酯(Clofibrate)主要研究者委员会在 *British Heart Journal* 上发表研究结果,声称 Clofibrate 有明显的降低血中胆固醇和降低心肌梗死,尤其是非致死性心肌梗死发生的作用。但 1980 年该委员会在 *Lancet* 杂志上又发表了一篇文章,以总死亡率为评价指标的随访结果报告却发现 Clofibrate 组患者全病因死亡率却高于对照组,得到了与原结果完全相反的结论。这个例子说明了选择主要评价指标的重要性。

研究中应尽量使用灵敏、客观的指标作为主要评价指标,指标的测定应统一、规范。有些观察指标在治疗中变动较大,如血压、肺功能或抑郁症的 Hamilton 指数等,在评定时更要注意准确、规范。

有些指标测定比较困难,如对祛痰药的试验,往往用痰量、痰色、痰黏度等指标。对于痰量可让患者携带小瓶,测量一定时间内的痰量,但痰色就较难准确评定,痰黏度评定则更困难。研究者应尽量使用更客观准确的指标,如用痰中酸性黏多糖纤维的比例来评价痰黏度的情况。

除了主要评价指标之外,研究中还经常包括一些次要评价指标,如其他疗效指标及不良反应指标。药物不良反应的研究也常常是研究的次要目标。也有以不良反应为主要评价指标的研究。

十一、不良事件和严重不良事件

安全性评价是临床试验评价的一个重要方面,而不良事件、不良反应和严重不良事件评价是安全性评价的主要内容。

不良事件是指受试者接受试验用药品后出现的所有不良医学事件,可以表现为症状体征、疾病或者实验室检查异常,但不一定与试验用药品有因果关系。不良反应是指临床试验中发生的任何与试验用药品可能有关的对人体有害或者非期望的反应。试验用药品与不良事件之间的因果关系至少有一个合理的可能性,即不能排除相关性。任何医学事件,如摔跤、骨折等,可能是治疗的药物造成患者眩晕后所造成的,或者与所服药物毫无关系,都属于不良事件。而只有与药物应用有因果关系的反应才是不良反应。

在临床试验中,对于是否与药物应用有因果关系是由参加临床试验的研究者来确定的。研究者根据其对不良事件的理解来判断其与所用试验药物有无因果关系,表 8-1 可供参考。

表 8-1 不良事件与试验药物的关系

	肯定有关	很可能有关	可能有关	可能无关	肯定无关
有合理的时间顺序	+	+	+	−	
已知的药物反应类型	+	+	+	−	−
停药后反应减轻或消失	+	+	±	±	−

	肯定有关	很可能有关	可能有关	可能无关	肯定无关
再次给药后反应反复出现	+	?	?	?	−
无法用受试者疾病来解释	+	+	−	±	−

+:肯定;−:否定;±:难以肯定或否定;? :不明

研究中发生严重不良事件时需在一定时间(一般为24h)内报告申办者与主要研究者,并立即报告当地药品监督部门和伦理委员会。因此方案中需要说明严重不良事件的报告方式、联系人。

方案中应对不良事件/严重不良事件与药物关系、判断方法、不良事件的严重程度、转归、后续处理等作出详细规定。有关安全性分析内容详见第十二章。

十二、数据管理

数据管理是临床试验中保证数据正确完整的重要环节,制订规范的数据管理计划有助于获得真实、准确、完整和可靠的数据。数据管理的主要内容包括数据库的建立、数据的人工检查、数据的双份输入、数据的计算机检查(包括范围和逻辑检查)、双份输入的计算机核对,以及发现错误的改正等。必要时,由稽查部门对数据进行稽查,以评定其正确性。这将在第九章中作详细介绍。

十三、统计学考虑和分析集

在临床试验方案中不可能对统计分析作出详细的说明,但对统计分析中的关键问题,如估计目标、分析数据集、基本的统计方法、α大小的设定、单侧或双侧检验以及检验的种类(优效性、等效性和非劣效性检验)等要加以说明,称为"统计学考虑(statistical consideration)"。要清晰描述主要、次要和探索性估计目标的定义,每个估计目标应包括治疗(处理)、人群、变量(终点)、伴发事件及其处理策略、群体层面汇总等属性。在进行统计分析之前还应当拟定详细的统计分析计划(statistical analysis plan,SAP),详见第十章。

根据不同研究目的明确描述分析数据集的定义。临床试验的分析数据集一般包括基于随机分组的分析数据集和安全性数据集。基于随机分组的分析数据集一般适用于人口学资料和基线特征的分析以及不同估计目标的评价。安全性数据集一般适用于安全性分析。统计分析内容将在第九章中作详细介绍。

十四、临床试验的质量控制

为了保证临床试验的质量,在临床试验中要采取许多质量控制措施。标准操作规程(standard operating procedure,SOP)、监查和稽查是保证临床试验质量的两大措施。

在临床试验中必须设立监查员(monitor)对临床试验进行监查。监查的主要目的是保证临床试验中受试者的权益得到保障,试验记录与报告的数据准确无误,保证试验遵循方案和有关法规等。

药品监督部门、申办者或合同研究组织(contract research organization,CRO)可安排不直接涉及试验的人员对试验进行相关的活动和文件的稽查（audit），以便评价试验是否按照试验方案、标准操作规程以及相关法规要求进行，试验数据是否及时、真实、准确、完整地记录。

十五、临床试验终止和结束的规定

在试验过程中，由于安全或其他原因，主要研究者与申办者协商后认为试验必须提前终止或暂停，申办者须迅速通知所有研究者。研究者则应通知受试者，并给予合适的治疗和随访，同时，还应通知伦理委员会、临床试验机构和药品监督管理部门。

如果合作研究者提前终止或暂停其所在中心的试验，应与主要研究者及申办者取得书面联络，并详细说明理由。下面是一个方案中有关终止临床试验和结束试验的标准及其处理的规定。

> 申办者了解下述情况、认为继续整个试验有困难时，将同医学专家、主要研究者就整个试验的终止进行协商：
> 发生"不可预测"的严重不良事件；
> 国内外研究报告的不良反应的发生率、发生条件等表明不宜继续试验；
> 国内外研究报告表明有可能发生癌、其他重大疾病、伤害或死亡；
> 获悉对于含有与试验药物具有相同成分的市场上销售的医药品采取了终止制造、进口或销售或进行回收、废弃等措施以防止其扩大危害的信息。

申办者终止或退出整个试验时，应将其内容和原因迅速以书面形式通知参与试验的所有研究人员、伦理委员会，以及临床试验机构和药品监督管理部门。

中心负责人收到终止或退出试验的通知时，迅速把该内容告知受试者，并采取改用其他治疗等措施以妥善进行善后处理。

申办者在完成规定的病例数并完成整个试验时，与主要研究者联系、协商，并通知中心负责人结束试验。中心负责人在试验结束后，迅速向该临床试验单位提交试验结束报告书。

十六、临床试验资料的保存

在试验结束后，研究者和申办者应当按照《药物临床试验质量管理规范》的有关规定保管本临床试验的资料，包括临床试验中的受试者编码、随机数字表及病例报告表等文件。合作研究者或研究者应保存本临床试验的资料至试验终止后一定年限，例如 5 年。申办者应保存本临床试验的资料至试验药物被批准上市后一定年限。

十七、研究成果的发表

在方案中应当对进行的临床试验的成果归属作出规定，包括研究结果的发表等。

第三节　临床试验方案的框架

图 8-2 是临床试验方案框架的例子供参考。

1. 方案封面
2. 背景
3. 研究目的
   主要目的
   次要目的
   相应的估计目标
4. 研究计划
   研究设计
   受试者入选标准
   受试者排除标准
   受试者剔除标准
   治疗计划
5. 研究药物
   用药剂量和用药方式
   药物分发方法
   药物管理时间和方法
   对照药物说明
   随机化和编盲方法
   药品包装和标签
   治疗时间
   合并用药
   合并用药过程
6. 临床检测和观测
   疗效终点
   安全终点
   检测的可靠性
   随访时间和事件的计划
   筛选，基线，治疗期，治疗后随访描述
7. 统计学方法
   数据库管理过程
   减少偏倚方法
   样本量估算
   随机化和编盲
   总的统计学考虑
   估计目标定义及伴随事件的处理策略
   脱落、提前终止及缺失数据的处理
   基线、统计参数和协变量的确定
   多重检测
   亚组分析
   期中分析
   人口学和基线特征的统计分析
   疗效数据的统计分析
   安全数据的统计分析

8. 不良事件

　　不良事件和严重不良事件

　　不良事件归因

　　不良事件发生强度

　　不良事件报告

　　实验室检测异常

9. 警告和注意事项

10. 受试者退出和终止

　　受试者退出研究

　　治疗结束

　　研究结束

11. 方案更改和方案偏离

　　方案更改

　　方案偏离

　　研究终止

12. 伦理审查和知情同意要求

　　伦理审查委员会

　　知情同意

13. 研究者责任和研究管理

　　研究药物说明书

　　病例报告表

　　实验室和其他报告

　　研究监查

　　研究注册

　　研究数据保存

　　研究者签字

　　保密性

　　研究结果发表

14. 研究流程图

15. 参考文献

16. 附件

图 8-2　临床试验方案框架举例

思考题：

1. 多中心研究中各中心的实验室检测标准不统一,有哪些解决办法?

2. 依从性常用的评价方法是什么?

3. "临床试验中可以根据患者的反应随时调整药物剂量"是否正确,为什么?

（邓　伟　宋嘉麒　王　睿　仇瑶琴）

📑 参考文献

［1］国家药品监督管理局.国家药监局　国家卫生健康委关于发布药物临床试验质量管理规范的公告（2020 年第 57 号）［EB/OL］.（2020-04-23）［2022-03-02］. https://www.nmpa.gov.cn/xxgk/ggtg/qtggtg/20200426162401243.html.

第九章

数据管理

临床试验数据管理是指对临床试验数据的采集、整理、存储、归档、检索和毁弃的全生命周期制定管理计划，并根据计划实施和监控的规范化流程。临床试验数据管理的目的是确保临床研究获得真实、准确、完整、可靠的数据，以保证临床试验数据质量和符合监管法规的要求。

数据质量是临床试验数据管理的核心，不仅会直接影响临床试验结果的可靠性与客观性，更关系到整个临床试验的结论。因此，临床试验数据管理过程中，建立完善的质量控制和质量保证体系是十分重要的。高质量的数据通常应满足以下要求：

可溯源性（attributable）：源数据系统应记录有关数据的来源，或从哪些电子源系统衍生获得。

易读性（legible）：应按当地的法规要求，选用适当的语言，并力争做到源数据的术语和定义清晰明了易读。

同步性（contemporaneous）：数据系统中的临床试验观察及其记录，应及时和尽量实时采集。

原始性（original）：应确保原始记录及其核证副本的原始性。

准确性（accurate）：应通过人员培训、仪器校正和电子系统验证等措施确保数据的准确性。

以上要求，简称为"ALCOA"原则，在此基础上加上持久性（enduring）、完整性 / 一致性（complete/consistent）、可获得性（available）即为行业推行的"ALCOA+"原则。

第一节　数据管理主要角色及职责

数据管理作为整个临床试验中的关键一环，并贯穿整个临床试验的始终。数据管理中的参与人员不仅包含数据管理团队内部的数据管理员、建库员、编码员等，还包含统计编程团队的统计师和程序员、临床运营人员如临床监查员等，研究者、申办方等在数据管理工作中扮演着至关重要的角色并承担了重要职责。合理的数据管理团队架构、明确的职责分工、紧密高效的团队配合，是保证高质量数据管理并获取高质量数据的关键。

申办者是保证临床数据质量的最终责任人，其对数据管理的整个过程的合规性有监督的责任，包括外包时对合同研究组织（CRO）相应工作的合规性和数据质量进行监督。

一、研究者在数据管理过程中的职责

研究者应确保以病例报告表（case report form, CRF）或其他形式报告给予申办者准确、完整与及时的数据，而且应保证 CRF 上的数据来自于受试者病历上的源数据，并必须对其中的任何不同给予解释。对于临床监查员、数据管理员等核查人员发送的质疑应及时回复，并对异常数据作出合理说明。

数据采集及清理完毕后，研究者应最终审核 CRF 并签字，确认 CRF 上所有数据完整、真实、准确。在数据盲态审核期间，研究者还需要从医学专业角度审核数据质量及其对有效性和安全性评价的影响，确认数据集划分并批准数据库锁定。

二、监查员在数据管理过程中的职责

源数据的错误是最常见的数据质量问题之一。监查员应从源数据的角度关注数据质量，包括对原始数据进行溯源核查，确保原始数据准确、完整、规范地记录在 CRF 中，一旦发现有遗漏、差异或者错误，及时通知研究者，并保留相应质疑记录。

监查员除了负责对源数据的核查工作，同时也是沟通申办者和研究者以及研究者和数据管理员之间的桥梁。因此，监查员需要定期去研究中心监督试验进度及 CRF 填写进度，确保数据的及时填写，避免因回忆偏倚造成数据不准确。在数据清理过程中，监查员需要协助数据管理员确保研究者根据质疑内容及方案要求进行质疑回复、澄清或是对数据进行更新，并确保回复和更新数据的准确性和可溯源性；监查员还需协助数据管理员确保质疑按时解决并关闭，数据库能按时锁定。

三、数据管理员在数据管理过程中的职责

数据管理的大部分工作是由数据管理员完成，其主要职责是参与临床试验方案的审核、CRF 设计、数据库的建立及测试、撰写数据管理计划和数据核查计划等数据管理相关文件、试验数据的数据清理、医学编码、数据盲态审核、数据库锁定等工作。纸质 CRF 研究中，数据管理员还需要负责 CRF 数据录入，以及对 CRF 进行录入前的检查。

数据管理员应负责培训研究者如何填写 CRF，同时需要与临床试验其他职能人员（包括统计人员、临床运营人员、医学人员等）进行有效沟通与紧密合作，参加临床试验启动会和研究者会议，为临床试验的开展提供数据管理方面的支持。

第二节　数据管理的工作流程

一、病例报告表设计

病例报告表是临床试验中收集、记录和保存受试者数据的载体。一份设计良好的病例报告表不仅便于研究者的填写，能收集到正确完整的数据，而且便于数据管理，能减少错误的发生。

（一）病例报告表的设计原则

1. 符合药政监管要求　我国《药物临床试验质量管理规范》和 ICH GCP 都规定应当保护受试者的隐私和其相关信息的保密性，可以用受试者代码代替受试者姓名，以保护其隐私。因此，病例报告表上不得出现受试者的姓名、住院号、身份证号等涉及隐私的信息。

2. 理解和遵循临床试验方案　为了使收集到的数据能够符合临床试验的目的，病例报告表必须按照试验方案的要求和内容来制定。因此，在制定病例报告表之前，数据管理员必须对试验方案有透彻的了解。病例报告表中许多内容是试验方案中确定的内容，如受试者入选标准和排除标准的内容就应当与试验方案中的完全相同。当然，其编写方式应当按照便于研究者阅读、填写且便于确定接受筛选者是否应当入组的方式编排。

病例报告表可由申办者或由其委托的合同研究组织编写，数据管理员负责设计，并经过生物统计专业人员、医学人员等团队人员的审核，也应征求研究者的意见。

3. 满足统计分析和试验总结报告的要求　设计病例报告表时应充分考虑统计分析的要求和试验总结报告所要呈现的信息，必须保证病例报告表完整、准确地采集所需要的所有数据。

4. 明确收集的数据指标的定义　病例报告表使用者（如研究者、临床协调员、监查员、统计师、数据管理员、医学人员等）专业背景及职责不同，病例报告表应尽可能采用标准化、选择模式收集数据，并尽可能实现用计算机程序来量化和衍生数据结果。举例如下：

（1）衍生数据或日期应尽可能收集原始数据，并通过计算公式衍生而来。该操作可避免数据评价者的计算错误，降低可能的数据错误质疑率。比如受试者年龄可通过其出生日期和知情同意书签署日期计算获得；体重指数（BMI）可通过其身高及体重计算获得。

（2）尽量采用选择式问卷，避免设计开放式的文本类信息，以便于数据管理和统计分析。开放式的内容要经过人工分类编码后才能进行数据管理和统计分析。如腹部超声检查结果设计为固定选项，包括"正常""异常有临床意义""异常无临床意义"，如有异常结果再进行具体描述。

5. 内容全面完整，简明扼要　按照 GCP 要求，在统计分析中发现有遗漏、未用或多余的数据要加以说明，因此病例报告表应当只包括与研究目的有关的信息，避免收集不必要的信息，尽量减少重复信息和交互检查。常见 CRF 语句设计原则包括但不限于：①问句尽可能简短，只要足够清晰，短句也可以；②宜用肯定式问句，避免采用否定式问句；③避免双重否定，尽可能采用简单肯定句来提出问题，以防让人误解；④尽量将复合问句拆分成系列单句，便于更清楚问题的中心和层次。

6. 便于使用者填写和录入　应当从使用者的各种需求角度去考虑和设计数据采集表格。其格式和顺序编排要合理，符合医疗业务习惯和临床试验流程，便于研究者填写；其页面设计应布局清晰，便于研究者填写和监查员 / 数据管理员等核查。

（二）病例报告表的内容

如前所述，试验方案是进行整个临床试验的计划。为了使收集到的数据能够符合临床试验的目的，病例报告表的内容及其组织都必须按照试验方案的要求来制定。下面对病例报告表的内容进行说明。这一节中将举出一些例子进行具体说明，但不一定是某一临床试验完整的例子,因为每一个临床试验的病例报告表都会根据其特点而有所不同。

1. 病例报告表基本结构 病例报告表包括封面和各个数据收集表格。根据研究目的,数据收集表格包括药物安全性相关表格和有效性相关表格,其中安全性相关表格一般用作安全性分析,收集内容相对固定,包括既往病史、体格检查、实验室检查、心电图检查、不良事件、合并用药等;有效性相关表格会根据研究方案的不同目的,收集内容具有特异性,设计此类表格时需依照方案的疗效指标进行合理设计。

2. 病例报告表具体内容

(1)病例报告表的封面:病例报告表的封面应当有研究题目、研究机构名称、病例报告表版本信息和受试者编号等内容。举例如图 9-1 所示:

×××× 临床试验

病例报告表

版本号: V

版本日期: YYYY-MM-DD

研究机构编号及名称	|＿|＿| —————————————
研究者姓名	—————————————
受试者编号	|＿|＿|＿|
受试者姓名首字母缩写（大写）	|＿|＿|＿|＿|＿|

图 9-1 病例报告表封面举例

(2)受试者人口学信息:一般包括受试者的年龄、性别、民族、出生日期等。具体如表 9-1 所示。

表 9-1 人口学信息

出生日期	|＿|＿|＿|＿| 年 |＿|＿| 月 |＿|＿| 日
年龄	|＿|＿| 岁
性别	□ 男 □ 女
民族	□ 汉族 □ 其他,请描述＿＿＿＿＿＿＿＿＿

（3）受试者病史：一般包括受试者的既往病史和伴随疾病（包括疾病名称、开始日期、结束日期或是否继续等）。具体如表 9-2 所示。

表 9-2 既往病史

受试者是否有任何既往疾病史				□ 是 □ 否	
序号	疾病名称	开始日期	目前是否持续	结束日期	
		|__|__|__|__|年 |__|__|月 |__|__|日	□ 是 □ 否	|__|__|__|__|年 |__|__|月 |__|__|日	
		|__|__|__|__|年 |__|__|月 |__|__|日	□ 是 □ 否	|__|__|__|__|年 |__|__|月 |__|__|日	
		|__|__|__|__|年 |__|__|月 |__|__|日	□ 是 □ 否	|__|__|__|__|年 |__|__|月 |__|__|日	
		|__|__|__|__|年 |__|__|月 |__|__|日	□ 是 □ 否	|__|__|__|__|年 |__|__|月 |__|__|日	

（4）入选及排除标准：入选及排除标准是临床试验中非常重要且在试验方案中有明确说明的部分，只有当入选标准全部为"是"而排除标准全部为"否"时才可以入组。如表 9-3 所示（该表格不代表某种疾病的入选和排除标准，仅供参考）。从中可以看到，签署知情同意书是入选的标准之一。

表 9-3 入选 / 排除标准（一）

评估日期	|__|__|__|__|年 |__|__|月 |__|__|日
方案版本号	
入选标准	
年满 18 岁且不到 61 岁	□ 是 □ 否
至少 1 个月的该病典型病史	□ 是 □ 否
已签署知情同意书	□ 是 □ 否
排除标准	
近 6 个月内发生过心肌梗死	□ 是 □ 否
有症状的充血性心力衰竭，NYHA 分级 Ⅲ~Ⅳ 级	□ 是 □ 否
患有周围动脉阻塞性疾病或其他限制进行运动负荷试验的疾病	□ 是 □ 否
患有需要治疗的心律失常（如室性心动过速、三度房室传导阻滞、房颤等）	□ 是 □ 否
高血压：SBP>170mmHg 或 DBP>100mmHg，或低血压：SBP<100mmHg 或 DBP<60mmHg	□ 是 □ 否
妊娠期和哺乳期妇女	□ 是 □ 否
糖尿病，测定空腹血糖 >160mg/dL（8.88mmol/L）	□ 是 □ 否
肝功能异常：按当地实验室测定标准，肝功能指标（如丙氨酸转氨酶、天冬氨酸转氨酶、胆红素等）测定值超过正常上限的 1.5 倍	□ 是 □ 否
肾功能异常：按当地实验室测定标准，肾功能指标（如血清肌酐）测定值超过正常上限的 1.5 倍	□ 是 □ 否

续表

最近 3 个月参加过其他临床试验	□ 是　□ 否
不具有行为能力或行为能力受到限制	□ 是　□ 否
研究者认为有不适合参加该试验的任何其他情况	□ 是　□ 否

NYHA 分级:美国纽约心脏病协会心功能分级

有时,为避免因方案修订而引起的 CRF 修订,入选 / 排除标准也可按以下方式设计,见表 9-4。

表 9-4　入选 / 排除标准(二)

评估日期	|_|_|_|_|年 |_|_|月 |_|_|日
方案版本号	
受试者是否依照方案符合入选和不符合排除标准?	□ 是 □ 否
违背的标准种类 *	标准编号
○ 入选标准　○ 排除标准	
○ 入选标准　○ 排除标准	
○ 入选标准　○ 排除标准	

*"违背标准种类"和"标准编号"为可添加行

(5)体格检查和生命体征等安全性指标:生命体征检查通常包括血压、呼吸、脉搏、体温指标;体格检查通常包括各系统的检查,检查结果以"正常""异常有临床意义""异常无临床意义"记录,如有异常结果再进行具体描述。对于心脑血管疾病的药物,还常有关于心电图检查的记录等。具体如表 9-5~ 表 9-7 所示。

表 9-5　生命体征

是否检查			□ 是　□ 否			
检测日期			|_|_|_|_|年 |_|_|月 |_|_|日			
检测项目	检查结果	单位	临床评估			
收缩压	|_|_|_|	mmHg	□ 正常	□ 异常无临床意义	□ 异常有临床意义	□ 未查
舒张压	|_|_|_|	mmHg	□ 正常	□ 异常无临床意义	□ 异常有临床意义	□ 未查
呼吸	|_|_|_|	次 /min	□ 正常	□ 异常无临床意义	□ 异常有临床意义	□ 未查
脉搏	|_|_|_|	次 /min	□ 正常	□ 异常无临床意义	□ 异常有临床意义	□ 未查
体温	|_|_|.|_|	℃	□ 正常	□ 异常无临床意义	□ 异常有临床意义	□ 未查

表 9-6　体格检查

是否检查	□ 是　□ 否
检查日期	|_|_|_|_|年 |_|_|月 |_|_|日

检查项目	检查结果				异常描述
一般情况	□ 正常	□ 异常无临床意义	□ 异常有临床意义	□ 未查	
皮肤 / 黏膜	□ 正常	□ 异常无临床意义	□ 异常有临床意义	□ 未查	
淋巴结	□ 正常	□ 异常无临床意义	□ 异常有临床意义	□ 未查	
头部	□ 正常	□ 异常无临床意义	□ 异常有临床意义	□ 未查	
颈部	□ 正常	□ 异常无临床意义	□ 异常有临床意义	□ 未查	
胸部	□ 正常	□ 异常无临床意义	□ 异常有临床意义	□ 未查	
腹部	□ 正常	□ 异常无临床意义	□ 异常有临床意义	□ 未查	
脊柱及四肢	□ 正常	□ 异常无临床意义	□ 异常有临床意义	□ 未查	

表 9-7 心电图

是否检查	□ 是　□ 否
检查日期	|＿|＿|＿|＿| 年 |＿|＿| 月 |＿|＿| 日
检查项目	结果
心率	|＿|＿|＿| 次 /min
QRS 时长	|＿|＿|＿| ms
PR 间期	|＿|＿|＿| ms
QT 间期	|＿|＿|＿| ms
QTc 间期	|＿|＿|＿| ms
临床评估	□ 正常　□ 异常无临床意义　□ 异常有临床意义
如异常,请描述	

（6）试验用药服用记录:在临床试验中需要获知和统计试验药物服用情况,受试者试验用药情况对疗效指标分析具有重要影响。通常采用试验用药记录表收集用药情况,收集内容如表9-8所示。

表 9-8 试验用药记录

是否服用试验用药品	□ 是　□ 否
服药日期	|＿|＿|＿|＿| 年 |＿|＿| 月 |＿|＿| 日
服药时间	|＿|＿| 时 |＿|＿| 分 |＿|＿| 秒
种类	□ 受试制剂(T)　□ 参比制剂(R)
用量	|＿| ＜片＞
服药过程异常备注	

部分临床试验用药是发放给受试者,受试者根据研究者医嘱自行服用,此种情况可采用试验用药发放和回收表收集用药情况,从而计算受试者用药依从性。如表9-9所示。

表 9-9　试验用药发放和回收

发放日期	l_l_l_l_l 年 l_l_l 月 l_l_l 日
数量	
单位	
是否回收	□ 是　□ 否
回收日期	l_l_l_l_l 年 l_l_l 月 l_l_l 日
数量	
单位	
实际服药数量	
实际服药单位	
备注	

（7）实验室检查:实验室检查的内容设计在各种试验中比较类似。具体如表 9-10 所示。

表 9-10　实验室检查

指标	结果	单位	临床意义判定
血常规		检查日期:l_l_l_l_l/l_l_l/l_l_l	
RBC（血红细胞）		10^{12}/L	□ 1　□ 2　□ 3　□ 4
HGB（血红蛋白）		g/L	□ 1　□ 2　□ 3　□ 4
WBC（血白细胞）		10^{9}/L	□ 1　□ 2　□ 3　□ 4
PLT（血小板）		10^{9}/L	□ 1　□ 2　□ 3　□ 4
尿常规		检查日期:l_l_l_l_l/l_l_l/l_l_l	
LEU（白细胞）		—	□ 1　□ 2　□ 3　□ 4
ERY（红细胞）		—	□ 1　□ 2　□ 3　□ 4
PRO（蛋白）		—	□ 1　□ 2　□ 3　□ 4
粪便常规 + 潜血		检查日期:l_l_l_l_l/l_l_l/l_l_l	
粪便常规 + 潜血		—	□ 1　□ 2　□ 3　□ 4
血生化检查		检查日期:l_l_l_l_l/l_l_l/l_l_l	
ALT（丙氨酸转氨酶）		IU/L	□ 1　□ 2　□ 3　□ 4
AST（天冬氨酸转氨酶）		IU/L	□ 1　□ 2　□ 3　□ 4
TBil（总胆红素）		μmol/L	□ 1　□ 2　□ 3　□ 4
γGTP（谷氨酰转移酶）		IU/L	□ 1　□ 2　□ 3　□ 4
ALP（碱性磷酸酶）		IU/L	□ 1　□ 2　□ 3　□ 4
TP（总蛋白）		g/L	□ 1　□ 2　□ 3　□ 4
BUN（尿素氮）		mmol/L	□ 1　□ 2　□ 3　□ 4
Cr（肌酐）		μmol/L	□ 1　□ 2　□ 3　□ 4

临床意义判定:1,正常;2,异常但无临床意义;3,异常且有临床意义;4,未查

由于各个中心的实验室仪器设备和操作规程都会有所不同,同一份标本在各个实验室检验的结果可能不同,其正常值的范围也常不相同。因此,采用实验室指标进行疗效评价时,不同中心的检测结果不能简单合并或比较,比较理想的方法是使用中心实验室,但实践中还需考虑操作性及试验成本。根据实验室结果进行安全性评价时,可以根据各个中心的参考值,判断标本是否正常来进行统计。当然把定量数据变为定性数据会损失信息,但把不同中心的定量数据一起作统计是不正确的。中心实验室检测的结果可以设计为直接填于 CRF,也可以单独统一收集并传输给数据管理部门。

(8)不良事件表:访视流程内数据采集表格是按访视流程安排的,以便于填写。但对于不良事件、合并用药等表格,则不需要每个访视都设计,可以集中放在病例报告表的后面部分。当随访发生时就填写在后面相应的表格上。下面是一份不良事件表的示例,见表 9-11:

表 9-11 不良事件

试验期间有无不良事件:□ 有　□ 无

不良事件名称			
开始日期和时间	|__|__|__|年 |__|月 |__|日 |__|时 |__|分	|__|__|__|年 |__|月 |__|日 |__|时 |__|分	|__|__|__|年 |__|月 |__|日 |__|时 |__|分
不良事件的严重程度	□ 轻度□ 中度□ 重度	□ 轻度□ 中度□ 重度	□ 轻度□ 中度□ 重度
采取其他措施	□ 药物治疗 □ 非药物治疗 □ 未采取措施	□ 药物治疗 □ 非药物治疗 □ 未采取措施	□ 药物治疗 □ 非药物治疗 □ 未采取措施
对试验用药品采取的措施	□ 剂量不变 □ 增加剂量 □ 减小剂量 □ 暂停用药 □ 永久停药 □ 研究结束	□ 剂量不变 □ 增加剂量 □ 减小剂量 □ 暂停用药 □ 永久停药 □ 研究结束	□ 剂量不变 □ 增加剂量 □ 减小剂量 □ 暂停用药 □ 永久停药 □ 研究结束
与试验用药品的关系	□ 肯定有关 □ 很可能有关 □ 可能有关 □ 可能无关 □ 肯定无关	□ 肯定有关 □ 很可能有关 □ 可能有关 □ 可能无关 □ 肯定无关	□ 肯定有关 □ 很可能有关 □ 可能有关 □ 可能无关 □ 肯定无关
是否符合严重不良事件定义	□ 是　□ 否	□ 是　□ 否	□ 是　□ 否
在不良事件终止或研究结束时填写以下部分			
不良事件的结局	□ 死亡 □ 已康复 / 已解决 □ 虽康复 / 解决,但有后遗症 □ 康复 / 解决中 □ 持续 □ 未知	□ 死亡 □ 已康复 / 已解决 □ 虽康复 / 解决,但有后遗症 □ 康复 / 解决中 □ 持续 □ 未知	□ 死亡 □ 已康复 / 已解决 □ 虽康复 / 解决,但有后遗症 □ 康复 / 解决中 □ 持续 □ 未知

续表

结束日期和时间	|_|_|_|_|年 |_|_|月 |_|_|日 |_|_|时 |_|_|分	|_|_|_|_|年 |_|_|月 |_|_|日 |_|_|时 |_|_|分	|_|_|_|_|年 |_|_|月 |_|_|日 |_|_|时 |_|_|分
受试者是否因此不良事件而退出试验	□ 是　□ 否	□ 是　□ 否	□ 是　□ 否

（9）合并用药表：合并用药是指除了试验用药之外的其他药物。这一张表主要用于判断有无违反合并用药的规定，因而比较重要。在填写合并用药表时，一行内只能填写一种剂型和使用方法。同一种药物如果在使用上发生任何改变，也应记录在另一行，并填写起止日期。示例见表 9-12。

表 9-12　合并用药表

试验期间有无合并用药：□ 有　□ 无

	药物名称（通用名）	每日剂量	给药途径	用药原因	开始日期	结束日期	持续
1			□ 口服 □ 肌内注射 □ 静脉滴注 □ 静脉推注 □ 其他___	□ 既往疾病（病史编号___） □ 不良事件（不良事件序号___） □ 其他（___）	|_|_|_|_|年 |_|_|月 |_|_|日	|_|_|_|_|年 |_|_|月 |_|_|日	□
2			□ 口服 □ 肌内注射 □ 静脉滴注 □ 静脉推注 □ 其他___	□ 既往疾病（病史编号___） □ 不良事件（不良事件序号___） □ 其他（___）	|_|_|_|_|年 |_|_|月 |_|_|日	|_|_|_|_|年 |_|_|月 |_|_|日	□
3			□ 口服 □ 肌内注射 □ 静脉滴注 □ 静脉推注 □ 其他___	□ 既往疾病（病史编号___） □ 不良事件（不良事件序号___） □ 其他（___）	|_|_|_|_|年 |_|_|月 |_|_|日	|_|_|_|_|年 |_|_|月 |_|_|日	□
4			□ 口服 □ 肌内注射 □ 静脉滴注 □ 静脉推注 □ 其他___	□ 既往疾病（病史编号___） □ 不良事件（不良事件序号___） □ 其他（___）	|_|_|_|_|年 |_|_|月 |_|_|日	|_|_|_|_|年 |_|_|月 |_|_|日	□

（10）疗效评价表：临床试验疗效评价可能是通过实验室检查、量表等综合指标进行评价，可能是评价某些事件发生率（如不良事件发生率、死亡率），也可能是专门的疗效评价指标（如肿瘤疗效评价）。无论哪种评价方式，CRF 中疗效评价相关表单收集的数据点均应涵盖试验方案中统计分析需要的所有疗效指标（包括主要指标、次要指标等）。

（11）研究总结：完成试验时应当收集完成试验的日期。如果是中途提前终止的受试者，则需收集提前终止理由(包括受试者主动退出或由研究者决定等)及提前终止日期等内容。举例如图 9-2。

完成或提前终止试验表

受试者是否完成试验?

是 □　完成日期: _____

否 □　提前终止日期: _____

试验提前终止的主要原因　□ 1. 失访

□ 2. 不良事件

□ 3. 受试者撤销知情同意

□ 4. 违反入排标准

□ 5. 其他违反研究方案

□ 6. 疗效不好

□ 7. 其他原因, 请注明 _____

图 9-2　研究总结举例

二、数据库建立与测试

数据库是计算机存储设备上合理存放的相互关联的数据集合。用数据库管理系统可以建立数据文件的数据结构,存储、插入、修改和检索数据,也可以把数据库中的数据文件转换成所需要的格式,为其他统计分析软件(如 SAS 等)所应用。

建立数据库首先要撰写数据库结构文件,数据库建立人员根据 CRF 和/或数据库结构文件进行数据库建立,包括 CRF 录入界面、逻辑核查程序等。建立 CRF 录入界面时应充分考虑方案的要求,符合临床操作的次序、数据录入的便利及统计分析的要求,尽可能减少数据录入中错误的发生,并保证其完整、正确和规范。

数据库建立后,需经过测试运行正常后才能正式使用,以便确认数据库设置准确且符合项目要求。数据库的测试通常使用模拟数据进行,经过检测合格的数据库应提交用户验收测试报告。但是无论数据库的测试多么全面,在数据库进入生产环境后,还是有可能发生数据库的修订。数据库在生产环境下的任何修订均应在严格的变更控制下,记录并保存修改前后的数据库结构文件,并再次通过用户验收测试。

数据库的建立很大程度上取决于所选择使用的数据管理系统。所以,选择数据管理系统应当充分考虑数据管理人员设置、操作流程,以及数据管理人员的经验。就建立临床研究数据库来说,准确地储存和导出数据是对数据管理系统的最基本要求。此外,建立数据库需要综合考虑的其他因素有:

(1)符合研究方案的流程,易于数据的录入。

(2)数据导出的样式全面且内容完整,易于统计分析并满足统计师或程序员的要求。

(3)数据在系统内可进行较为完整的检查,以及时发现"问题"数据。

（4）符合数据库理论。

（5）符合数据库应用软件的要求。

三、数据录入

数据录入的基本要求是准确性,数据录入的指导原则是"看见什么就录入什么"。数据录入流程因研究项目要求不同而有所区别,一般使用的数据录入流程包括:采用电子数据采集(electronic data capture,EDC)方式录入、双人双份录入、带手工复查的单人单次录入。

近年来,越来越多的临床研究采用 EDC 方式录入数据,即由研究者或其授权的临床协调员直接在 EDC 中录入数据,经过监查员、数据管理员等核查后,在 EDC 系统中直接进行研究者签字流程。研究者在 EDC 系统正式录入数据前,可以在模拟环境中预先进行填写练习,熟悉 EDC 系统操作方法,掌握电子病例报告表(eCRF)填写要点后再进行正式数据填写,这样可以大大减少数据填写错误的发生,提高准确率。

双人双份录入为两人独立录入相同的数据,分别存储在数据库中,双份录入产生的差异需经过验证。双份录入比对是降低录入错误率的有效方法。单人单次录入后应进行审核,第二个人应对照 CRF 检查录入的数据,多见于文本型的处理。

四、数据核查与质疑跟踪

数据核查是数据管理的重要组成部分,是数据质量的保证,主要工作是检查 CRF 填写质量,检查数据的有效性、完整性、逻辑性以及方案的依从性等。

按照被核查数据的内容,数据核查可分为源数据的监查、数据库的核查(包括逻辑检验),以及汇总统计。源数据核查主要是监查员检查源数据文件与 CRF 数据的差异,从而发现错误;数据库的核查(包括逻辑检验)是指对数据库数据进行检查,主要包括数据格式、完整性、一致性和合理性的检查;汇总统计是通过制作图表的汇总数据进行核查以发现潜在的数据问题。

临床研究数据的任何问题,数据核查人员可通过发出数据澄清表(DCF)或在 EDC 系统发出质疑,向研究机构或第三方核实以解决数据的疑问。数据疑问由研究者或第三方相关人员逐一回答。

为保证数据质量,数据录入完成并清理干净时可对数据进行质量评估。评估数据质量最常用的方法是计算错误数据的发生率,即错误率。错误率 = 发现的错误数 / 所检查的数据项总和。数据质量评估常规操作如下:对于 CRF 中关键指标,将对数据库进行 100% 的复查,与 CRF 和 / 或疑问表进行核对,发现的所有错误将被更正。对于非关键指标,如果总病例数大于 100,将随机抽取 10% 的病例进行复查;如果小于 100 例,则抽取总病例数平方根的病例进行复查。将数据库与 CRF 和 / 或疑问表进行核对,如错误率超过可接受的标准,将进行 100% 核对。

五、医学编码

为方便数据处理和统计分析,搜集的文字性临床资料往往需要经过编码,以便汇总、分类与报告。临床研究中,需要进行编码的最常用的文字类数据项有:①不良事件的名称;②疾病诊断的名称;③病史资料;④药物的禁忌证和适应证;⑤药物的名称。

对于不良事件的编码,各国曾有过不同的编码字典,如欧洲国家大多使用世界卫生组织不良反应术语集(WHO adverse reaction terminology,WHO-ART),美国则使用 FDA 编撰的不良反应术语同义词库编码符号(coding symbols for a thesaurus of adverse reaction terms,COSTART),日本使用自己制定的不良反应术语集(Japanese adverse reaction terminology,J-ART)等。

但是,这些词典收录的词条有限且不能满足医药管理的特殊性,更为重要的是,多个词典的应用不利于区域或国家间的学术交流,并给数据的转换、检索和分析带来诸多问题。意识到上述种种问题,1994 年 10 月 ICH 指导委员会成立了医学术语工作组(Medical Terminology,MI)专家工作组(Expert Working Group focused on a Medical Terminology for regulatory purposes),着手编撰一个以医药管理为目的的国际医学用语词典(MedDRA)。MedDRA 是在英国医药管理局(Medicine Control Agency,MCA)制定的医药术语词典 MedDRA1.0(Medical Dictionary for Drug Regulatory Affairs)的基础上编撰的。MedDRA 是经临床核实的国际医学术语集,被 ICH 所在国的监管机构和生物制药公司用于上市前和上市后的不良事件的监管报告。

MedDRA 的适用范围见表 9-13。

表 9-13　MedDRA 的适用范围

MedDRA 适用于	MedDRA 不适用于
疾病	受试者的人口统计学信息,如性别、年龄、人种等
诊断	药品制剂名称
症状与体征	医疗器械的名称
治疗指征,适应证的名称	试验设计的名称
临床检查及其定性结果	表示程度的修饰语
内外科的处理	计量检查结果
病史与社会史	
家族史	

世界卫生组织药物词典(WHO Drug Dictionary,WHO DD)是药物编码的最重要词典,其目的就是对临床研究中的药物信息、上市后的药物监测报告,以及其他来源的药物信息进行分类编码和分析报告。

WHO DD 收集来自 90 多个国家药品的专有和通用名称,其中包括处方药、非处方药、药剂师配发的药品等。疫苗、血制品、诊断用品和造影剂等亦包括在内。

为了满足不同用户的需求,WHO DD 已经开发出不同类型的词典:①世卫组织药物词典 -WHO Drug Dictionary(WHO-DD);②世卫组织药物词典(加强版)-WHO Drug Dictionary Enhanced(WHO-DD Enhanced);③世卫组织草药词典 -WHO Herbal Dictionary(WHO-HD)。

目前,MedDRA 和 WHO DD 都开发出中文版的词典。

六、数据盲态审核

数据盲态审核是对临床试验数据进行最终的核查和质量评估,通常在数据清理结束后、第一次揭盲前进行。数据盲态审核的核心内容是审核试验数据和确定统计分析计划,具体内容包括对数据管理流程的确认、全部入组受试者的确认、试验盲态维持与随机完整性的确认、全部数据(包括脱落病例、数据缺失、离群值、入排标准、方案偏离、合并用药、安全性数据等)的确认,以及对统计分析人群划分的确认等。

七、数据库锁定

数据库锁定是指数据库只具有浏览权限,不再具有可以被修改权限的过程和状态。数据库锁定分为中期锁定和最终锁定,锁定之后的数据将提供可用于临床试验最终统计分析的稳定数据集。

一般认为,锁定后的数据是准确可靠、没有错误的。但有些时候,在数据库锁定之后,依然会发现数据错误,如何处理这些错误需要综合考虑,并不是所有的数据错误均需要在数据库纠正。如果这些错误严重地影响药物的有效性、安全性分析以及试验结论,可以解锁数据库并在数据库中纠正数据。在数据错误被纠正之后,再重新锁定数据库。数据库的锁定、解锁和再锁定都需要有标准操作程序支持、文档记录并最终归档。

第三节 数据管理的关键文件

一、病例报告表

病例报告表(CRF)是指按照试验方案要求设计,向申办者报告的记录受试者相关信息的纸质或者电子文件。在 ICH GCP 中,CRF 被定义为"一种印刷的、光学的或电子的文件,设计用于记录方案要求的每一个受试者的报告给申办方的所有信息。"临床试验中,CRF 包括纸质 CRF 和电子 CRF 两种形式。

二、数据管理计划

数据管理计划(Data Management Plan,DMP)是由数据管理人员依据临床试验方案书写的一份动态文件,它详细、全面地规定并记录某一特定临床试验的数据管理任务,包括人员角色、工作内容、操作规范等。数据管理计划应在试验方案确定之后开始制定,第一位受试者筛选之前完成首次定稿,经批准后方可执行。在项目执行过程中,通常数据管理计划需要根据实际操作及时更新与修订。

数据管理计划应全面且详细地描述数据管理流程、数据采集与管理所使用的系统、数据管理各步骤及任务,以及数据管理的质量保障措施。其基本内容包括:

①试验概述:应简要描述临床试验方案中与数据管理相关的内容,一般包括研究目的和总体设计。②数据管理流程及数据流程:应描述数据管理的工作流程以及临床试验数据的流程,明确各环节的管理。如需要,可采用图示方式。③数据采集/管理系统:应列出采集临床试验数据的方法,如纸质或电子的病例报告表、采用的数据采集/管理系统的名称及版本。描述系统用户的权限控制计划,或者以附件形式提供相应信息,包含权限定义、分配、监控及防止未经授权操作的措施或方法、权限撤销等。数据采集/管理系统应具备稽查轨迹、系统安全管理、权限控制及数据备份等功能,并通过完整的系统验证。电子数据采集/管理

系统应同时具备除了上述功能之外的电子签名功能。④数据管理步骤与任务:主要包括病例报告表及数据库的设计、数据采集、数据核查、医学编码、外部数据管理、电子源数据管理、数据审核与数据库锁定、数据导出及传输、数据及数据管理文件的归档要求等。⑤质量控制:需确定数据及数据管理操作过程的质控项目、质控方式(如质控频率、样本选取方式及样本量等)、质量要求及达标标准、对未达到预期质量标准的补救措施等。

三、数据核查计划

数据核查计划(Data Validation Plan,DVP)也称逻辑核查计划,是由数据管理员为检查数据的逻辑性,依据临床试验方案以及系统功能而撰写的系统设置文件。数据核查计划在临床试验中是一个动态文件,当数据管理员根据数据核查计划进行数据库的核查编程,或数据管理人员执行数据核查时,可能会存在发现数据核查计划设计的不合理之处,此时应对数据核查计划进行更新。数据核查计划主要用于临床试验数据管理的数据核查,其对发现无效、不完整、不一致等异常数据十分重要。

第四节 电子数据采集

临床研究中数据采集主要有纸质数据采集和电子数据采集两种方式,随着互联网技术的发展,电子数据采集在临床研究中越来越普及。本节简单介绍电子数据采集的工具和应用。

一、电子数据采集工具

电子数据采集(electronic data capture,EDC)是一种基于计算机网络的用于临床试验数据采集的技术,通过软件、硬件、SOP 和人员配置的有机结合,以电子化的形式直接采集和传递临床数据。

根据数据采集的路径,电子数据采集可分为需要数据填写的 eCRF 和电子对接抓取。采用电子对接抓取方式采集数据时,不需研究者填写 eCRF,试验数据从其他电子系统直接导入 EDC 系统,减少了人工填写而导致的错误,进一步提高了数据质量。

临床试验有时需要获取受试者直接报告,而不是由专业研究人员根据受试者的描述或客观检查得来的结果,这样的结果数据称之为患者报告结局(patient-reported outcome,PRO)。电子化患者报告结局(electronic patient-reported outcome,ePRO)是以电子化形式记录 PRO数据。常用的 ePRO 工具包括:手持设备(主要有个人电子助理、智能手机或其他手持电子记录设备等)、网页调查问卷、交互式语言应答系统等。

二、电子数据采集的应用

近年来,电子数据采集在临床试验中应用越来越广泛。其中,常见于以下几种情况:①临床实验室数据以电子化方式传送给申办者,并直接载入数据库,而不是人工录入;②受试者数据直接经仪器收集,如受试者的动态血压监测(ambulatory blood pressure monitoring,ABPM);③受试者直接记录于电子设备(如电子日记)的信息;④研究者或者研究助理将受试者的信息直接录入到计算机,而不是先记录在纸上;⑤研究者或者研究助理先将受试者的信息记录在纸上,然后在研究现场,再将其录入计算机,并传送给申办者或其委托的 CRO,而不是手工填写在病例报告表中。

第五节 数据标准化递交

临床试验数据是申办者向监管机构递交的重要资料之一,规范地收集、整理、分析和呈现试验数据对于提高临床研发效率和质量、缩短审评时间具有重要作用。申办者递交的试验数据若不遵循一定的规范,熟悉和整理数据结构及内容将占用大量的审评资源。随着监管机构对数据标准要求越来越高,CDISC 标准已经越来越得到业内的认可和广泛使用,成为临床试验数据的"通用语言"。本节围绕 CDISC 标准及数据标准化递交进行简单介绍。

一、CDISC 标准

CDISC 的全称是临床数据交换标准协会(Clinical Data Interchange Standards Consortium),是一个成立于 1997 年的全球的、开放的、多学科的非营利组织。它的主要工作目标是开发和支持全球性、跨平台、跨研究的统一数据标准,方便临床研究数据的互通互联和分享,优化和完善包括试验设计、数据采集、统计分析、数据交换和递交等在内的一系列标准。CDISC于 2000 年发布第一个模型,经过 20 余年的发展,目前已经得到了很多国家监管部门的认可。美国 FDA 强制要求自 2016 年 12 月 17 日之后符合电子递交的项目必须使用 CDISC 标准,日本医药品医疗器械综合机构强制采用 CDISC 标准的起始期限是 2020 年 3 月 31 日,欧洲药品管理局和我国国家药品监督管理局也在 2013 年发布了相应的意见征求稿或者规划。

CDISC 的主要核心标准见表 9-14,其中研究数据列表模型(SDTM)、分析数据模型(ADaM)、临床数据获取的协调标准(CDASH)是目前应用最为广泛的 3 个 CDISC 标准。SDTM 将不同来源的临床试验数据汇总为 SDTM 数据集,数据可以按照内容归类为通用、研究设计、特殊用途、关系呈述等,通用类型又能细分为干预类(如伴随用药)、事件类(如不良事件)和发现类(如实验室检查)。ADaM 数据来源于 SDTM,它详细阐明了创建分析数据集和相关元数据时遵循的基本原则和标准,不但能够支持临床试验统计分析结果高效生成、复制和审查,还可以保证分析结果、分析数据和 SDTM 数据之间的透明性和可溯源性。CDASH根据 SDTM 的结构,建立了一种描述基础数据采集域和 CRF 相关变量、指南和操作方案的规范标准,CDASH 和 SDTM 的结合能够辅助数据管理员设计更加符合研究方案要求的标准CRF 和注释 CRF。

表 9-14 CDISC 的主要核心标准

标准	描述
研究数据列表模型(SDTM)	有关临床研究病例报告表数据标准,用于向监管部门递交的内容标准
分析数据模型(ADaM)	有关分析数据集及元数据的基本原则和标准,用于向监管部门递交的内容标准
XML 技术(ODM、Define-XML 与 Dataset-XML)	操作数据模型(ODM)是基于 XML 概要描述如何遵循监管要求获取、交换和归档临床数据和元数据。Define-XML 是基于 ODM 的描述研究数据集的元数据标准。Dataset-XML 是基于 ODM 的描述研究数据集的 XML Schema 说明

标准	描述
受控术语集（CT）	支持 CDISC 模型/标准所涉及的标准词汇和编码集
临床数据获取的协调标准（CDASH）	用于病例报告表中基础数据收集字段的内容标准
实验室数据模型（LAB）	描述临床实验室和研究申办者/CRO 间关于临床实验室数据的获取与交换的内容标准说明细则
非临床数据交换标准（SEND）	描述临床前研究数据的内容标准
方案呈现模型（PR）	基于 BRIDG 模型来描述临床研究方案元素和关系的工具
治疗领域数据标准（TA）	为目标治疗领域确定的一套有关概念和研究终点等的标准,以提高语义的理解,支持数据共享,便于全球注册递交。如阿尔茨海默病、心血管病、糖尿病等
治疗领域（TA）	对基础标准的扩展,为特定疾病领域确定概念和研究终点,并转化成 CDISC 标准。目前的疾病领域共计 48 个,且逐年增加

二、临床试验数据标准化递交

在我国,临床试验数据标准化尚处于起步阶段。在 2020 年 7 月,国家药品监督管理局药品审评中心发布的《药物临床试验数据递交指导原则(试行)》对临床试验数据递交的内容及格式提出了具体要求,指导申办方规范递交临床试验数据及相关资料,鼓励申办方以临床数据交换标准协会标准递交临床试验数据及相关的申报资料。该指导原则指出,临床试验数据相关的申报资料通常包括原始数据库及其相应的数据说明文件、分析数据库及其相应的说明文件、数据审阅说明、程序代码和注释病例报告表(annotated case report form,aCRF)。

在采用电子通用技术文档(electronic common technical document,eCTD)申报时,所有文档、试验数据和相关支持性文件需要按照指定的文件夹结构进行整理。所有递交的文件都应该在正确的文件夹内,并使用适当的研究标签文件(study tagging file,STF)进行标识。STF和文件夹结构见表 9-15 和图 9-3。

表 9-15　研究标签文件(STF)

标题元素的 name 属性值	说明
data-tabulation-dataset-legacy	原始数据库(非 CDISC 标准)
data-tabulation-dataset-sdtm	原始数据库(CDISC 标准)
data-tabulation-data-definition	原始数据库数据说明文件、数据审阅说明
analysis-dataset-adam	分析数据库(CDISC 标准)
analysis-dataset-legacy	分析数据库(非 CDISC 标准)
analysis-data-definition	分析数据库数据说明文件、数据审阅说明
annotated-crf	注释 CRF
analysis-program	编程程序代码

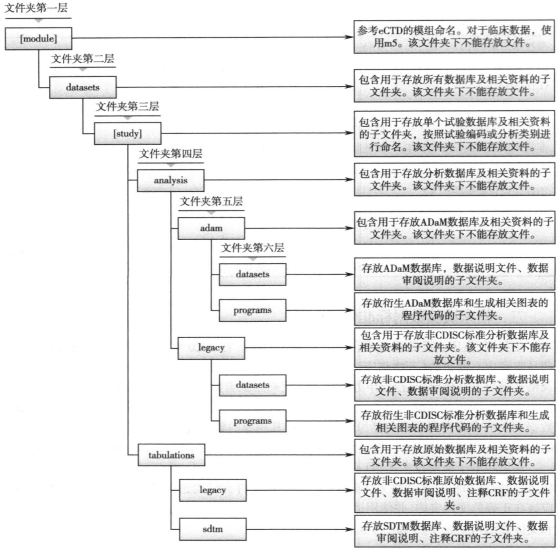

图 9-3　文件夹结构

🔍 思考题：

1. 如何设计一份符合要求、内容完整的病例报告表？
2. 数据管理工作主要涉及哪些角色？其职责包括什么内容？
3. 如何保证临床试验的数据质量？
4. 数据管理计划主要包括哪些内容？
5. 目前应用最广泛的 CDISC 标准是哪几个？请具体描述。

（檀运娜　范崇庆　付海军　邓　伟　张　鬼　仇瑶琴）

参考文献

［1］国家药品监督管理局药品审评中心.药物临床试验数据管理与统计分析计划指导原则［EB/OL］.（2022-01-04）［2022-03-02］.https://www.cde.org.cn/zdyz/domesticinfopage?zdyzIdCODE=5f10af0fd360978d86b22519666e9183.

［2］国家药品监督管理局.国家药监局　国家卫生健康委关于发布药物临床试验质量管理规范的公告（2020年第57号）［EB/OL］.（2020-04-23）［2022-03-02］.https://www.nmpa.gov.cn/xxgk/ggtg/qtggtg/20200426162401243.html.

［3］国家药品监督管理局药品审评中心.药品电子通用技术文档（eCTD）实施指南V1.0［EB/OL］.（2021-10-14）［2022-03-02］.https://www.cde.org.cn/zdyz/domesticinfopage?zdyzIdCODE=286b14a7a0669e162fe6eee3c72a2aad.

［4］国家药品监督管理局药品审评中心.药物临床试验数据递交指导原则（试行）［EB/OL］.（2020-07-20）［2022-03-02］.https://www.cde.org.cn/zdyz/domesticinfopage?zdyzIdCODE=776d02bd9234511f00da866a30760de1.

［5］国家药品监督管理局药品审评中心.药物临床试验的电子数据采集技术指导原则［EB/OL］.（2016-07-27）［2022-03-02］.https://www.cde.org.cn/zdyz/domesticinfopage?zdyzIdCODE=25c04ac8350ef4a32367ffba8c808429.

［6］国家药品监督管理局药品审评中心.药物临床试验数据管理工作技术指南［EB/OL］.（2016-07-27）［2022-03-02］.https://www.cde.org.cn/zdyz/domesticinfopage?zdyzIdCODE=a951e7776d00d01a61180cacfe7cf01b.

第十章

临床试验中的统计分析

临床试验中,从方案设计、数据收集、数据管理一直到统计分析都离不开统计学的原理和方法,统计学贯穿于临床试验的始终。我国颁布的《药物临床试验质量管理规范》中写道:"申办者应当选用有资质的生物统计学家、临床药理学家和临床医生等参与试验,包括设计试验方案和病例报告表、制定统计分析计划、分析数据、撰写中期和最终的试验总结报告"。临床试验由于其重要性、复杂性,对统计学的应用尤为深入。因此,对参与临床试验的统计学家的要求也与一般的生物统计学家有所不同。在《药物临床试验的生物统计学指导原则》中指出:"试验统计学专业人员(trial statistician)是指接受过专门培训且有经验,可以执行本指导原则并负责临床试验统计方面的统计学专业人员。"在 ICH 的统计学指导原则中提出了"试验统计学家"的名称,即"经过教育培训并且有经验,足以贯彻本指导中的原则并且负责试验的统计方面的统计学家"。这说明,从事临床试验的统计学家除了有统计学专门知识之外,还必须有从事临床试验统计工作的经验。

第一节　统计分析计划

在进行统计分析之前应当拟订详细的统计分析计划(statistical analysis plan,SAP)。相对于临床试验方案中对统计分析的阐述,统计分析计划是更加具有技术性和有更多实际操作细节的一份独立文件,包括对主要和次要估计目标及其他数据进行统计分析的详细内容。统计分析计划由试验统计学专业人员起草,要求全面而详细地陈述临床试验数据的分析方法和表达方式,以及对预期的统计分析结果的解释。

统计分析计划一般在试验方案和病例报告表(case report form,CRF)第一版定稿后形成,在临床试验过程中可以修改、补充和完善,但是需要注意不同时点的统计分析计划应标注版本及日期,正式文件在数据锁定之前完成。如果在临床试验过程中临床试验方案有修订,则统计分析计划也应作相应的调整(如需要)。在确证性临床试验中,只有统计分析计划中事先规定的统计分析内容才可以作为确证性证据,其他的分析结果只能作为支持性或探索性证据。如果涉及期中分析,则相应的统计分析计划应最迟在每次期中分析前确定。

统计分析计划的基本内容涵盖了研究目的、设计类型、比较类型、随机化与盲法、主要和次要估计目标的定义、假设检验、数据集的定义、有效性及安全性评价的详细计划。确证性分析要求提供主要估计目标的分析原则及预期分析方法。探索性分析通常描述概括性的原

中华临床影像库

第五届
中国出版政府奖
获奖作品

邀您试用

人民卫生出版社

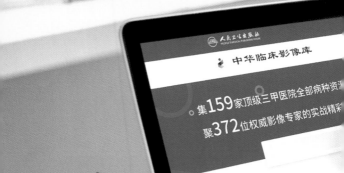

人民卫生出版社 PEOPLE'S MEDICAL PUBLISHING HOUSE
中华临床影像库

集**159**家顶级三甲医院全部病种资源
聚**372**位权威影像专家的实战精彩

十大子库
按需选择

内容及功能亮点

1. 名院、名家，确保了内容高品质、高水平
2. 病种齐全，基本覆盖国内影像科曾经诊断的所有病种
3. 病例资料完整，专家解读详尽
4. X线、CT、MRI、PET多种影像学检查方法一应俱全
5. 全序列图片动态展示，重现影像工作站阅片场景
6. 疑难病、罕见病无差别收录
7. 权威专家团队供稿，病例资源逐年更新

头颈部疾病影像库

乳腺疾病影像库

中枢神经系统疾病影...

心血管系统疾病影像库

呼吸系统病影像库

消化道疾病影像库

肝胆胰脾疾病影像库

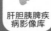

骨肌系统疾病影像库

泌尿生殖系统疾病影...

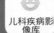

儿科疾病影像库

则和方法。

一、试验概述

试验概述是临床试验方案中与统计分析相关的部分,常可直接摘录。一般包括以下主要内容:

(1)研究目的:临床试验的主要目的和次要目的。

(2)设计类型:如平行设计、交叉设计、析因设计、单臂设计等。

(3)对照类型:如安慰剂对照、阳性对照、剂量组对照、目标值对照等。

(4)比较类型:明确临床试验的比较类型,如优效性检验、非劣效性/等效性检验及其界值等。

(5)随机化方法及其实施:明确随机化方法,如区组随机、分层随机及其分层因素等。

(6)盲法及设盲措施:说明是单盲还是双盲,设盲措施是双盲单模拟、双盲双模拟等,以及保持盲态下执行统计分析的措施。若采用开放设计,需说明是否采取了某种程度的设盲措施。

二、估计目标

统计分析计划中应依照临床试验方案清晰描述主要、次要和探索性估计目标的定义,每个估计目标应包括治疗(处理)、人群、变量(终点)、伴发事件及其处理策略、群体层面汇总等属性。

(一)主要估计目标

治疗(处理):相关的治疗条件,以及适用时进行比较的其他治疗条件。这些可能是单独的干预措施,也可能是同时进行的干预措施的组合(如加载治疗),或者是一个复杂干预序列组成的整体方案。

人群:临床问题所针对的患者人群。可以是整个试验人群,也可以是按某种基线特征定义的亚组,或由特定伴发事件定义的主层。

变量(终点):为解决临床问题从每个患者获得的变量(或终点)。如果变量(或终点)需要通过计算得到,则需给出相应的计算公式。

伴发事件及其处理策略:在申办者与监管机构关于相关临床问题的交流中,治疗、人群和变量的精确说明有助于解决一些伴发事件。针对任何伴发事件的临床相关问题,通常采用疗法策略、假想策略、复合变量策略、在治策略或主层策略来反映。无论采用何种策略,申办者均应提供充分的临床依据。

群体层面汇总:应规定变量的群体层面的汇总统计量,为不同治疗之间的比较提供基础,例如均数、中位生存时间、应答率等。

(二)次要估计目标

应参考主要估计目标的描述。如果临床试验方案中设有关键次要估计目标,则可与其他次要估计目标分开描述并置于这些次要估计目标之前。

（三）探索性估计目标

如果临床试验方案中有探索性估计目标,可参考主要估计目标的描述。如果无探索性估计目标,则无需描述。

三、样本量

统计分析计划中应阐述样本量的确定依据,包括样本量估计方法的选择、样本量计算所涉及的参数依据、样本量调整(如根据控制总Ⅰ类错误率的调整等)。确定的样本量应确保对主要估计目标的评价具有足够的检验效能。

四、分析数据集

根据不同研究目的,在统计分析计划中需明确描述分析数据集的定义。临床试验的分析数据集一般包括基于随机分组的分析数据集和安全性数据集。基于随机分组的分析数据集一般适用于人口学资料和基线特征的分析以及不同估计目标的评价;如果用于评价估计目标的人群不是该数据集的全部人群,则应在数据集中对这部分人群进行标记,并在本章节中描述标记的条件。安全性数据集一般适用于安全性分析。

五、统计分析方法

统计分析应建立在真实、准确、完整和可靠的数据基础上,应根据研究目的、试验设计和估计目标选择合理的统计分析方法。应给出不同类型资料的描述及统计推断方法,明确采用的单/双侧检验及其检验水准,并说明所采用的统计软件及版本号。统计分析结果通常以统计分析表或图的形式呈现,计划中应简明扼要地描述所有相关信息。

（一）人口学资料和基线特征分析

对人口学等基线资料根据数据性质进行描述性统计分析。

（二）依从性和合并用药分析

对于依从性和合并用药,进行描述性统计分析,并描述依从性差、具有合并用药的受试者的具体情况。

（三）主要估计目标的分析

应该清晰地描述主要估计目标的主估计方法和敏感性估计方法。如果有多个主要估计目标,应依次描述每个主要估计目标的主估计方法和敏感性估计方法。

1. 主估计方法　应阐明主要估计目标所涉及伴发事件的处理策略及相应的数据处理和分析方法,包括与伴发事件及其处理策略有关的缺失数据的处理。此处应避免与前面估计目标定义部分重复,应提供更多关于数据处理和分析方法的详细信息。

应定义主要估计目标统计检验的原假设、备择假设及其检验水准等。说明评价主要估计目标所采用的统计分析方法,相应的统计模型的选择要注意考虑变量(终点)的类型及其分布特征。治疗效应的估计应包括点估计和区间估计。对于确证性分析,如果基线特征变量在统计分析中作为协变量处理,必须在统计分析计划中事先说明。

2. 敏感性分析 为了探索根据主估计方法得到的统计推断结果的稳健性,应针对同一估计目标采用 1 种或多种形式的敏感性分析。

对于敏感性分析,同时变动主要分析的多个方面假设可能难以确定由哪些假设导致了目前所观测到的潜在差异。因此,应根据具体情况考虑是否需要进行同时变动多个假设的敏感性分析。阐明不同敏感性分析背后的假设变化,将有助于对敏感性分析结果作出更合理解释。敏感性分析方法同样需要在统计分析计划中事先说明。

(四)次要估计目标的分析

应清晰描述次要估计目标的估计方法,治疗效应的估计应给出点估计和区间估计。如果对次要估计目标设有假设检验,则应说明其原假设、备择假设以及检验水准等。如果临床试验方案中设有关键次要估计目标,需将其置于其他次要估计目标的分析方法之前分别描述。

(五)探索性估计目标的分析

如果临床试验方案中有探索性估计目标,应该清晰地描述其估计方法,治疗效应的估计应给出点估计和区间估计。如果无探索性估计目标,则无需描述。

(六)安全性分析

所有的安全性指标在分析中都需要高度重视,应特别关注严重不良事件以及与药物作用机制、代谢物和 / 或疾病领域相关的特别关注的安全性事件。对不良事件及其严重程度的分级应采用统一的编码词典进行编码,并说明其名称和版本。

对于安全性数据的分析需说明所采用的统计分析方法。分析计划中需说明各种安全性数据的分类(如临床结局、实验室检查结果、生命体征等)及其汇总方法,如按照事件发生的频数、频次和发生率进行分析,必要时可进行组间比较。

对安全性数据的分析,必要时还可以结合适当的图形以显示某不良事件及其严重程度在各组间的分布,或不同时间区间发生率和累计发生率的趋势。

(七)缺失数据处理

在统计分析计划中应预先说明缺失数据的填补方法及理由。应区分对应于与伴发事件及其处理策略直接相关的缺失数据(如在疗法策略下,终止随机治疗后未被收集到的数据),以及与特定估计目标直接相关但与伴发事件及其处理策略不直接相关的缺失数据(如直接退出研究)。前者的处理方法应在估计目标的分析方法部分进行描述,后者的处理方法应在本章节进行描述。

(八)亚组分析

对于确证性临床试验,通常需要进行支持性亚组分析,目的是进一步考察试验药物在各个亚组中的疗效一致性。如果试验药物在各亚组间的疗效一致,可为药物适用于全人群提供进一步支持性证据;如果各亚组间的疗效不一致,特别是方向相反时,则亚组分析结果的解释可能会出现困难,需要对其作进一步的分析和研究。当涉及亚组分析时,需要对亚组给出明确的定义。

（九）补充分析

除以上的分析之外,还可以对估计目标进行补充分析,以提供对疗效更全面的了解。补充分析在解释试验结果方面的作用通常较小,因此需考虑补充分析的必要性和作用。

六、多重性考虑

对于确证性临床试验,如果存在多重性检验问题,例如多个估计目标、多组间比较、多阶段整体决策、纵向数据的多个时间点分析、确证性亚组分析等,则在统计分析计划中应说明控制总 I 类错误率的策略与方法。

七、期中分析

如果临床试验计划要进行期中分析,则期中分析的时点(包括日历时点或信息时点)、决策策略和总 I 类错误率控制方法等应当事先制订计划,并在临床试验方案和统计分析计划中阐明。

如果成立了数据监查委员会,则应在统计分析计划中简要描述其任务。

第二节 统计分析的相关问题

《药物临床试验数据管理与统计分析计划指导原则》(2022 年)只对统计分析计划做技术要求,不再对统计分析报告的内容撰写提出具体要求,建议申办者参考申报资料要求和 ICH E3 等相关指导原则。一个良好的统计分析要求符合统计学原理,按照资料的特性采用正确的统计分析方法,并尽可能利用资料中的信息和使用效率最高的统计方法。

一、统计分析策略

近年来,临床试验方法学有了长足进展,临床试验操作过程质量管理逐步规范,但是也暴露出一些新的与统计有关的问题。为了给制药公司、监管机构、患者、医生和其他利益相关方的决策提供正确的信息,应明确描述特定医疗条件下治疗(药物)的获益和风险。如果不能对此进行明确描述,报告的"治疗效应"可能会被误解。解决这些问题需要在设计和分析时考虑统计学,同时从注册审评角度,也需要有统计学规范。在这种背景下,ICH 提出对 E9 进行增补,形成了 ICH E9(R1)文件。ICH E9(R1)最先在 2014 年 10 月被 ICH 指导委员会提出,在 2017 年分别针对草案进行了第一步和第二步的修订,并于 2019 年 11 月被 ICH 大会监管机构会员采纳。我国国家药品监督管理局药品审评中心于 2021 年 1 月 21 日在网上发布公告,自公告发布后 12 个月后启动的药物临床研究适用 ICH E9(R1)。

ICH E9(R1)总结和强调了"估计目标(estimand)"的概念,即对治疗效应的精确描述,反映了针对临床试验目的提出的临床问题。它在群体水平上汇总比较相同患者在不同治疗条件下的结局。估计的目标在临床试验之前定义,一旦定义了估计的目标,即可设计试验以可靠地估计治疗效应。估计目标的描述涉及 5 个特定属性的精确说明,这些属性不仅应基于临床考虑而制定,还应基于所关注的临床问题中如何反映伴发事件。

（一）伴发事件

指治疗开始后发生的事件,可影响与临床问题相关的观测结果的解读或存在。观测结果可能受伴发事件的影响,而伴发事件的发生可能取决于治疗。例如,2 例患者可能最初暴露于相同的治疗并提供相同的结局观测值,但如果其中 1 例患者接受了其他药物治疗,则 2 例患者之间,观测值所反映的治疗信息会有所不同。此外,患者接受的治疗会影响到他们是否需要服用其他用药,以及是否可以继续接受治疗。与缺失数据不同,伴发事件不应被认为是临床试验中需要避免的缺陷。在临床试验中发生的终止既定治疗、使用其他药物和其他此类事件在临床实践中也可能发生,因此在定义临床问题时需要明确考虑这些事件发生的可能。

（二）定义临床问题时解决伴发事件的各种策略

在现阶段临床试验设计时,生物统计师参与讨论的焦点往往集中在设计类型、主要指标选择、入选 / 排除标准、试验方案流程图、样本量计算及统计分析方法等问题上。在 ICH E9（R1）中强调,在方案设计阶段,不仅要关注这些常规的设计内容,还应基于以上估计目标的4 个属性,在试验设计时需明确伴发事件的定义、数据收集的计划、敏感性分析的策略、补救用药的约定、可能影响伴发事件的原因等。对伴发事件的定义与处理是 ICH E9（R1）中最关键的问题,解决伴发事件可以参考以下 5 个策略:疗法策略、假想策略、复合变量策略、在治策略及主层策略。

1. 疗法策略下伴发事件的发生和定义与治疗效应无关,即无论是否发生伴发事件,均会使用相关变量的值。例如,将使用其他药物治疗作为伴发事件时,规定无论患者是否服用其他药物,都使用相关变量的值。

2. 假想策略是设想一种没有发生伴发事件的情景,此时,体现临床问题的变量值是在所假设的情景下采用的变量值。例如,在与可实施试验条件不同的条件下的治疗效应可能具有临床或监管重要性。具体而言,当出于伦理原因必须提供额外药物治疗时,可能要考虑未提供额外药物情形下的治疗效应。又如,对于因发生不良事件而终止治疗的受试者,可考虑同一受试者没有发生不良事件或即使发生不良事件仍然继续治疗的情景。

3. 复合变量策略与关注的变量有关,伴发事件本身可提供关于患者结局的信息,因此将其纳入变量的定义之中。例如,由于毒性而终止治疗的患者可能被认为治疗失败。如果变量已被定义为成功或失败,因毒性终止治疗将被认为是另一种形式的失败。复合变量策略不仅限于二分类变量,也可以是连续型变量。例如,在观测生理功能的试验中,死亡的受试者可以用某一数值代表生理功能缺失。当变量原始观测值可能不存在或没有意义,但是伴发事件本身能够体现患者结局（如患者死亡）时,可将复合变量策略视为遵循意向治疗原则的策略。终末事件,如死亡,可能是需要采用复合策略的最突出例子。如果某种治疗可以挽救生命,可能会关注其对存活患者的各种指标的作用,但是,如果汇总指标仅关注存活患者的一些数值指标的平均值是不够的,要同时关注数值指标和是否生存。例如,肿瘤试验中的无进展生存期衡量了肿瘤生长和生存组合在一起的治疗效应。

4. 在治策略关注在伴发事件发生之前的治疗效应。该策略的具体术语将取决于相关伴发事件;例如,当将死亡视为伴发事件时,可以称为"在世策略"。在治策略与复合变量策略类似,会影响变量的定义。在这种情况下,在治策略通过将相应的观测时间限制在伴发事件之前来影响。如果各治疗组间的伴发事件的发生率不同,则尤其需要谨慎。

5. 主层策略与人群有关,可认为目标人群是会发生伴发事件的"主层",或者目标人群是不会发生伴发事件的"主层"。临床问题仅在该主层中与治疗效应相关。例如,在接种疫苗后仍然感染的患者主层中,可能需要了解针对感染严重程度的治疗效应。或者毒性可能会使一些患者无法继续接受试验药物,但需要了解能够耐受试验药物的患者的治疗效应。

(三)估计目标的属性

定义相关的治疗效应,需要明确估计目标的属性,包括:①治疗(处理),指相关的治疗条件,以及适用时进行比较的其他治疗条件。这些可能是单独的干预措施,也可能是同时进行的干预措施的组合(例如作为加载治疗),或者是一个复杂干预序列组成的整体方案。②人群,指临床问题所针对的患者人群。可以是整个试验人群,也可以是按某种基线特征定义的亚组,或由特定伴发事件的发生(或不发生)定义的主层。③变量(或终点),指为解决临床问题从每例患者获得的变量(或终点)。变量定义可能包括患者是否发生伴发事件。④伴发事件,在申办方与监管机构关于相关临床问题的交流中,治疗、人群和变量的精确说明有助于解决一些伴发事件。针对任何伴发事件的临床相关问题,通常采用疗法策略、假想策略或在治策略来反映。⑤群体层面汇总,指对变量的群体层面的汇总统计量,为不同治疗之间的比较提供基础。

(四)估计目标构建的考量

临床问题及与之相关联的估计目标,应当在计划临床试验的初始阶段予以明确。大多数临床试验目的的精确说明,需要体现终止治疗、使用额外治疗或其他治疗的影响。在某些情况下,还应说明死亡一类的终末事件。有些试验目的只能参照临床事件来描述,例如获得应答的受试者的应答持续时间。构建一个估计目标,应该考虑在特定医疗环境下特定治疗的临床相关性、有必要清楚地了解相关临床问题所涉及的治疗、应讨论是否通过明确人群和变量属性来说明相关临床问题的伴发事件、应考虑试验现状、还应该明确和清晰地定义估计的目标。另外,省略或过度简化讨论和构建估计目标的过程,会产生导致试验目的、试验设计、数据收集和分析方法之间不一致的风险等。

估计目标对试验设计和实施、对分析的影响详细参见 ICH E9(R1),具体开展临床试验时需要根据 ICH E9(R1)针对具体的试验制定合适的分析策略。

二、敏感性分析和补充分析

敏感性分析是定量研究当有关因素发生变化时对结局指标影响的程度,是针对模型假设的偏离和数据局限,探索主估计方法统计推断的稳健性的一系列分析。对于所有用于监管决策和说明书制定的估计目标的主估计方法,都应有相应的敏感性分析计划。对于同一估计目标,应该预先规定 1 项或多项分析来评估这些假设,验证根据主估计方法得出的估计值是否对假设偏离具有稳健性。其衡量标准可以是对假设不同程度的偏离是否会改变结果的统计学或临床意义(如临界点分析)。

敏感性分析的内容应该在研究方案和统计分析计划中列出,如果在研究过程中进行修改需要备注并证明修改的合理性。敏感性分析的一般策略包括:比较不同分析策略下分析的结果;比较基于不同的缺失机制下方法的结果;比较不同模型选择对分析结果的影响等。对于缺失数据的敏感性分析时,可以通过不同敏感性分析得到的治疗效应结果组成一个敏感性分析中最好和最坏情况的区间,可以在随机缺失机制下进行统计推断并找到所有可能导致结果违背现有分析结果的敏感性参数集合,可以将所有敏感分析结果通过某种方式进行综合作为最终的敏感性分析结果。

敏感性分析旨在探索偏离假设时分析结果的稳健性,与此不同,为了更全面地研究和理解试验数据而进行的其他分析可称为"补充分析",补充分析的目的是更多地了解治疗效应。如果申办方和监管机构就所关注的主要估计目标达成一致,并预先明确规定了主估计方法,且敏感性分析也验证了估计值的结果解释是可靠的,则补充分析在结果评估中通常不被优先考量。

三、协变量

协变量(covariate)是指在干预之前(通常是在随机化之前)观测到的,并且预期与主要研究结果有关联的变量。校正协变量的意义是使得对于任意一个受试者,随机分组到试验组或对照组的预期疗效差异与协变量的观测值无关。由于随机分组的原因,随机对照试验中的各个协变量的取值在试验组与在对照组的概率分布是相同的,而任何观测到的分布不均衡都应归结于随机抽样误差。因此,随机对照试验中协变量校正的主要目的是减少终点变量中与处理因素无关的冗余变异从而使疗效估计更加精确。协变量可以是连续型的、有序分类的或无序分类的。人口统计学指标(如年龄或体重)、疾病特征(如病程或严重程度)、预后因素、病理学结果、生理学因素、遗传因素、社会学因素(如经济状况、职业、教育水平),以及研究中心或研究者等都可能是协变量。同时,主要疗效指标的基线值也可能是非常重要的协变量。

在临床试验中,有关协变量控制和校正的考虑起始于试验设计阶段,并需要在研究方案中事先确定。实际临床试验中可能有很多协变量与主要研究结果有关,因此在试验设计时需要识别重要的、具有生物学意义和临床意义的协变量,并在随机分组时加以控制,在统计分析时加以校正。

(一)常见的重要协变量

1. 与终点指标关联性较强的协变量 如果协变量与主要终点指标有较强的关联性,协变量的变异以及抽样误差更有可能影响终点变量,造成疗效估计的误差增大以及相应的统计学检验效能降低。因此,通常需要将该协变量引入疗效分析的统计学模型中以提高疗效估计的精度。例如,某病情评估指标属于反映受试者的病情严重程度的连续型变量,并且在基线和干预后均有观测。无论疗效的评估是基于该指标在治疗终点时的实际取值,还是治疗终点时较基线的取值变化,评估结果均与基线取值有较强的关联性。此时,该疾病评估指标的基线取值应纳入统计分析模型中,以在疗效估计时进行相应的协变量校正。

在随机对照临床试验中,针对与终点变量有较强关联性的协变量,采用分层随机的方法将受试者分配到不同治疗组中,以进一步降低组间协变量的不均衡和控制偏倚。分层因素不宜过多,并且通常需要在统计分析模型中加以校正。

2. 中心因素 在多中心随机对照临床试验中,各研究中心在临床实践、试验条件、受试者基线特征等方面可能存在不同程度的差异,而这些因素可能与终点指标相关,故而在多中心临床试验中通常会选择中心因素作为需要校正的协变量。特别是在国际多区域临床试验中,不同区域的受试者可能存在种族、文化、饮食习惯、临床实践等方面的差异。区域因素通常综合性地包含这些特征和信息,可以考虑以国家或区域分类作为中心因素进行校正。不同中心的受试者基线、临床实践等方面可能存在差异,使得不同中心间的总体疗效差异称为中心效应(center effect)。ICH E9 中指出,在分析干预疗效评价时应该考虑中心效应。

对于中心效应统计分析需要同时考虑中心效应是否存在以及交互作用是否存在,研究可以具体分为无中心效应的情形、有中心效应但无交互作用的情形、有中心效应又有定量交互作用的情形、有中心效应又有定性交互作用的情形。只有前两种情况可以估算出处理主效应,也就是试验组和对照组的疗效之差。

当试验中心数量较多时,单个中心预期入组患者数量可能非常有限,此时以中心为协变量进行校正通常会带来模型估计和结果解读方面的挑战。此时,可以考虑不对中心因素进行协变量校正,或按预先定义的方式合并中心(或国家 / 地区)后进行校正。

(二)校正协变量的统计分析方法

如果在统计分析模型中纳入过多的协变量,特别是与终点变量关联性不大或者相互之间相关性很强的协变量,可能导致协变量某些取值组合情况下的样本量很少。这种情况下,经过协变量校正的疗效估计可能产生偏倚,检验效能出现下降,甚至可能导致模型的过度拟合、模型信息矩阵奇异等问题,给统计分析结果的科学性、可靠性和可解释性提出挑战。因此应在试验设计阶段尽可能地选取具有临床意义、与试验终点变量相关性强的关键协变量,以控制纳入统计分析模型的协变量个数。事实上,在随机对照临床试验中,除了分层因素等常规需要校正的协变量外,纳入统计分析模型的协变量数量建议尽可能少。

在临床试验中,通常基于终点变量的类型选择不同的校正协变量的统计分析方法。例如,对于连续型疗效终点变量,协变量校正可以采用线性模型;对于时间 - 事件(time to event)型终点变量,协变量的校正可以采用 Cox 比例风险模型;对于二分类疗效终点变量(如有效 / 无效),每个组别的汇总统计量可以为率(如有效率),评估两组差异的统计量(以下简称为评估统计量)可以是处理组之间的率差、率比或率的优势比(odds ratio,OR),不同类型的评估统计量需用不同的协变量校正的统计学模型,例如 Logistic 回归模型可以用于评估统计量为 OR 的协变量调整。

校正协变量的统计模型通常基于一系列的假设,因此需要关注模型的适用性要求,还需对模型的假设是否成立进行预先判断。例如,协方差分析模型需要进行残差分析和方差齐性评估,而 Cox 模型需要考虑比例风险模型的假定是否满足等。如果所选分析模型的假设不成立,可能导致对治疗效果的错误估计。

四、多重性问题

临床试验中普遍存在多重性(multiplicity)问题,它是指在一项完整的研究中,需要经过不止一次统计推断的多重检验(multiple comparisons),对研究结论作出决策的相关问题。例如,多个终点(如主要终点和关键次要终点)、多组间比较、多阶段整体决策(如以有效性决策为目的的期中分析)、纵向数据的多个时间点分析、亚组分析、同一模型不同参数组合或不同数据集的分析、敏感性分析等。对于确证性临床试验,将总Ⅰ类错误率(FWER)控制在合理水平是统计学的基本准则。

多重性调整的策略与方法可以从决策策略、调整方法和分析方法3个层面考虑。

(一)多重性问题的决策策略

包括平行策略、序贯策略、分阶段的整体决策策略。平行策略是指所包含的各个假设检验相互独立、平行进行,与检验顺序无关,就像一种并联关系,每个假设检验的推断结果不依赖于其他假设检验的推断结果。序贯策略是指按一定顺序对原假设进行检验,直到满足相关条件而停止检验,就像一种串联关系,根据设定条件,前一个假设检验的结果将决定是否进行后续的假设检验。序贯策略中假设检验的顺序以及相应的多重性调整方法的不同对整体结论的影响也不同,这一点在设计阶段尤其要注意。分阶段的整体决策策略是指将整体决策按照事先确定的顺序分阶段进行,其典型代表是以有效性为目的的期中分析。每个阶段都进行一次整体决策,确定试验因有效或无效提前终止还是继续。每一阶段的整体决策可以采用多重性问题决策策略中的平行策略或序贯策略。多阶段决策需要多重性调整,即每个阶段都会消耗一定的 α,各阶段的名义检验水准 α_i 可以相同,也可以不同,视采用的 α 消耗策略而定。

(二)多重性问题的调整方法

多重性调整方法实质上是通过调整整体决策中每一个独立假设检验的名义检验水准 α_i 以达到将 FWER 控制在 α 水平的目的。名义检验水准 α_i 的确定方法可以根据多重性问题的决策策略选择。常用的平行策略多重性调整方法包括:Bonferroni 法、前瞻性 α 分配法,常用的序贯策略多重性调整方法包括:Holm 法、Hochberg 法、固定顺序法、回退法;期中分析常见的 α 分割方法等。

(三)多重性问题的分析方法

对于需要解决的多重性问题,多数是基于具体的统计分析方法结合多重性调整方法来实现的。例如,对于不同数据类型的多个终点(如定量、定性、生存时间),组间比较会用到不同的统计分析方法(如协方差分析、Mantel-Haenszel χ^2 检验、Kaplan-Meier 检验),与此同时,还要依靠多个终点的多重性调整方法(如 Bonferroni 法等)来确定每个假设检验的检验水准 α_i,然后才能作出决策结论。

对于单一终点变量、同一研究阶段的多组比较,有些统计分析方法是在整体假设检验的基础上解决多重比较的问题。例如,定量结局变量基于方差分析的两两比较有 LSD 法、SNK 法等,多组与参照组的比较有 Dunnett 法等;定性结局变量的多重比较可通过变量变换(如反正弦变换)成为定量变量,然后采用上述定量变量的分析方法;生存时间结局变量基于 Kaplan-Meier 法的 Log-rank 检验(Mantel-Cox 法)、Breslow 法(扩展 Wilcoxon 法)等。

五、亚组分析

参与临床试验的受试者由于受各种因素(如遗传学、人口学、环境、病理生理学、合并症、合并用药、区域等)的影响,往往具有不同程度的异质性,从而可能导致试验处理在不同患者中的疗效不同。将具有不同特征的受试者分组,是探索不同人群之间疗效差异的直观方法,同时也是获益 - 风险评估不可缺少的一部分。临床试验具有某一特征的参与临床试验的受试者的一个子集称为亚组(subgroup)。

针对亚组的分析称为亚组分析,根据研究目的,亚组分析分为探索性亚组分析、支持性亚组分析和确证性亚组分析。对于探索性亚组分析,亚组既可以在设计阶段事先定义、也可以在分析阶段事后定义(如根据数据驱动划分亚组)。对于支持性亚组分析,亚组一般应在临床试验的设计阶段事先定义,并在试验方案中详细描述。而对于确证性亚组分析,则必须在临床试验的设计阶段事先对亚组进行定义,并在试验方案中详细描述。

探索性亚组分析主要用于早期临床试验或在确证性临床试验的探索性分析中,其目的是发现药物在不同亚组间疗效和 / 或安全性方面的差异,进而提出研究假设,以待在后续的临床试验中进一步探索和验证。因此,探索性亚组分析主要关注的是其结果在生物学上的合理性或临床上的可解释性,是否进行多重性调整由申办者自行决定。

支持性亚组分析,目的是进一步考察试验药物在各个亚组中疗效的一致性。如果试验药物在各亚组间的疗效一致,可为药物适用于全人群提供进一步支持性证据;如果各亚组间的疗效不一致,特别是方向相反时,则亚组分析结果的解释可能会出现困难,需要对其作进一步的分析和研究。当全人群的主要终点没有统计学意义或临床意义时,亚组分析结果只能为进一步研究提供线索。

确证性临床试验中,按照临床试验方案和 / 或统计分析计划中预先规定的亚组和多重性调整方法,考察试验药物在目标亚组和 / 或全人群中的疗效,其结果应同时具有临床意义和统计学意义,以支持药物说明书的撰写。

六、数据缺失问题

缺失值是临床试验中的一个潜在的偏倚来源,因此,CRF 中原则上不应有缺失值,尤其是重要指标(如主要的疗效和安全性指标)必须填写清楚。对 CRF 中的基本数据,如性别、出生日期、入组日期和各种观察日期等不应该缺失。试验中观察的阴性结果、测得的结果为零和未能测出者,均应有相应的符号表示,不能空缺,以便与缺失值区分。

由于临床试验中普遍存在数据的缺失,而数据的缺失又会导致结果的偏倚,所以研究者应该结合数据缺失的原因、模式和机制等具体情况进行具体分析。

常见的数据缺失模式包括单调缺失模式和任意缺失模式。数据的缺失机制包括 3 类:完全随机缺失、随机缺失和非随机缺失。针对缺失数据的处理方法应该在临床研究方案的统计分析部分以及统计分析计划书中预先说明。常用的处理缺失数据的方法有:完整数据集分析、逆概率加权法、似然函数法、单一填补法和多重填补法等。

在数据存在缺失时,如果选择数据填补的策略,那么填补方法依赖于数据的缺失机制,由于实际研究中真实的缺失机制无法获取,因此有必要通过论证统计分析结果在不同的假设条件下的稳健性来进行敏感性分析。

七、期中分析

期中分析(interim analysis)是指在试验期间使用试验累积数据进行的分析,如评价有效性的分析,评价安全性的分析,以及样本量的重新估计等。

期中分析计划中需要考虑一些评价可靠性和稳健性的统计方法,如敏感性分析等,以便为后续决策提供更充分的依据。期中分析计划通常在试验开始前由申办者提出,并在第一次期中分析之前完成终稿。期中分析计划可以是整个研究统计分析计划的一部分,但如果存在破盲的可能,则有必要单独准备一份期中分析计划。

临床试验多为多中心试验,在多个不同地区同时进行,所以每完成一个受试者进行一次期中分析不实际,且研究者也多希望能够每隔一定时间进行一次统计分析。为此,Pocock 于1977 年提出了成组序贯检验方法,其基本原理是将整个临床试验划分为 K 个连贯的时间段,每个时间段内有 n_i 个受试者进入试验,当第 i 个阶段($i=1,2,\cdots,K$)试验完成后,进行一次统计分析,称为一次期中分析。如拒绝原假设即可结束试验,否则继续下一阶段的试验。如果到第 K 个阶段仍不能拒绝原假设,则可得出结论,不拒绝原假设。

期中分析的次数、方法、结果会对试验结果的解释产生影响,因此,一个临床试验的期中分析应事先认真计划并在试验方案中阐明,实际临床试验中不建议进行过多期中分析。在进行多次期中分析时,若每次均采用预先规定的检验水准如 $\alpha=0.05$ 进行重复检验,则增加了犯 I 类错误的概率,而且期中分析次数越多,总 α 越大,也就是随着期中分析次数的增多,假阳性率不断增加,它会远大于 0.05。因而需要缩小每次期中分析的 α,即对每次期中分析时的界值进行校正,从而使总检验水准控制在预先规定的水平。因此,如何设置每次期中分析的检验水准(称为名义检验水准 α')成为期中分析的主要问题。但随着期中分析统计方法的发展,由期中分析的结果预测试验结束时的概率或把握度从而据此修改设计的方法,如条件把握度(conditional power)和预测概率法(predictive probability)等方法得到相应的发展,其中,贝叶斯统计方法也发挥了重要作用。

设计不良的期中分析可能使结果有误,所得结论缺乏可靠性。如进行了计划外的期中分析,在研究报告中应解释其必要性、破盲的必要性,提供可能导致的偏倚的严重程度以及对结果解释的影响。

期中分析计划应明确地说明进行期中分析的理由、控制 I 类错误概率大小的方法、停止规则等。主要从以下几方面进行考虑:

(1)尽早终止试验是期中分析的目的之一,因此要规定作出早期终止一个试验的合理理由及指征,如规定某有害证据或者治疗的不良反应的标准及鉴定标准,或证明试验药比对照药的效果更好是不可能的,或者能确切证明试验药比对照药的效果更好。规定采取什么行动控制期中分析结果的公布,以及如何处理试验未完成部分的方法。

(2)对一个正在进行的试验,要记录没有按时进行期中分析的缘由、提出需要延迟分析的要求以及可能得到的结果。

(3)规定谁有权接近分配受试者的治疗代码、非盲法识别受试者的资料,是否成立临床试验数据监查委员会(data monitoring committee,DMC),委员职责分别是什么。

(4)明确指出预期要进行期中分析计划的次数和时间。期中分析的时间安排可以是间隔相等一段时间后进行分析(如每 6 个月作为一个时间段),或者完成一定数量的观察受试者后进行分析(如完成总例数的 25%),或者是规定某一事件发生达到了一定数量后进行分析(如出现多少受试者死亡等)。

(5)确定控制 I 类错误概率大小的方法。如果期中分析结果证实要提早终止试验,按原计划要求,申办者要毫不延迟地举办发布活动,立即作出终止试验的决定和停止该药的临床开发,将事实告知所有相关人员。

八、注意事项

由于统计分析本身是一个复杂而细致的工作,即使在目前具有计算机和统计软件的条件下,偶然的疏忽也会造成极大的错误。因此,统计分析应当由具有资格的统计专业人员用恰当的计算设备和软件来进行,以确保得到尽可能正确和完整的结果。如前所述,如由具有临床试验统计分析经验的试验统计学家来做。

通常统计学家所遇到的问题是申办者所给的分析时间太少,而又要求过多的分析结果。因此,在计划一个临床试验时,应该给统计分析留出充裕的时间,并且只遵循于事先设定的统计分析计划,对必要的内容进行统计分析。

尤为严重的是,由于申办者想要得到阳性结果的迫切愿望,在统计分析得出阴性结果时,要求统计学家作各种亚组分析,脱离了临床试验所需要进行的必要的统计分析。这样可能会得出虚假的阳性结果。例如,在精神疾病的量表得出总分没有统计学意义时,要求做每一项分指标之间差异的检验。由于一般 I 类错误的概率定为5%,所以,即使该药并无疗效,在20个分指标中平均会有1个得出假阳性的结果,得出认为该药对某1个分指标有疗效的错误结论。因此,统计分析是应当在事先进行严密计划的,而不是事后过度分层、分指标地分析数据,捕获偶然的小 P 值。

在统计分析的计划和分析阶段,统计学家应当征求研究者的意见,两者进行合作可以使统计结果更符合临床研究结果的需要。

第三节 统计分析中的质量控制

在统计分析过程中,除了统计分析标准操作规程(standard operating procedure,SOP)以外,统计分析计划从更加技术性和更加详细的角度对临床试验中的统计分析作出规定,从而进一步控制统计分析实施的质量。统计分析计划中要规定分析对象和分析集、数据处理的方法(例如缺失数据的处理)、疗效分析方法、安全性分析方法,以及使用的分析软件,并且应当包括所有统计表及统计图的样式。统计分析计划如果需要变更,则应该在报告中记录修改的内容、时间及原因等,但在揭盲后不得变更主要变量、缺失数据处理原则,以及从分析集中剔除受试者的原则等重要内容。

采用双人独立编程的方法也可以用来控制程序的质量和结果的准确性,分别由两名统计分析专业人员(或程序员)根据统计分析计划,按统计分析计划中指定的图表格式进行编程分析,比较两者结果,找出错误所在并纠正,确保统计分析结果正确。

🔍 思考题:

1. ICH E9(R1)提出的分析策略有哪些?
2. 什么是统计分析计划? 主要包含什么内容?

(王素珍 许金芳 阎小妍)

参考文献

[1] 国家药品监督管理局药品审评中心. 药物临床试验多重性问题指导原则（试行）[EB/OL].（2020-12-31）[2022-03-02]. https://www.cde.org.cn/zdyz/domesticinfopage?zdyzIdCODE=7e708c2bed011979 27a864f3c3e8c972.

[2] 国家药品监督管理局药品审评中心. 药物临床试验数据管理与统计分析计划指导原则[EB/OL].（2022-01-04）[2022-03-02]. https://www.cde.org.cn/zdyz/domesticinfopage?zdyzIdCODE=5f10af0fd36 0978d86b22519666e9183.

[3] 国家药品监督管理局药品审评中心. 药物临床试验协变量校正指导原则[EB/OL].（2020-12-31）[2022-03-02]. https://www.cde.org.cn/zdyz/domesticinfopage?zdyzIdCODE=b8661bff8fc82f128820578 bd3a3da44

[4] 国家药品监督管理局药品审评中心. 药物临床试验亚组分析指导原则（试行）[EB/OL].（2020-12-31）[2022-03-02]. https://www.cde.org.cn/zdyz/domesticinfopage?zdyzIdCODE=cec75e58ace47593 dac6993bdff9a6be.

[5] 国家药品监督管理局药品审评中心. 药物临床试验的生物统计学指导原则[EB/OL].（2016-06-03）[2022-03-02]. https://www.cde.org.cn/zdyz/domesticinfopage?zdyzIdCODE=faf2ca6b8fc2989eb660 ac2b9e4053c2.

[6] 国家药品监督管理局药品审评中心. 药物临床试验数据监查委员会指导原则（试行）[EB/OL].（2020-09-23）[2022-03-02]. https://www.cde.org.cn/zdyz/domesticinfopage?zdyzIdCODE=7b29e60945 64d9d962dc4a3af13862de.

[7] 美国食品和药品管理局. ICH E9：Statistical Principles for Clinical Trials[EB/OL].（1998-09）[2022-06-06]. https://www.fda.gov/regulatory-information/search-fda-guidance-documents/e9-statistical-principles-clinical-trials

[8] 美国食品和药品管理局. ICH E9（R1）：Addendum on Estimands and Sensitivity Analysis in Clinical Trials to the Guideline on Statistical Principles for Clinical Trials[EB/OL].（2021-05）[2022-06-06]. https://www.fda.gov/regulatory-information/search-fda-guidance-documents/e9r1-statistical-principles-clinical-trials-addendum-estimands-and-sensitivity-analysis-clinical

第十一章

疗效评价

临床结局评价对于干预措施与疗效之间的关系推断具有十分重要的作用。在临床疗效评价研究中,干预措施是否有作用,具有什么样的作用,主要从结局指标的数据分析推断而来。而采用不同的结局指标有可能会得出不同的结论。因此,一项研究的结局指标的选择及该结局指标的特点,是评价该研究结论真实性和临床意义的重要组成部分。临床研究中,需要根据结局指标的类型及试验的研究背景采取合适的统计分析方法。

第一节　结　局　指　标

疗效评价的结局指标(outcome)是临床试验评估其有效性指标的最佳选择。一般是指对受试者影响最大、受试者最为关心的、与受试者切身利益最为相关的事件,主要包括对受试者生存或死亡、残障水平或其他一些重要临床事件,如疾病复发等的测量。结局指标分为定量指标和分类指标。结局指标必须在设计方案中有明确的定义和可靠的依据,不允许随意修改。

一、主要指标和次要指标

主要指标(primary endpoint)又称主要终点指标或者目标变量,是与试验目的有本质联系的,能确切可靠和高效地反映药物有效性或安全性的观察指标。主要终点指标通常只有一个,主要终点的选择如果存在多个主要指标时,应该在设计方案中,考虑控制 I 类错误的方法。主要指标应根据试验目的,选择易于量化、客观性强、重复性高、并在相关研究领域已有公认的标准。主要指标的选择及其理由应该在设计方案中说明,为了避免产生不可判断的偏倚,揭盲后一般不能修改主要终点变量。试验中样本量的估计基于主要终点,当主要终点超过一个的时候,需要预先制定控制 I 类错误的策略。由于大多数验证性试验的重要目的是验证有效性,所以常使用有效性作为主要变量;当然有的临床试验也可以使用安全性和耐受性作为主要指标。

次要指标(secondary endpoint)又称次要终点指标,是与次要目的相关的疗效指标,通常是与试验目的相关并起到辅助性作用的指标。在试验方案中,也需明确次要指标的定义,并对这些指标在解释试验结果时的作用以及相对重要性加以说明。次要指标数目也应当是有限的,并且能回答与试验目的相关的问题。次要指标也有重要和一般的区别。在主要指标未显示出统计学意义的情况下,也应该对次要指标进行分析,但其分析结果只能被认为是支持性的或探索性的结果。

二、复合指标

当难以确定单一的主要指标时,可按预先确定的计算方法,将多个指标组合构成一个复合指标(combined endpoint),又称复合变量(composite variable)。复合指标被用作主要指标时,组成这个复合指标的单个指标如果有临床意义,也可以同时单独进行分析。在以事件为疗效指标的临床试验中,如果由于每个事件的发生水平较低而导致检出不灵敏时,常将多个事件组合在一起。复合指标一般有两种类型:一种就是临床上经常采用的量表,例如在抑郁症临床试验中常用到的汉密尔顿抑郁量表(Hamilton depression scale,HAMD)就是由若干项目组成的复合指标。另一种复合指标多见于生存分析中,几种事件被合并定义为一个复合指标,几个事件中有一个发生就认为终点事件发生。这种情况在心血管药物的临床试验中最为常见,例如,在急性冠脉综合征临床试验中,主要指标可使用一个复合终点,即出现任何原因的死亡、心肌梗死、有证据的需再次住院的不稳定型心绞痛、血管重建术和脑卒中的事件。

三、全局评价指标

全局评价指标(global assessment variable)是将客观指标和研究者对受试者疗效的总影响有机结合的综合指标,它通常是有序等级指标。用全局评价指标来评价某个治疗的总体有效性或安全性,一般都有一定的主观成分,以有序的等级变量形式出现。如果必须将其定义为主要指标时,应在试验方案中有明确全局变量与试验主要目的的相关性、测量尺度的有效性和可靠性、如全局变量等级化的依据和理由以及如何处理缺失数据。全局评价指标中的客观指标一般应该同时单独作为主要指标进行分析。

四、替代指标

替代指标(surrogate endpoint)又称替代终点,是指在直接测定临床效果不可能或无法在短期内直接评价临床获益时,用于间接反映临床效果的观察指标。替代指标一般易于测量,如常用的单纯生物学指标,包括实验室理化检测和体征发现,如血脂、血糖、血压、血清胆固醇含量、实体肿瘤体积的缩小等。采用替代指标必须有足够证据支持其与临床终点结局的关系,并可预测疾病结局,其应用的前提是替代指标的改善也将会相应改善疾病的终点结局。此外,替代指标应该具有灵敏、易测量和可解释的特点。替代指标的选择与试验药物、适应证以及临床分期等关系密切。替代指标选择不当有可能导致错误估计干预措施对临床最终结局的作用。例如,为了减少心肌梗死患者发生心律失常而应用抗心律失常药物的结果反而是导致病死率增加。

替代指标所提供的用于临床效果评价的证据强度取决于:①替代指标与试验目的在生物学上相关性的大小;②在流行病学研究中替代指标对临床试验结果的预测价值;③从临床试验中获得的药物对替代指标的影响程度与药物对临床试验结果的影响程度相一致的证据。

使用替代指标应注意以下问题:①替代指标与真正的疗效指标的关系有可能不是因果关系,而是由于第三个因素造成的巧合关系;②替代指标只与其中一个临床结局指标有关,与其他指标无关。

替代指标的选择存在风险,例如药物在替代指标上的优良表现不一定代表药物对受试者的长期临床获益情况,因此需要慎重。

五、定量指标转换为定性指标

根据临床评价的需要,有时需将定量指标转换为等级指标、或将等级指标转化为定性指标,例如:用药后血压降低到"140/90mmHg"以下、糖化血红蛋白降低到 7.0% 以下的受试者比例(达标率)。定量或等级指标转换定性指标的标准,应该具有临床意义、为相关领域公认、并在试验方案中明确规定。由于将定量指标转换为定性指标会损失部分信息导致检验效能的降低,在样本量计算时需加以考虑。如方案定义主要指标为定量指标转化的定性指标时,则研究结论应主要依据该定性指标,而不是其所源于的定量指标。

第二节　疗效分析的考虑

一、分类变量

常见的属于分类变量的临床试验疗效指标有两分类变量的反应率、顺序变量的临床综合疗效等。对于分类变量,需要用频数表的形式列出具体的频数和百分比进行描述,然后用 χ^2 检验、Fisher 精确概率检验等方法进行检验。有序分类变量又称等级变量,属于"半定量"资料,可以采用校正中心效应的 Cochran-Mantal-Hazenszel 检验(CMH test)或 Logistic 回归进行分析。当需要校正基线或其他因素时采用 Logistic 回归分析以及一些复杂的混合效应模型进行统计比较。

二、定量变量

对于定量变量,临床试验中最常见的疗效指标为治疗前后的变化值。对于这些变量,首先要对各组各个访视期以及与基线相比的变化值作简单描述。常规描述均值、标准差、中位数、最小值、最大值、合计数、缺失个数等,一般还可以通过统计图的形式直观呈现。统计检验方法可采用 t 检验、Wilcoxon 秩和检验、方差分析等方法进行组间比较,当需要校正基线变量或其他因素时,还需要采取协方差分析或重复测量资料的方差分析进行组间比较。

三、生存分析资料

生存数据是将分类变量和定量变量结合的一种数据资料类型。对于生存分析资料的描述,常用 Kaplan-Meier 法来进行中位生存时间、生存时间的上四分位数、下四分位数及各个时间点生存概率等的描述。除此之外,还需要用 Kaplan-Meier 法绘制生存曲线直观地反映生存情况。然后,采用 Log-rank 检验或者 Cox 比例风险回归模型等进行相应的统计分析和比较。

四、亚组分析

有时在证实了某种药物对某种疾病的疗效后,还想了解某些特征的人群如男性、某种基因型、重度患者、年轻患者等的疗效情况,或者说了解不同的人群是否疗效不同。这些不同的人群就是所谓的亚组(subgroup),是总体人群中具有某些特征的一个子集,同时也是复合入选标准进入临床试验的全人群的一个子集,对于亚组的分析就是亚组分析。亚组分析应考虑到对亚组人群的代表性,因此应该基于早期临床试验或确证性临床试验的一种探索性分析,既可以使用定量方法,也可以基于可靠的经验(如历史文献或专业实践背景)进行识别。

进行亚组分析主要有两个原因:①如果某药在整个患者人群中的总体疗效是有统计学意义的,还想了解这种药在某个特定人群中是不是特别有效或者说疗效更好;②如果某药虽然在整个患者人群中的总体疗效无统计学意义,还想了解某个亚组人群的疗效是不是会好一点甚至有意义。

根据研究目的,临床试验的亚组分析包括探索性(可以在设计阶段或者分析阶段定义)、支持性(一般在设计阶段定义)和确证性(必须在设计阶段定义)几类。

本质上来说,亚组分析都是一些探索性分析。亚组分析的结果会出现以下几种不同的情况:

(1)整个目标患者人群的总体疗效有统计学意义,各个亚组分析的疗效结果和总体疗效结果也是一致的,此时亚组分析的结果可以对总体疗效起到支持作用,还可以探索一下哪个亚组的疗效会相对更好些。

(2)整个目标患者人群的总体疗效有统计学意义,但各个亚组之间的疗效不一致,甚至某个亚组发现不利的治疗效果,如果这种现象无法解释,或者其他的信息也证实这种情况的存在,那么在药物批准时这个亚组人群就有可能被排除在外。

(3)整个目标患者人群的总体疗效无统计学意义,亚组分析疗效也无统计学意义。

(4)整个目标患者人群的总体疗效无统计学意义,但某个亚组分析的疗效有统计学意义,这种情况下仅仅依靠基于探索性的某个亚组分析的疗效显著性结果,也不会批准该药在这个亚组人群中使用,只能为下一步研究提供检验假设,即在下一个研究中就仅仅研究这个药在这个亚组人群中的疗效。

五、重复测量资料的分析

重复测量(repeated measure)是指在给予 1 种或多种处理后对同一研究对象的某一观察指标在不同场合(occasion),如不同时间点进行的多次测量,或从同一个体的不同部位(或组织)上重复获得指标的观测值。在临床试验中常要求动态观察受试者的某项或多项指标的变化情况,以确定药物(或疗法)的安全性和有效性。对每个观察对象的某项指标在试验的不同时期进行动态观察所获得的资料即为重复测量资料。例如,为研究某种药物对高血压患者的治疗效果,需要定时多次测量受试者的血压,以分析其血压的变动情况。由于其本身的特殊性,需采用适当的统计方法才能获得正确的结论。

重复测量的主要特点是各个时间点上的主要变量观察结果呈现相关,所以按每个时间点逐个进行统计分析是不恰当的。可以使用包括重复测量的方差分析、广义估计方程、混合效应模型和多水平模型等方法对重复资料进行统计分析。

第三节 桥接试验的统计分析

1998年,ICH E5(R1)指南"接受国外临床资料应考虑的种族问题"中提出了"桥接试验"的概念。它指出新药在原地区(original region)已经通过审批以后,如果要推广到新地区,"新的地区没必要重复整个药物开发计划,而是推荐接受国外的临床数据作为全部或部分支持在一个新的地区批准一项申请",即可以利用原地区的临床试验已有的信息,按需在新地区进行小规模的附加试验研究,通过这种试验研究说明该药品对新地区人群具有同样的安全性、有效性,即可有效、快速地将原地区的药品外推到新地区。药物开发已经全球化,一些药物制定全球性研发策略的时候就需要采用国际多中心随机临床试验(multi-regional randomized clinical trial,MRCT),通过在多个国家和地区的多个中心按照同一个临床试验的研究方案开展试验,可以先让新药在一个地区通过审批上市,然后通过桥接试验推广到更多的新的地区。2017年ICH E17提供了规划和设计MRCT的一般指导原则,补充了ICH E5(R1)指南中MRCT的部分,特别关注了MRCT规划和设计中的科学问题,促进多个监管机构对MCRT数据的接受。

一、桥接试验的概念和目的

药品的种族敏感性(ethnic sensitivity)使得某些药物在不同种族的人群中会表现出不同的药代动力学和药效动力学(PK/PD)特征。种族因素的影响分为内源性(主要为遗传的、生理和病理状态)和外源性(主要为环境)。在原地区批准上市的药品,若希望在新地区也获得审批上市,则必须阐明药品在种族之间的差异,以及这种差异对药品的安全性和有效性的影响。虽然在新地区重新进行Ⅰ~Ⅲ期的临床试验可以获得与新地区人群有关的最直接的临床试验资料,但这种重复有时不仅浪费了大量资源,还延迟了新药惠及患者的时间。

桥接试验(bridging study)是指在新地区进行的附加试验,以提供与新地区人群有关的药代动力学或有效性、安全性、适宜剂量以及给药方案的信息,允许将原地区的临床数据外推(extrapolation)到新地区人群的药效动力学或有关有效性、安全性、剂量和给药方案的临床研究,这样的研究可能包括附加的药效学研究。桥接试验的目的只需要证明药物在新地区具有和原来地区"相似的"有效性和安全性,而不是一定要得到有统计学差异的结论,以缩短开发周期、降低开发成本、促进全球化,从而使新药在新地区迅速获得批准。桥接试验不仅是一种试验方法,更是药物临床试验和审批中的一种策略,它不是一个单独的试验,而是根据实际需要开展的一系列可能包括药代动力学试验以及Ⅰ、Ⅱ、Ⅲ期的临床试验。

二、桥接试验的应用情形和桥接策略

(一)何时需要桥接试验

根据研究药物类型、医疗实践、药物分类及临床经验数量等因素选择是否需要进行桥接试验。需要桥接试验的情形见表11-1。

表 11-1 需要桥接试验的情形

项目	不需桥接	需要桥接
研究药物	对种族因素不敏感	对种族因素敏感
地区	相似	不相似
医疗实践	相似	不同（需要对照试验）
药物分类	类似（仅需药代动力学）	不相似（需要对照试验）
临床经验数量	足够多	不足（需要对照试验）

如果不需要做药物有效性的桥接试验，或者试验期限太短，例数太少，则需要进行单独的安全性研究，尤其是在原地区临床试验中有严重不良反应事件的案例，新地区有效性桥接试验只能得出有限的安全性数据时，须进行安全性桥接临床试验，而不能将一般不良反应及严重不良反应的发生率外推。

安全性桥接临床试验应考虑监测常见不良反应和严重不良反应的发生率。评价有效性的桥接试验可用于估计新地区常见不良反应发生率，也可鉴别在新地区发生的严重不良反应。是否需要进行桥接试验除受上述因素影响外，还需要遵循各国的法规规定。例如，在我国对进口药品的注册也有专门要求，如许可原地区药理和毒理学研究资料可作为申报材料的一部分等。在我国，2003 年施行的《药物临床试验质量管理规范》对多中心试验的计划和组织实施应该考虑的问题进行解释，2004 年印发的《疫苗临床试验技术指导原则》中提出桥接试验的使用原则和适用范围，2016 年印发的《药物临床试验的生物统计学指导原则》进一步对多中心试验的组织和设计进行了说明，2010 年印发的《药物致癌试验必要性的技术指导原则》中提出当药效学或毒性发生变化时可能需要通过桥接来确定是否需要进行新的致癌试验，2014 年印发的《疫苗生产场地变更质量可比性研究技术指导原则》中提出无法通过非临床研究证实变更对产品安全性和有效性产生影响时需要进行桥接性或确证性临床试验。

（二）桥接策略

原地区临床试验资料能否外推到新地区，以作为申请上市的依据，通常需进行桥接试验，实施和运用的过程称为桥接策略。桥接策略需考虑以下几个问题：

①通过观察 PK/PD 评价项目，运用统计学方法检查种族敏感性；②如果没有足够的证据说明原地区和新地区之间有种族差异，则没必要进行桥接试验；③如果确实存在种族差异，调整剂量，在新地区采用新的剂量进行桥接试验，以验证药物的有效性和安全性。

2003 年在亚太经济合作组织关于桥接试验的研讨会中讨论了多中心临床试验的桥接策略：①成组序贯设计。在药物研发时进行同步研究，将桥接研究作为整个研究的亚组，在新地区招募一定数量的患者人群作为一个组，桥接研究按照原地区方案进行。②加权折中方案，也就是基于传统的加权 Z 检验方法。将以往试验和桥接试验作为一项试验的两个阶段，不同的地域条件需要对 Z 值进行调整或加权，这里的 Z 值是两个独立 Z 值之和。③多中心层次模型。通过适当的观察数据，获得先验信息和诱导先验，在实现不同地域数据整合的时候，赋予先验信息和新地域数据一定的权重，调整新地域的样本含量。

三、桥接试验的评价

桥接试验的评价并不是借助原地区的临床数据来验证总体治疗的有效性,而是说明新地区进行的小规模试验与原地区的研究具有相似性,从而实现将原地区的临床数据外推到新地区的目的。一致性(consistency)和相似性(similarity)是桥接试验评价的重要部分。其中,相似性的评价实质上就是药物的种族敏感性的评价。根据对 ICH E5 中相似性的理解不同,出现了诸多桥接试验评价的方法:

(1)通过检验原地区与新地区之间的治疗效果是否有交互作用检验种族的敏感性。如果没有足够的证据说明原地区和新地区之间有种族差异,则没必要进行桥接试验。如果确实存在种族差异化,可以调整剂量,并在新地区采用新的剂量进行桥接试验。

(2)通过计算在新地区的再现性和重现性的概率(reproducibility and generalizability probability,P_R)和概括概率(generalizability probability,P_C)来检验种族敏感性。所谓重建概率是在新地区重复原地区试验结果的概率,当无明显证据表明两地区对药物疗效产生影响,通过计算重建概率判断是否需要进行桥接试验。概括概率是在已有信息表明新地区和原地区药物疗效存在差异的条件下,新地区得到疗效存在的概率。

(3)通过相似性评价检验种族敏感性。以药理学终点为研究指标,评价不同种族的 PK 数据的相似性,通常使用图形法和模型法。图形法用于研究两个种族资料分布的差异性,可以使用重叠系数(overlapping coefficient)考察分布的相似性,模型法借鉴 FDA 群体等效性思路,用 Kullback-Leibler 距离度量 PK 数据的差异性。

(4)通过等效性/非劣效性检验评价种族敏感性。在Ⅱ/Ⅲ期随机对照试验中,以临床终点为研究指标,借用等效性、非劣效性试验的思想和贝叶斯方法进行桥接试验,检验方法有等效性/非劣效性检验、群体相似性检验(population similarity)、一致性检验(consistency among studies)以及贝叶斯方法(Bayesian approach)。

(5)在新地区用较少例数的患者进行 PK 对照研究或随机对照的临床试验,然后通过比较新地区和原地区的数据,采用贝叶斯方法完成种族敏感性的验证。桥接试验通过合理使用掌握药物安全性和有效性信息,支持药物在新地区快速上市与贝叶斯方法基本理念一致。代表方法包括贝叶斯预测概率法、经验贝叶斯法、混合先验法、幂次先验法(power prior)和公度幂次先验法(commensurate power prior)。

虽然以上评价方法是基于对相似性的不同理解而进行,但都同时利用了原地区和新地区的临床试验数据。因此,桥接试验的相关研究其实是组间的比较性研究。

四、桥接试验结论的外推

桥接试验数据是否可以外推,其判断标准有以下 4 条:

(1)如果结果表明在新地区人群的剂量-反应、安全性及有效性与原地区相似,则可作为合适的国外临床数据的桥接研究。

(2)如果应用一个不同的剂量在新地区人群中产生的安全性和有效性特征与原地区无实质性不同,可通过充分的 PK/PD 数据来证明作合适的剂量调整后,可以将国外数据外推至该地区。

(3)如果桥接试验的规模大小不足以充分确认将不良事件外推到该地区人群,则需要补充安全性数据。

（4）如果桥接试验不能确认该药的安全性与有效性,则必须递交补充的验证性临床研究数据。

桥接试验是评价和描述影响药物作用变异性的科学途径,应该设定理想的全球发展计划,用所有现有的知识以同样的方法学(在不同人群)获得严格研究的PK/PD数据,在经良好组织的国际多中心临床研究中进行人群分析,切忌重复开发。

桥接不是一个具体的试验,而是一种策略。即使一项研究就足以桥接疗效数据,通过开展多项研究来获得必要的数据仍是可行的。例如,需要使用临床终点的固定剂量和剂量-反应研究作为桥接研究,短期药物终点研究可以帮助选择更大(临床终点)研究中的剂量。相对的种族敏感性有助于确定桥接研究的必要性和性质。对于缺乏基于国外临床数据注册经验的地区,即使化合物对种族不敏感,仍然需要进行桥接试验以获取批准。

在桥接策略实施过程中,试验设计非常重要。例如,在剂量-反应研究中,剂量组的设置,是否设置安慰剂组,如何选择恰当的阳性对照都是研究设计的关键。采用桥接策略,需要考察收集到的桥接临床数据是否符合新地区法规要求? 从原地区资料到新地区资料的外推是否合理? 需要附加做哪些试验才可以接受原地区的数据? 在考虑桥接策略时,还应考虑生物学指标;在桥接试验实现的时候要考虑医疗实践、不同对照和基础用药的选择、重点指标、不良事件/反应的评价;充分考虑每个区域的人类状态有较大的多样性;在统计学上需要对亚组结果和整体结果进行一致性分析,样本量确定的时候也需要满足亚组安全性和有效性评价的需要,同时也需要将地区变异带来的交互作用分析考虑在内。只有这样,桥接试验才能达到其最终的理想目的。

第四节　缺失数据的处理

ICH E9中指出,临床试验中不可避免地出现数据不同程度的缺失,这也是反映随机对照临床试验质量的重要方面。在ICH E9(R1)中定义了临床试验中缺失数据为:对于既定估计目标的分析有意义、但未收集到的数据。它应该与不存在的数据,或由于伴发事件而被认为没有意义的数据区分开来。统计分析计划中要明确定义哪些数据如果未被收集到即为缺失数据问题,哪些是伴发事件,选择解决缺失数据问题的方法,以与估计目标一致。数据的缺失可能使得临床试验组间的可比性被破坏,导致药物疗效的比较和评价过程出现偏倚,对试验结果的准确性和检验效能都有影响。根据1976年Little和Rubin提出的理论,缺失机制可分为3类:完全随机缺失(missing completely at random,MCAR),即观察对象的数据缺失完全是由随机因素造成的,既不取决于已观察到的数据,也不取决于未被观察到的数据;随机缺失(missing at random,MAR),即观察对象缺失的概率取决于已有的观察结果,不取决于未观察到的结果;非随机缺失(missing not at random,MNAR),即观察对象的缺失概率与当前尚未观察到的结果有关。

由于实际操作中,既不能肯定缺失值与未被观测的结局变量之间的相关性,也不能判断缺失数据是否能从已测值中得到很好的预测,因此不能确定是否应将其视为MCAR还是MAR。另外,要想明确区分MAR和MNAR也很困难。研究者只能对同一份有缺失数据的资料分别进行MAR和MNAR的假设,并在各自的假设下进行数据分析,然后进行敏感性分析,以比较所得结论是否一致,结果是否稳定。

临床试验中可以通过在试验设计阶段和数据处理阶段进行缺失数据的预防和处理。

试验设计阶段可以通过下列方式进行处理:

(1)通过在研究中心、研究者、研究对象、研究终点指标和持续时间的选择来控制缺失。

(2)采用前瞻性方法,利用患者特征来确定入组试验的人群,或者在试验开始前一段时间根据患者的依从情况和安慰剂效应的预期效应来最终确定试验入组的人群。

(3)通过缩短随访的周期来降低数据缺失的可能性。

(4)在进行随访的时候尽量避免没有必要的冗长的信息采集。

(5)结合当面问询和包括电话、短信、邮件在内的多种方式获取研究对象的多方信息。

(6)适当延长随访的访视窗口以增加获取到访视数据的可能性。

当出现缺失值时,可采用如下方法进行处理:忽视缺失值、简单填补、多重填补、不填补直接分析法。

一、忽视缺失值

只有当缺失值属于 MCAR 时才可以忽视这些缺失值,否则会得出有偏倚的结论。需要指出的是,忽视缺失值仅采用完整病例进行分析,违背了意向性治疗分析(intention-to-treat analysis,ITT)原则,不推荐将其作为验证性试验主要结果的缺失数据处理方法。

该方法可考虑在以下情况使用:①在探索性研究中,尤其是在药物研发的初期阶段;②在验证性试验中,作为次要结果的处理方法,用以支持性分析来说明结论的稳健性。

二、简单填补

数据填补分为简单填补(simple/single imputation)和多重填补(multiple imputation,MI)。当数据满足以下情况考虑进行填补:①相对小的缺失率(例如 10%~15%);②无论在临床上,还是在生物学上,含有缺失值的变量对于所要研究的问题都具有非常重要的意义;③有合理的假设和填补技术策略,一般宜遵循保守的原则;④不同填补方式产生的结论需进行敏感性分析。

简单填补法是将缺失值仅按某个填补方法填补一次,但该方法的不足是低估了数据的变异。常用的简单数据填补方法如表 11-2 所示。

表 11-2　常用的简单数据填补方法

名称	替代方法	特点
末次访视填补(last observation carried forward,LOCF)	将末次观察应答视作其研究终点时的应答	适用于 MCAR 假设,倾向于得到保守的结论
基线访视填补(baseline observation carried forward,BOCF)	将基线观察应答视作其研究终点时的应答	适用于 MCAR 假设,倾向于得到保守的结论
最差病例填补(worst case imputation,WCI)	将对照组缺失值填补为"成功",试验组缺失值填补为"失败"	适用于二分类变量,临床结局表现为"治疗成功"或"治疗失败",偏倚性结论将有助于对照药

续表

名称	替代方法	特点
最好病例填补 （best case imputation，BCI）	将对照组缺失值填补为"失败"，试验组缺失值填补为"成功"	适用于二分类变量，临床结局表现为"治疗成功"或"治疗失败"，偏倚性结论将有利于试验药
非条件均数填补 （unconditional mean imputation，UMI）	用变量的均数来代替该变量中的每一个缺失数据	低估了变量的变异程度，且低估填补变量与其他变量的关联程度
条件均数填补 （conditional mean imputation，CMI）	据预测变量将总体根据重要特征进行分层（如根据性别、年龄等分层），用该观察个体所在层的完整数据的均数来替代缺失数据	变异程度较非条件均数填补法有所改进，但由于没有得到残差的依据，这种方法仍然低估了该变量的变异程度

三、多重填补

多重填补最早是由 Rubin 提出的，通过选择合适的模型，将缺失值用随机生成值替换，产生多个衍生数据集，针对衍生数据集统计分析，综合多个数据集得到的参数估计值产生最终统计结论的方法。为每一个缺失值构造 $m(m>1)$ 个填补值，这些值反映了缺失值的不确定性，这样就产生 m 个完整数据集。然后用分析完整数据集的统计方法对这 m 个数据集分别进行统计分析，再把得到的结果进行综合推断，最终得到对目标变量的估计。MI 假设的基础在于数据缺失机制主要为 MAR，还要求数据服从正态分布。多重填补的准确性和随机缺失假设是否成立密切相关。

缺失数据的 MI 过程涉及贝叶斯理论、马尔科夫链蒙特卡罗（Monte Carlo simulation Markov chain，MCMC）方法和数据增广方法等。在填补时不仅要考虑到数据的变异性，还要考虑到所观察的完整变量与缺失变量之间的相关性。常用的 MI 方法有：数据扩张（data augmentation，DA）法、多重回归填补（multiple regression imputation）法和倾向性评分（propensity score，PS）法。

数据扩张法通过对缺失数据产生多个填补值，不仅可以得到疗效指标的估计值，还可以考察该指标的抽样误差，为进一步提供统计推断提供信息。多重回归填补和倾向得分都能够用于处理单调缺失模式的连续性变量数据。倾向得分法对每个缺失的变量产生一个倾向得分表示观测缺失的概率，根据倾向得分分组在应用分配一个特殊处理的条件概率，由于没有考虑到变量之间的相关性，因此当依赖预测变量的数据缺失时会出现严重的偏倚。

四、不填补直接分析法

对于缺失数据有时候既不删除也不进行填补，而是直接进行通过基于似然的方法进行分析。似然方法的参数估计是基于构建的模型，能够充分体现可用的数据信息。常见的基于似然的处理方法包括期望最大化算法（expectation-maximization algorithm，EM）和混合效应模型（mixed effect model）与广义估计方程（general estimating equations，GEE）。

期望最大化算法或者 Dempster-Laird-Rubin 算法是通过迭代进行极大似然估计（maximum likelihood estimation，MLE）的优化算法。期望最大化算法能够充分利用观测到的数据,但是当数据缺失较多时收敛会变慢,点估计的标准差和相关系数矩阵无法从期望最大化算法中直接获得需要进行复杂的计算,并且基于 MLE 的算法需要较大的样本量。

混合效应模型与广义估计方程都适用于变量之间存在相关关系的情况,常用于纵向数据中。对于重复测量的数据类型,基于似然的方法又延伸出更为有效处理数据缺失的模型,例如重复测量的混合效应模型(mixed model for repeated measures,MMRM)和广义混合效应模型(generalized linear mixed model,GLMM)。MMRM 只考虑随机效应的整体变异程度,能在提高固定效应估计精度的同时避免不必要的自由度浪费。GLMM 是混合效应模型与广义线性模型的结合,通过连接函数将因变量进行相应变换表示成线性混合效应模型的形式。

思考题:

1. 临床研究疗效评价时主要结局指标为什么最好只有一个?
2. 什么是"桥接试验"?
3. 临床试验中,缺失值的处理方法都有哪些?

(王素珍　许金芳　孔雨佳)

参考文献

[1] 美国食品和药品管理局 . ICH E9:Statistical Principles for Clinical Trials [EB/OL]. (1998-09)[2022-06-06]. https://www.fda.gov/regulatory-information/search-fda-guidance-documents/e9-statistical-principles-clinical-trials

[2] 美国食品和药品管理局 . ICH E9（R1）:Addendum on Estimands and Sensitivity Analysis in Clinical Trials to the Guideline on Statistical Principles for Clinical Trials [EB/OL]. (2021-05)[2022-06-06]. https://www.fda.gov/regulatory-information/search-fda-guidance-documents/e9r1-statistical-principles-clinical-trials-addendum-estimands-and-sensitivity-analysis-clinical.

[3] 美国食品和药品管理局 . ICH E17 General principle on planning and Designing Multi-Regional Clinical Trials [EB/OL]. (2018-07)[2022-06-06]. https://www.fda.gov/regulatory-information/search-fda-guidance-documents/e17-general-principles-planning-and-design-multi-regional-clinical-trials.

第十二章

安全性评价

临床试验安全性评价与有效性评价同样重要。即使是已经上市的药品,也需要密切关注安全性问题。任何药物即使在治疗剂量内,除了产生积极的治疗作用外,也一定存在着与药物作用机制有关的不良反应。安全性评价是药物研发全过程中始终需要关注的问题。本章重点探讨临床试验中安全性数据的评价与管理以及常用的分析方法。

第一节　临床试验安全性数据评价与管理

一、临床试验安全性相关术语定义及分析评价

(一)术语定义

临床试验中获得的安全性数据,要以一致的方法进行评价和管理,首先需要统一的定义和术语。

不良事件(adverse event,AE)是指受试者接受试验用药品后出现的所有不良医学事件,可以表现为症状体征、疾病或者实验室检查异常,但不一定与试验用药品有因果关系。[参见《药物临床试验质量管理规范》(2020年)]

不良反应(adverse drug reaction,ADR)是指在新药或药物新用途的临床试验中,特别是其治疗剂量尚未确定时,与任何剂量的药物使用有因果关系的、非预期的有害反应。对上市后药品,不良反应是在按正常剂量使用药品时发生的、非预期的有害反应。只有与药物使用有因果关系的不良事件才是不良反应。在一种新药或药品新用途的临床试验中,其治疗剂量尚未确定时,所有有害而非预期的、与药品应用有因果关系的反应,也应视为不良反应。以往经常使用的"副作用(side effect)"一词,通常指不良反应,但也包括有利的反应,因此不是不良事件或不良反应的同义词,现已不再使用。[参见 ICH E2A 临床安全性数据的管理:快速报告的定义和标准(1994年)]

严重不良事件(serious adverse event,SAE)是指受试者接受试验用药品后出现死亡、危及生命、永久或者严重的残疾或者功能丧失、受试者需要住院治疗或者延长住院时间,以及先天性异常或者出生缺陷等不良医学事件。[参见《药物临床试验质量管理规范》(2020年)]

重要不良事件(significant adverse event)是指除严重不良事件外,受试者在应用一种药

物后发生的任何导致采用针对性医疗措施（如停药、降低剂量和对症治疗）的不良事件和血液学或其他实验室检查明显异常。

可疑且非预期严重不良反应（suspected unexpected serious adverse reaction，SUSAR）是指临床表现的性质和严重程度超出了试验药物研究者手册、已上市药品的说明书或者产品特性摘要等已有资料信息的可疑并且非预期的严重不良反应[参见《药物临床试验质量管理规范》（2020 年）]。

（二）临床试验安全性分析与评价

临床试验中的不良事件，依其严重性和因果关系，可能对整个试验甚至该药物的研发进程产生重要的影响。因此，临床试验的研究者/申办者需要对试验中的安全性数据进行分析和评价，这主要包括对不良事件的严重性、因果关系和预期性的评价。

《药物临床试验质量管理规范》（2020 年）关于严重不良事件的定义比较容易理解，但在评估时需要注意相关的一些特殊情况。在通常情况下，死亡是不良事件的后果和评价严重性的标准，而不是一个单独的不良事件。但在死亡原因尚未明确时，"死亡"事件需要作为一项严重不良事件来报告。

在判断不良事件是否危及受试者生命时，需要明确在事件发生之前受试者是否已经处于病危的状态。如果只是在理论上推断事件加重可能会威胁生命，那么这个事件并不符合"危及生命"这一标准。

住院这项标准是指正式收治入住院部病房，一般不包括在急诊室、门诊部、康复护理机构或临终关怀机构接受诊断治疗。住院能够反映不良事件需要治疗和干预的程度，但并不直接代表受试者的健康状况，因此本身不能作为一个独立的不良事件。没有相应不良事件的住院，在评估时可以认为不符合严重不良事件的标准，不需要报告。例如，研究方案规定的、在临床试验过程中必需的住院，为治疗原有基础疾病住院、而基础疾病并未在临床试验过程中恶化加重，为选择性治疗如美容手术住院，为健康体检住院，社会收容性质的住院等。除此之外，即使确实是因为不良事件住院，但并未具体说明是什么不良事件，在信息明确之前，同样也不建议作为严重不良事件报告。

导致残疾的不良事件，是指对受试者的劳动能力和/或日常生活自理能力造成实质性损害的事件。但由于劳动能力和/或生活自理能力受损甚至丧失的界定往往具有主观性，受试者、研究者和试验申办者对此会有不同的解读。因此，在没有说明具体医学事件的情况下，残疾本身也不是一个独立的不良事件。

评价不良事件严重性的时候，另外一个值得注意的是要区分两个概念，即事件的严重程度（severity）和严重性（seriousness）。前者用来评价不良事件的严重程度，与是否是严重不良事件无关。后者用来鉴别不良事件是否符合严重不良事件的标准，注重的是不良事件对受试者的危害和后果。虽然不良事件的严重程度有时可以作为评判的参考因素之一，但重度的事件并不一定等同于严重不良事件，如受试者经历的严重头晕事件不一定符合严重不良事件的标准，所以不能机械地根据事件的严重程度来判断严重性。只有对受试者的生命或机体功能造成威胁或损害、符合上述标准之一的，才是严重不良事件。不良事件的严重程度的分级标准通常可分为：①轻度。指仅有轻微的反应，症状不发展，一般无需治疗。②中度。指症状明显，重要器官或系统有中度损害，可能需要治疗干预。③重度。指重要器官或系统功能有严重损害,缩短或危及生命,需要治疗干预。④危及生命,需紧急治疗。⑤死亡。

除了不良事件的严重性,研究者/申办者还需确定不良事件与药物使用之间的因果关系,即研究药物是否导致或促进了不良事件的发生。因果关系的判断有多种方法,包括主观综合评判、计算法或概率法,其中前两种方法应用较为广泛。虽然因果关系的判断方法多样,但都有一些共同的考虑因素,例如:①不良事件与药物使用之间的时间关联;②停药或减量后不良事件是否消失或减轻(停药反应阳性);③重新给药或恢复原剂量后不良事件是否再发或加重(重新给药反应阳性);④药物导致不良事件的生物学/药理学可能性;⑤特异性的实验室检查结果;⑥其他致病因素/混杂因素,如年龄、生活方式、家族史等危险因素,基础疾病、合并疾病、手术操作的并发症、其他合并用药等。

在国内临床试验中,常用的两种5级评价不良事件与试验药物的因果关系如表12-1所示。

表 12-1　国内常用不良事件与试验药物的关系 5 级评定法

评定法一	评定法二
肯定有关	肯定有关
很可能有关	可能有关
可能有关	可能无关
可能无关	肯定无关
肯定无关	无法评定

因果关系的计算法是采用量表,将各项因素量化后,计算得出因果关系。通常各种量表考虑的主要因素是:不良事件和药物使用的时间关联,停药和重新用药的反应,该药物已知或已报告的不良事件,以及能出现类似事件的合并疾病或合并用药。例如较为常用的诺氏(Naranjo's)评估量表,包含10个问题,把不良事件假定为不良反应,根据最终得分,将其分为4级:肯定的不良反应、很可能的不良反应、可能的不良反应以及不能确定的不良反应,详见表12-2。

表 12-2　诺氏(Naranjo's)评估量表

问题	是	否	未知
1. 之前有无该不良反应的确切报告?	+1	0	0
2. 不良反应是否出现于怀疑药物使用之后?	+2	−1	0
3. 停药后不良反应有无改善?	+1	0	0
4. 重新用药后不良反应是否再次出现?	+2	−1	0
5. 有无其他原因?	−1	+2	0
6. 给予安慰剂时该不良反应是否出现?	−1	+1	0
7. 经检测血中的药物是否达到中毒剂量?	+1	0	0

问题	是	否	未知
8. 不良反应是否随药物剂量的增减而加重或减轻?	+1	0	0
9. 患者以往对相同或相似的药物有无类似的反应?	+1	0	0
10. 是否有客观依据证实不良反应的发生	+1	0	0

>9:肯定的不良反应;5~8:很可能的不良反应;1~4:可能的不良反应;0:不能确定的不良反应

可见,因果关系的评判方法和结果表示多种多样,目前尚无国际统一的标准。ICH 指南定义的不良事件报告条件,只区分为有或无合理的因果关系,即有无事实证据或参考因素可以提示不良事件和药物使用之间的因果关系。国内临床试验中,两种常用的因果关系分级方法中,第一种方法以"肯定有关""很可能有关"和"可能有关"的不良事件作为不良反应,第二种方法以"肯定有关""可能有关"和"无法评定"的不良事件作为不良反应,认为其与药物使用之间有因果关系。

在临床试验中,对新出现的、未知的严重不良反应尤须重视。因此,研究者/申办者还需确定不良反应的预期性。对于某试验药物,需关注该事件是否为未曾观察到、未曾记录过的不良反应,即"预期的反应"或"非预期的反应"。需要注意的是,预期性的判断是从以往是否曾观察到该事件的角度出发,而不是根据药物的药理学特性来预测。

判断不良反应是否曾记录在案的参考文件一般需要在临床试验的方案中预先规定。对于上市前的药物,通常以研究者手册作为参考文件。在药物研发和临床试验的过程中,参考文件如研究者手册需要定期更新其中关于不良反应的信息。除了最新版本的参考文件中从未记录过的不良反应是非预期的反应之外,如果个例报告中的不良反应的特异性或严重程度明显甚于已记录的反应,也属于非预期的反应。例如研究者手册中记录的不良反应有急性肾衰竭,如果新报告的不良反应为间质性肾炎,因为其比急性肾衰竭更特异,所以是非预期的反应。再如研究者手册中记录的不良反应有肝功能异常,新报告的暴发性肝衰竭,因此肝功能异常程度更严重,也是非预期的不良反应。

二、临床试验安全性数据的报告管理

(一)安全性事件个例报告

在临床试验,特别是上市前临床试验中,由于对药物安全性状况仍然处在探索阶段,安全性概貌还不甚清晰,因此安全性数据的管理和及时报告十分重要。需要遵循 ICH 相关指南以及临床试验注册和实施的国家的法律法规,对需要及时沟通的临床试验中发生的个例报告进行加速报告,并且按法律法规对安全性信息进行阶段性汇总分析报告。

根据 ICH 指南 E2A "临床安全性数据管理:快速报告的定义和标准",在临床试验中,下列情况需要加速向相关药政机构报告:①非预期的严重不良反应个例报告;②其他需要快速沟通的情况,包括预期的严重不良事件,但是发生率增加并被认为是有临床重要意义;③对受试者人群有显著危害的事件;④在新近完成的动物研究中的重要安全性发现。

ICH 指南规定死亡或危及生命的非预期不良反应,必须在 7 个日历日内向药政机构通报,尽可能完整地追加报告时间为后续的 8 个日历日;所有其他的非预期严重不良反应需要在 15 个日历日内报告。

2018 年 1 月 25 日国家食品药品监督管理总局发布了《关于适用国际人用药品注册技术协调会二级指导原则的公告》,要求"自 2018 年 5 月 1 日起,药物临床研究期间报告严重且非预期的药品不良反应适用《E2A:临床安全数据的管理:快速报告的定义和标准》《M1:监管活动医学词典(MedDRA)》和《E2B(R3):临床安全数据的管理:个例安全报告传输的数据元素》"。2018 年 4 月 27 日药品审评中心发布了《药物临床试验期间安全性数据快速报告的标准和程序》,进一步明确了我国药物临床试验期间非预期严重不良反应(SUSAR)快速报告的重点内容和报告途径。

由于临床试验中安全性信息的及时采集和报告十分重要,因此在临床试验方案的相关章节中,必须对该试验需要实施的安全性信息监测,报告范围和程序作明确规定和描述,使所有参与该临床试验的人员均能在同一指导下进行方案实施。需要有专用的严重不良事件(SAE)报告表,便于研究者在发现 SAE 时,能向申办者提供较为完整的临床信息以利于对该事件的及时分析评估,特别需要关注的是对因果关系判断的内容,如事件名称(症状或诊断)、起止时间、临床用药起止时间、去激发(dechallenge)和再激发(rechallenge)反应、合并用药、相关实验室检查结果、既往史,以及研究者对该事件的因果关系判断等。一般来说,当研究中出现严重不良事件时,研究者必须在获知严重不良事件后 24 小时内向申办者报告该严重不良事件,并且研究者也有责任及时向相关的伦理委员会通报和 / 或向当地药政机构通报(依照当地法规)。在整个临床试验过程中,严重不良事件报告的收集时间需要根据具体研究药物和研究疾病的特殊性来考虑,但不少于受试者最后一次服药后的 28 天。如果不良事件发生在方案设定的报告窗口之外,但是研究者认为是一个需要报告的严重不良反应,仍需要按照相关的加速报告程序进行通报。

(二)安全性事件阶段性汇总报告

在整个临床试验的过程中,除了加急报告的安全性信息需要及时与临床试验参与各方以及药政机构等进行及时沟通外,还需要定期对所有与研究药物或研究操作相关的安全性信息进行分析和汇总报告,依照相关法规递交给有关的药政机构。目前一般是整合入临床试验年度进展报告中。为了协调全球临床试验阶段性报告,加强临床试验阶段的风险管理,ICH 指南最新推出的"E2F:研发阶段安全性信息更新报告(development safety update report,DSUR)"也已经被 ICH 成员国的药政机构采纳实施。DSUR 是由临床试验申办者提供的年度报告,对该报告年度内所收集的安全性信息进行汇总分析,主要内容包括:①总结已知和潜在风险的管理;②对新的安全性问题进行描述;③对新信息与该研究药物已有知识的融合分析;④临床项目进展情况更新。

申办者通过 DSUR,对临床试验受试者可能的风险进行不断评估,将此信息通报给相关伦理委员会和药政机构,并提出处理这些安全性问题的行动计划。

为规范研发期间安全性更新报告的撰写与管理,根据《药品注册管理办法》相关规定,国家药品监督管理局药品审评中心发布了《研发期间安全性更新报告管理规范(试行)》,自 2020 年 7 月 1 日起施行。

（三）安全性数据的收集

药物的安全性包括药物对生命体征、心肺功能、肝肾功能、胃肠功能、精神神经系统、血液系统、免疫系统、致癌性、人类受孕和生殖，以及儿童生长发育的影响等。在临床试验设计时要考虑周全，尤其注意在前期临床试验或临床前动物研究中曾经出现的毒性反应。

比起有效性研究，安全性研究更为复杂。虽然对任何药物而言，均可以预期特定的药物不良反应，且对其进行监测，但可能发生的不良反应范围很广，新的不可预期的不良反应总是有可能发生的。因此，从受试者中收集的安全性变量应尽可能全面，包括受试者出现的所有不良反应的类型、药物剂量、发生时间、严重程度、持续时间、处理措施、转归，以及合并用药或伴随治疗等。另外，对于特定的亚组人群，如女性、老年人、重症患者或接受合并用药治疗的人，可能需要增加一些针对上述特定人群的安全性评价。因此，这些信息在设计时需要考虑，并要求填写在 CRF 中。

实验室安全性数据需要在临床试验开始前进行检测，获得基线数据，以便于对比，并在用药后定期复查，获得随访数据，以便于观察机体系统在临床试验过程中的变化。

三、与严重不良事件相关的破盲

在研究中出现严重不良事件时，研究者可能需要紧急揭盲以便了解受试者的试验用药情况，但是如果破盲结果对受试者将接受的医疗处理没有影响，研究者可以不破盲。

但作为申请人，如果当地法规快速报告需要知道确切的使用药物，申请人可以根据该事件属于快速报告的病例而针对某特定的患者破盲。如果可能，应该尽量使分析和解释结果的人员继续保持盲态直到研究结束。按照 CDE 于 2018 年发布《药物临床试验期间安全性数据快速报告标准和程序》规定，申请人是药物临床试验安全性信息监测与非预期严重不良反应报告的责任主体。申请人获知严重不良事件后，应立即对严重不良事件进行全面分析、评估和判断。根据严重不良事件的性质（类别）按照规定时限向国家药品审评机构快速报告。发生与试验药物相关或可疑的、非预期的严重不良反应需要按照《药物临床试验期间安全性数据快速报告标准和程序》向药品审评中心进行快速报告。

盲法试验中发生非预期严重不良事件时，为便于判断严重不良事件与试验药物的相关性，申请人可只对个例进行"破盲"。在此过程中，仅由个别专门人员进行相关个例破盲，而对疗效结果进行分析和阐述的人员仍应保持"盲态"。通过合理的临床试验设计与管理，个别病例的破盲通常不会影响临床试验的实施或最终结果的分析。

如保持"盲态"，而不进行个别病例"破盲"，不能及时明确试验药、对照药还是安慰剂，将不利于药物临床试验中的风险控制与受试者保护。因此，需要进行个例破盲，符合《药物临床试验期间安全性数据快速报告标准和程序》规定的方可按照 SUSAR 进行快速报告。

四、不良事件的一致性评价

在临床研究期间，严重不良事件可能会被分别录入临床数据管理系统和药物安全性系统两个数据库。对于某个严重不良事件来说，这个来自同一个受试者的严重不良事件既要按病例报告表的要求录入，又要按严重不良事件的要求及时向申办者的安全监测机构报告。因此，就会出现两者之间的差异。

由于临床数据管理的数据库被用于临床研究的结果分析统计报告,这就要求数据管理员在研究结束之前对数据管理数据库的严重不良事件与安全性监测数据库的严重不良事件作一致性的检查(SAE reconciliation),简称 SAE 一致性检查,其目的是确保两个数据库中的严重不良事件的收集与报告的一致性。应当指出的是,严重不良事件的一致性检查适用于临床研究数据库与药物安全性数据库是分别独立存在的。由于 EDC 的广泛使用,这两个数据库越来越趋于统一。

SAE 一致性检查主要是发现两个系统中的 SAE 信息是否有差别,或者是否有重大的差别(如果无法做到完全一致)。检查的内容主要有:①安全性系统中发现的 SAE 是否也存在于临床数据管理系统;②临床数据管理系统中的 SAE 是否也存在于安全性系统中;③死亡病例的报告是否存在于两个系统中;④对于同一 SAE,其基本信息,如发病日期等,在安全性系统和临床数据管理系统是否存在差异。检查中发现的不一致,要求数据管理员按照不一致的具体不同,及时与研究者、药物安全部门以及临床监察员(CRA)等沟通与联系。

五、临床试验安全性信息更新

临床试验中的安全数据管理还有一个重要环节就是安全性信息的及时更新和沟通。临床试验中与安全性信息密切相关的重要研究文件有研究者手册、知情同意书及临床试验方案等。当临床试验进行过程中所获取的安全性数据,包括不良事件个例报告、安全性信息阶段性分析、动物研究最新数据等,可能改变研究药物的风险和效益评估时,申办者必须及时和临床试验参与各方沟通,并且及时更新相关的安全性文件,包括但不限于:①研究者手册相应章节的更新,并且及时递交给研究中心和相关伦理委员会;②方案修订和更新,需要及时递交给研究中心和相关伦理委员会;③知情同意书更新,新的安全性信息可能会影响受试者参加临床试验的意愿,必须重新获得受试者的知情同意;④对于已上市的产品仍有临床试验,会涉及该产品核心安全性信息(CSI/CDS)以及产品说明书的更新,这些文件都必须及时按当地法规及时递交到相关药政机构。

第二节　安全性数据分析

在临床试验中,安全性评价是非常重要的一项内容,除了上一节所讲的不良事件和不良反应之外,还包括很多其他的安全性数据,如实验室数据、生命体征,乃至物理检查如心电图、胸部 X 线检查等。实验室检查是临床试验中一项常规的试验内容,一是作为基线测量,二是考察有无实验室指标上的疗效和毒性。

一、药物暴露

药物的剂量大小和使用时间长短对于安全性评价均有重要意义。暴露的强度越大、时间越长,则发生不良事件的机会越大。对于某些不良反应,可能会显示出累积剂量与该反应发生率之间的相关性。对于长期应用的药物,应考察累积剂量可能预示毒性的概率,并在报告中进行讨论。

分析时可以描述受试者在研究期间的用药持续时间与暴露量,如果有必要,可以分性别、分阶段(例如化疗周期)进行描述。受试者用药与暴露的程度见表 12-3。

表 12-3　受试者用药与暴露的程度

指标		试验组	对照组	合计	统计量	P 值
分类变量	类 1					
	类 2					
	合计					
连续变量	N（Nmiss）					
	mean（SD）					
	median（Q1,Q3）					
	min,max					

N：例数；Nmiss：缺失例数；mean：均数；SD：标准差；median：中位数；Q_1：下四分位数；Q_3：上四分位数；min：最小值；max：最大值

二、不良事件的分析

不良事件分析包括不良事件（疾病、体征和症状）、不良反应、严重不良事件、严重不良反应等。在分析时除了考虑不良事件的发生率、发生频率、严重分级等外，还需特别关注不良事件与人口学特征、使用剂量、使用时间的关系，以及试验药物与并发疾病、合并用药、特殊饮食之间的相互作用；特别关心治疗前正常但治疗后异常，或者治疗前异常但治疗后加重的案例。违背方案后所发生的不良事件，如使用了方案中禁用的药物，可能会导致安全性评价偏倚，这给统计学评价带来了一定的困难，所以即便是在确证性试验中，也往往很难在安全性评价上获得确定的结论。不良事件总结见表 12-4。

表 12-4　不良事件总结

项目	试验组			对照组			P 值
	例次	例数	发生率	例次	例数	发生率	
不良事件							
不良反应							
严重不良事件							
严重不良反应							
重要不良事件							
导致脱落的不良事件							
导致脱落的不良反应							

对于抗肿瘤等试验可能会根据需要进行调整；若同一不良事件可能多次发生，但计算发生率时仅作 1 例计算

ICH E3 中要求列举所有的不良事件，区分不良事件是否与研究治疗有关。统计表中应列举到每种不良事件、各组对应的例数和发生率。大部分不良事件发生的比例比较低，因此通常会按照系统器官分类（system organ class，SOC）来统计。采用 MedDRA 编码的临床试验中除了要求按 SOC 分类统计外，还要求按首选语（preferred term，PT）进行分类统计。此外，

将所有不良事件合在一起可以得到总的不良事件发生率。发生率不能直观地反映事件的严重程度,因此常常还需要按照严重程度分别统计。可以采用表 12-5 及表 12-6 对临床试验的各系统不良事件、各系统不同严重程度不良事件发生情况进行描述。

表 12-5　各系统不良事件发生情况

项目	试验组			对照组		
	例次	例数	发生率	例次	例数	发生率
合计						
SOC1						
PT1						
PT2						
SOC2						
…						

表 12-6　各系统不同严重程度不良事件发生情况

项目	试验组									对照组								
	轻			中			重			轻			中			重		
	例次	例数	发生率	例次	例数	发生率	例次	例数	发生率	例次	例数	发生率	例次	例数	发生率	例次	例数	发生率
合计																		
SOC1																		
PT1																		
PT2																		
SOC2																		
…																		

三、实验室安全性数据分析

(一)实验室数据的分析

在 ICH E3 中,提到了以下几种实验室数据的分析方法:①试验组和对照组之间实验室数据的统计描述和均数比较;②实验室指标治疗前后异常改变分析,并列表展示研究者认为有临床意义的受试者的实验室数据;③实验室指标治疗前后变化分析,即根据一组参考值范围将治疗前、治疗后的实验室数据分为正常、低于及高于参考值范围 3 个等级,然后构建从治疗前到治疗后实验室数据的等级变化表;④绘制反映实验室数据变化的统计图。下面,以两组实验室指标的比较为例,来阐述常用的实验室数据的分析方法。

(1)统计描述和均数比较:在实验室数据的分析中,描述性统计分析方法是常用的方法,如对于计量资料的统计描述常包括例数(N)、均数(mean)、标准差(SD)、中位数(median)、下四分位数(Q_1)、上四分位数(Q_3)、最小值(min)、最大值(max)等统计量。除此之外,若有必要,有时还进行试验组和对照组间实验室指标的组间差异性比较。两组实验室指标的组内前后比较可采用配对 t 检验或 Wilcoxon 符号秩检验;若该指标满足正态分布和总体方差齐性的条件,则治疗前及前后差值的两组比较可采用成组 t 检验;反之,若任何一个条件不满足则采用校正 t 检验或 Wilcoxon 秩和检验。另外,除了假设检验之外,常常辅以置信区间以提供更多的统计推断信息。

(2)实验室指标治疗前后异常改变分析:在实际应用中,仅仅对实验室数据进行治疗前后改变的定量分析是不够的。一般认为,考察药物所致实验室指标的变化应以"异常"改变的定性分析为主,定量分析因难以反映出异常的改变甚至掩盖真相而只能作为辅助参考。因此,在很多临床试验中,实验室指标的具体数值也许并不重要,研究者更多的是关心实验室指标从正常变化为异常的情况。研究者通常将实验室指标根据测量值分为正常、异常无临床意义、异常有临床意义和未查 4 项。对于实验室指标发生异常且有临床意义的变化,通常作为不良事件用第一节中介绍的方法处理。而且,现在已经常规地将实验室指标、物理检查等临床意义的异常变化情形作为非常重要的一项安全性分析的内容纳入不良事件分析。

在分析时,可以采用如表 12-7 所示的前后交叉表描述实验室指标治疗前后正常和异常情况的变化。采用如表 12-8 的格式列表展示试验组和对照组实验室指标治疗前正常、治疗后异常的病例,对于那些研究者认为异常有临床意义的变化,研究者应随访检查至该指标正常或恢复至治疗前水平,并根据本章第一节所述的步骤报告不良事件,判断该异常变化与试验药品的关系。表 12-9 用于列表展示试验组和对照组实验室指标治疗前、后皆异常的病例,研究者应重点关注那些异常程度比治疗前加重的病例,若认为该指标异常加重的程度已经具有临床意义,也应报告不良事件,并判断该异常变化与试验药物的关系。

表 12-7 临床实验室检查前后交叉表

组别	治疗前	治疗后				合计
		正常	异常无临床意义	异常有临床意义	未查	
试验组	正常					
	异常无临床意义					
	异常有临床意义					
	未查					
	合计					
对照组	正常					
	异常无临床意义					
	异常有临床意义					
	未查					
	合计					

表 12-8　两组实验室指标治疗前正常、治疗后异常的病例列表

中心	编号	组别	项目	治疗前测量值	治疗后测量值	治疗后临床意义

表 12-9　两组实验室指标治疗前异常、治疗后异常的病例列表

中心	编号	组别	指标	治疗前测量值	治疗前临床意义	治疗后测量值	治疗后临床意义

（3）绘制反映实验室数据变化的统计图：在实验室数据的分析中，通常研究者重点关注的是某实验室指标治疗前、后变化的程度，当然该指标治疗后的测量值也非常重要。除了上述分析方法之外，近年来实验室数据的图示法因为能表达更丰富的信息而逐渐引起人们的关注。一个常用的方法就是散点图加 45° 参考线，该方法通过将每一位受试者的治疗前、后的某实验室指标测量值绘制成散点图，从而可将每一位受试者的实验室指标的基线值和治疗后测量值显示于同一个统计图中，然后结合 45° 参考线，就可以帮助我们了解有多少受试者某实验室指标治疗后的测量值超出了参考值范围，或者该指标治疗前后的变化具有显著的临床意义。

图 12-1 为两组受试者治疗前后血红蛋白测量值的散点图，即以受试者治疗前的血红蛋白测量值为 X 轴，以治疗后的血红蛋白测量值为 Y 轴，分别绘制而成的试验组和对照组的两个散点图，图中的虚线为 45° 参考线。当散点落在该参考线上时，表示该受试者的治疗前后血红蛋白测量值相等；当散点在参考线的上方，则表示治疗后该受试者的血红蛋白测量值较治疗前有所升高；当散点在参考线的下方，则表示治疗后该受试者的血红蛋白测量值较治疗前有所降低。散点距离参考线的垂直距离越大，表示该受试者治疗后的血红蛋白测量值

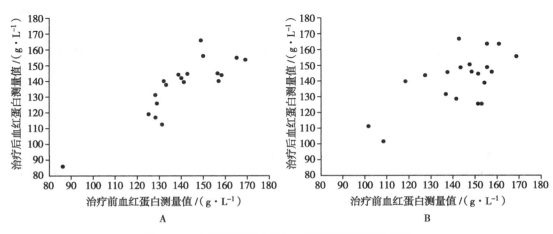

图 12-1　治疗前后受试者血红蛋白测量值的散点图
A. 试验组；B. 对照组

变化越大。因此,通过散点图和 45° 参考线不仅可以帮助研究者直观地了解实验室指标的基线和治疗后变化最大的数值,而且还有助于确定潜在的极端测量值。

(二)药物上市后监测

很多药物由于上市前(Ⅰ~Ⅲ期)研究受到研究人数、人群、时间的限制,难以发现不良反应,特别是罕见的不良反应,上市后经大量使用才发现一些严重的不良反应,因而不得不被召回。药物的安全性不仅需要在上市前进行严格的监管,还要依靠上市后的药物安全性监测,以保证公众的用药安全。

🔍 思考题:

1. 不良事件和不良反应有什么区别?
2. 重要不良事件和严重不良事件有什么区别?
3. 实验室安全性数据常用的统计分析方法有哪些?
4. 某药物在临床实际应用中显示了非常好的疗效,但是该药物肝毒性比较大,请结合此问题思考对于新药研发,其安全性和有效性应如何统筹考虑?

(郭晓晶 贺 佳 韦连慧)

📝 参考文献

[1] 国家药品监督管理局,国家卫生健康委员会.国家药监局 国家卫生健康委关于发布药物临床试验质量管理规范的公告(2020 年第 57 号)[EB/OL].(2020-04-23)[2021-05-06].http://www.gov.cn/zhengce/zhengceku/2020-04/28/content_5507145.htm.

[2] 陈峰,夏结来.临床试验统计学[M].北京:人民卫生出版社,2018.

[3] 国家药品监督管理局药品审评中心.关于发布《药物临床试验期间安全性数据快速报告的标准和程序》的通知[EB/OL].(2018-04-27)[2021-05-06].https://www.cde.org.cn/main/news/viewInfoCommon/f86be6d655db5c711fe660bef22c3bf1.

[4] 国家药品监督管理局药品审评中心.关于发布《药物临床试验期间安全性数据快速报告常见问答(1.0 版)》的通知[EB/OL].(2019-04-11)[2021-05-06].https://www.cde.org.cn/main/news/viewInfoCommon/b214ff397320e00befbd1a10db5136d1.

[5] 颜崇超.医药临床研究中的数据管理[M].北京:科学出版社,2011.

[6] 夏结来,黄钦.临床试验数据管理学[M].北京:人民卫生出版社,2020.

[7] 国家药品监督管理局药品审评中心.药物临床试验数据管理与统计分析的计划和报告指导原则[EB/OL].(2016-07-27)[2021-05-06].https://www.cde.org.cn/zdyz/domesticinfopage?zdyzIdCODE=09b574f3bc1fdcaaf1b75fd699cbf864.

第十三章

统计分析结果和临床试验报告

临床研究过程中,在方案和病例报告表完成、正式临床试验开始时生物统计学家开始起草统计分析计划(statistical analysis plan,SAP),列出比设计方案中统计分析部分规定得更为详细的统计分析执行步骤,包括表达统计分析结果的空白统计表格框架或图形样式。随着临床试验的进行,统计分析计划可不断地修改完善,在盲态审核(blind review)、数据锁定前定稿。临床研究数据锁定后,根据统计分析计划由生物统计学家整理统计分析结果,随后提供给临床研究的主要研究者用以撰写临床试验报告。

第一节　统计分析结果

统计分析结果是由生物统计学家根据统计分析计划分析整理而成的,是临床总结报告的基础。通常以统计分析表或图的形式呈现统计分析结果,并以文字形式对其相关信息进行简要描述,统计分析结论应用精确的统计学术语予以阐述。

统计分析结果在内容上一般包括受试者基本信息及用药信息、有效性分析以及安全性分析等,通常采用统计图表来展示。

一、受试者基本信息及用药信息

(一)受试者终止/完成试验信息

该部分应包含:受试者试验完成情况的各项总结及列表,各分析集的分布情况及人数、受试者实验完成情况总结、受试者终止试验原因总结、终止试验受试者列表、受试者方案违背汇总及列表等。同时也应包含:受试者治疗完成情况的各项总结及列表,如受试者治疗完成情况总结、受试者治疗终止原因总结、受试者停药情况及原因总结等。该部分还可包括筛选失败受试者列表及筛选失败原因、随机化但未接受治疗受试者列表等。

(二)受试者人口学特征及其他基线信息

该部分应包含:受试者人口学特征及基线特征汇总、受试者基线疾病特征汇总、随机化分层因素汇总、主要实验室指标基线情况汇总、其他实验室指标基线情况汇总、随机化情况列表、既往病史情况汇总等。

（三）既往用药及伴随用药情况

该部分应包含：受试者既往用药列表、受试者伴随用药汇总、受试者其他治疗情况汇总（如手术、放化疗、移植等）、受试者其他特殊治疗（如疫苗接种等），其中肿瘤试验中应重点描述由于疾病进展等原因而开始的下一线治疗。

（四）受试者试验用药、治疗情况

该部分应包含：治疗周期汇总、试验用药总剂量汇总、试验用药相对剂量强度汇总、治疗周期推迟情况汇总、试验用药剂量调整汇总等。

二、有效性分析结果

首先对主要疗效指标按照统计分析计划进行分析，通常包括主要疗效指标在基线、治疗后各时间点的变化情况（测量值、相对于基线的变化值），变化值的组间差异的描述性统计量（包括 95% 置信区间），基于模型分析的效应值、组间差异及其 95% 置信区间、组间假设检验的 P 值等。分析后将描述性结果、假设检验结果、拟合模型结果等整理成统计表和 / 或统计图。其次，除主要疗效指标之外，研究中常设计多个次要疗效指标，对于这些指标在统计分析报告中需要逐一描述和分析。同时，根据 ICH E9（R1）的要求，结果中还应考虑各种伴发事件情况下的有效性结果。

三、安全性分析结果

药物安全性评价的资料主要来源于受试者的主诉、症状、体征以及实验室检查结果。临床研究中的实验室检查一般包括血常规、血生化、尿常规，特殊情况下，还包括凝血功能指标、心肌酶谱指标等。对这些指标的比较，临床比较关注治疗前正常、治疗后异常的发生情况，以及治疗前异常的受试者在治疗后是否有加重的倾向，常需要列表描述上述两种情况。生命体征、心电图、体格检查和其他安全性相关指标的分析同实验室检查指标类似。

除了上述指标之外，药物安全性评价的常用统计指标为不良事件发生率和不良反应发生率。应当列表描述发生不良事件和不良反应的病例的详细情况，包括不良事件的类型、严重程度、发生和持续时间、药物的剂量及与试验用药品的关系。并且对于严重不良事件、不良反应、毒性等级≥3 级的不良事件、导致停药或药物剂量改变的不良事件、导致试验终止的不良事件等都应通过统计表报告。

第二节　临床试验报告

临床试验报告是对药物临床试验过程、结果的总结，是评价拟上市药物有效性和安全性的重要依据，是药品注册所需的重要文件。临床试验报告是由申办者和主要研究者根据统计分析结果所撰写的，应该对试验的整体设计及其关键点给予清晰、完整的阐述；对试验实施过程应条理分明地描述；应该包括必要的基础数据和分析方法，以便于能够重现对数据和结果的分析。国家食品药品监督管理总局于 2005 年 3 月颁布了《化学药物临床试验报告的结构与内容技术指导原则》。其中详细规定了在临床试验报告中应该包含的内容，并对报告的摘要部分进行了特别的规定。本书只摘录了Ⅱ/Ⅲ期临床试验报告的格式,详细内容请查阅原国家食品药品监督管理总局颁布的指导原则。

一、临床试验报告的格式

（一）首篇

（二）引言

（三）试验目的

（四）试验管理

（五）试验设计及试验过程

1. 试验总体设计及方案的描述。

2. 对试验设计及对照组选择的考虑。

3. 适应证范围及确定依据。

4. 受试者选择（诊断标准及确定依据、入选标准、排除标准、剔除标准、样本量及确定依据）。

5. 分组方法。

6. 试验药物（包括受试药、对照药的名称、剂型、来源、批号、规格、有效期、保存条件）。

7. 给药方案及确定依据（包括剂量及其确定依据、给药途径、方式和给药时间安排等）。

8. 试验步骤（包括访视计划）。

9. 观察指标与观察时间（包括主要和次要指标、安全性指标）。

10. 疗效评定标准。

11. 数据质量保证。

12. 统计处理方案。

13. 试验进行中的修改和期中分析。

（六）试验结果

1. 受试者分配、脱落及剔除情况描述。

2. 试验方案的偏离。

3. 受试者人口学、基线情况及可比性分析。

4. 依从性分析。

5. 合并用药结果及分析。

6. 疗效分析（主要疗效和次要结果及分析、疗效评定）和疗效小结。

7. 安全性分析（用药程度分析、全部不良事件的描述和分析、严重和重要不良事件的描述和分析、与安全性有关的实验室检查、生命体征和体格检查结果分析）和安全性小结。

（七）试验的讨论和结论

（八）有关试验中特别情况的说明

（九）临床参加单位的各中心的小结

（十）主要参考文献目录

（十一）附件

1. 伦理委员会批准件。

2. 向受试者介绍的研究信息及受试者的知情同意书样本。

3. 临床研究单位情况及资格，主要研究人员的姓名、单位、资格、在研究中的职责及其简历。

4. 临床试验研究方案、方案的修改内容及伦理委员会对修改内容的批准件。

5. 病例报告表（CRF）样本。

6. 总随机表。

7. 试验用药物检验报告书及试制记录（包括安慰剂）。

8. 阳性对照药的说明书，受试药（如为已上市药品）的说明书。

9. 试验药物包括多个批号时，每个受试者使用的药物批号登记表。

10. 严重不良事件及主要研究者认为需要报告的重要不良事件的病例报告。

11. 统计分析结果。

12. 多中心临床试验的各中心小结表。

13. 临床研究主要参考文献的复印件。

以上结果应尽可能采用统计表、统计图表示。统计分析结论应用精确的统计学术语予以阐述。所有统计计算程序应以文件形式保存以便核查。

二、临床试验的报告封面、摘要和分中心报告的格式

1. 按照《指导原则》，封面格式如图 13-1。

研究名称：	研究编号：
受试药物通用名：	
药品注册申请人：	（盖章）
研究开始日期：	研究完成日期：
主要研究者：	（签名）
研究负责单位：	（盖章）
申请人的联系人：	联系方式（电话、E-mail、通信地址）：
报告日期：	

图 13-1　封面格式

2. 摘要格式　详见表 13-1。

表 13-1　摘要格式

药品注册申请人	
研究药物名称	
研究名称：	
研究人员：	
该研究发表论文（参考文献）目录：	
研究时间：开始日期结束日期	
研究目的：	
研究方法：	
受试者数（计划的和分析的）：	
研究设计描述：	
入选与排除标准：	
受试药物的规格、批号、用法用量：	
对照药物的规格、批号、用法用量：	
评价标准： 疗效指标（主要和次要的） 安全性指标 判断标准	
统计方法：	
结果和结论 有效性结果： 安全性结果 结论：	
报告日期：	

3. 分中心报告的格式　详见表 13-2。

表 13-2　分中心报告格式

临床试验题目			
临床试验批件号		批准日期	
药品注册申请人			
临床试验机构及专业名称			
本中心试验负责人姓名		职务／职称	
参加试验人员 （可提供附表）	提供姓名、职称、所在科室、研究中分工等信息		

续表

伦理委员会名称			伦理委员会批准日期		
第一个受试者入组日期			最后一个受试者结束随访日期		
试验计划入组受试者数		筛选人数		入组数	
完成试验人数			未完成试验人数		
受试者入选情况一览表（可提供附表）	需提供所有签署知情同意书的受试者编号（或姓名缩写）、知情同意日期、筛选失败原因、入组日期、药物编号、未完成试验者的终止原因与日期				
主要数据的来源情况	说明采集数据的仪器、检测方法、实验室和正常值范围				
试验期间盲态保持情况	试验盲态：□ 双盲　□ 单盲　□ 非盲 如果是双盲试验，有无紧急揭盲？□ 无　□ 有 如有，提供紧急揭盲受试者详细情况				
严重和重要不良事件发生情况	严重不良事件：□ 无　□ 有 重要不良事件：□ 无　□ 有 如有，提供发生严重和重要不良事件受试者情况及与试验药物的关系判断。				
临床试验监查情况	委派临床试验监查员单位：□ 申请人　□ CRO 监查次数：　　　　　　　　　监查质量评价：				
主要研究者的评论	本中心主要研究者对本项临床试验的质量控制和试验情况作出评论，并对试验结果的真实性作出声明 本中心主要研究者签名： 日期：				
本中心临床试验机构管理部门审核意见	盖章： 日期：				

🔍 思考题：

1. 统计分析计划由生物统计学家起草，用于描述统计分析执行步骤，有人认为在统计分析结果（表、图和详单）定稿前都可以根据统计分析实际需要随时进行修改，你觉得是否正确？
2. 统计分析结果的主要内容包括哪些方面？

（宋嘉麒　邓　伟　阎小妍　秦婴逸　宋艳艳）

📑 参考文献

［1］ICH. E3 Structure and Content of Clinical Study Reports［EB/OL］.（1995-10-30）［2022-03-02］. https://database.ich.org/sites/default/files/E3_Guideline.pdf.

［2］ICH. E9（R1）: Addendum to Statistical Principles for Clinical Trials on Choosing Appropriate Estimands and Defining Sensitivity Analyses in Clinical Trials［EB/OL］.（2021-09-27）［2022-03-02］. https://database.ich.org/sites/default/files/E9-R1_EWG_Concept_Paper.pdf.

［3］国家药品监督管理局药品审评中心. 化学药物临床试验报告的结构与内容技术指导原则［EB/OL］.（2005-03-18）［2022-03-02］. https://www.cde.org.cn/zdyz/domesticinfopage?zdyzIdCODE=34442f8d2337b1f014f1b6765e0e48f2.

第十四章

Ⅰ期临床试验及药代动力学 /
药效学研究

新药Ⅰ期临床试验（phase Ⅰ clinical trial）是初步的临床药理学及人体安全性评价试验。目的是观察人体对新药的耐受程度以及药物在人体内的吸收（absorption）、分布（distribution）、代谢（metabolism）和排泄（excretion）的药代动力学（pharmacokinetics，PK）过程，为制定安全而有效给药方案提供依据。某些情况下，首次人体试验还可以研究药物的药效学（pharmacodynamics，PD）特征，并初步探索药代动力学 / 药效学（PK/PD）关系，结合生物标志物和 / 或临床初步的安全性、有效性数据，也可建立初步的剂量 - 暴露 - 效应关系，为后续进一步的临床试验提供思路和依据。本章将对Ⅰ期临床试验以及 PK/PD 研究的设计和分析作一介绍。

第一节　Ⅰ期临床试验概述

应根据研究目的选择受试人群。如单次和多次给药剂量递增 PK 研究一般选择健康成年受试者，以尽量减少其他因素对 PK 结果的干扰。有时为了及早探索药物的疗效，获得 PK/PD 相关性，为后续研究提供关键依据，可选择患者开展研究。当基于安全性及伦理学考虑（如抗肿瘤药物）不能入选健康受试者，或其他无必要在健康受试者中开展研究时，可在患者中开展 PK 研究。

在决定采用健康志愿者或是患者进行研究时，应考虑的特定临床因素，包括但不限于：①可预估的药物相关毒性 / 风险是否支持入选健康志愿者；②健康志愿者和目标患者中靶标的差异性；③患者可能有更高的 PK、PD 或安全性变异；④目标患者群体与健康志愿者之间在 PK、PD 方面的潜在差异；⑤与受试者生活方式（如吸烟、饮酒或吸毒等）可能相关的相互作用；⑥患者使用可能影响 PK 行为、产生不良反应和 / 或难以解释结果的伴随用药；⑦患者从其他药物或干预措施中存在获益的可能性；⑧研究药物的预期治疗窗口；⑨与人群特征相关的因素，包括年龄、性别、种族、基因型、肝肾功能不全、伴随用药等。

Ⅰ期临床试验中研究者应充分评估试验药物可能引起的风险，尤其注意试验药物的毒性及靶器官，试验药物反应的种属差异，试验药物的起始剂量、剂量递增方式、最大剂量，临床观察指标及其时间和频率，试验的终止标准等。试验前，研究者应复习有关急救预案，并做好相应的人员培训和物资准备工作；试验中，研究者应密切观测受试者的反应，发现问题及时、妥善处理。试验结束后，研究者应全面、客观评价Ⅰ期临床试验的结果。

随着Ⅰ期临床试验的广泛开展,监管部门已经发布了系列指导原则,以规范其质量,包括:《药物Ⅰ期临床试验管理指导原则(试行)》(2011年)、《健康成年志愿者首次临床试验药物最大推荐起始剂量的估算指导原则》(2012年)、《以药动学参数为终点评价指标的化学药物仿制药人体生物等效性研究技术指导原则》(2016年)、《新药Ⅰ期临床试验申请技术指南》(2018年)、《群体药代动力学研究技术指导原则》(2020年)、《化学药创新药临床单次和多次给药剂量递增药代动力学研究技术指导原则》(2021年)等。

Ⅰ期临床试验分两个阶段进行:第一阶段为人体耐受性试验,第二阶段为人体药代动力学研究。第二阶段必须在第一阶段人体耐受性试验完成后方可开始进行。下面将分别介绍两种试验设计中的一些重要问题。

第二节　耐受性试验设计

耐受性试验是为了获得药物对人体安全性的最基本信息,为后期的人体 PK 试验提供相对安全的剂量范围。研究内容包括单剂耐受性试验和多剂耐受性试验。

一、单剂耐受性试验

(一)试验剂量确定

必须在试验方案中确立耐受性试验最大推荐起始剂量(maximum recommended starting dose,MRSD)和最大剂量及递增方案。

在确定 MRSD 时,应充分考虑所有临床前的相关资料,包括化合物的药理活性剂量、毒理学特性 / 以及药物在不同种属动物体内的 PK 特性。

MRSD 有多种方法获得。《健康成年志愿者首次临床试验药物最大推荐起始剂量的估算指导原则》(2012年)参考国外已发布的有关估算首次临床试验 MRSD 的指导原则、国际上研究者常用的已趋成熟的估算方法,结合我国新药研发的现状和特点,介绍了以动物毒理学试验的未见明显毒性反应剂量(no observed adverse effect level,NOAEL)为基础,使用人体等效剂量(human equivalent dose,HED)的推导方式。并介绍了以生物暴露量为基础,接近药理作用机制的推导方式。另外,针对临床前数据的可预测性把握不大的药物,还简要介绍了以最低预期生物效应剂量(minimal anticipated biological effect level,MABEL)法的推导方式。指出研究者最终采用的最大起始剂量应该是各种推算方法中得出的较低剂量,以最大程度地保证受试者的安全。

NOAEL 计算的 MRSD 方法是最广泛使用的经验性方法。2005 年美国 FDA 发布"成年健康志愿者首次临床试验最大安全起始剂量估算"的指导原则。首次人体试验开展时,有关动物毒性反应、人体和动物体内 PK 以及代谢的相似性尚不明确,因此依赖 PK 模型来估计起始剂量需要多个未经检验的假设,从充分控制和严格实施的毒理研究所得到的剂量和观察到的毒性反应数据,来设定人体安全的起始剂量也许更合适。具体估算方法和步骤简述如下:

(1)NOEAL 的确定分析和评价现有的动物研究数据,以确定每个种属的 NOAEL。NOAEL 的具体定义为:与对照组相比未使有生物学意义的不良反应显著增加的最高剂量水平。有些情况下,与毒性反应相关的生物利用度、代谢产物特点和血浆药物浓度等非临床数据可以影响 NOAEL 的选择。

在非临床毒理研究中基本上有 3 种发现可用于确定 NOAEL:①明显的毒性反应(例如临床指征、大体病变和显微镜下病变);②毒性反应的替代标志物(如血清肌酐水平);③过度的药效作用。

(2)人体等效剂量的换算 NOAEL 确定之后,应该将其换算成人体等效剂量(HED)。对于多数全身给药的药物,这一换算多基于按体表面积(即 mg/m²)标准化后的方法,将每种动物的 NOAEL 除以相应的体表面积换算系数,得到的数值称为 HED,最低 HED 的动物被称为最敏感的动物。FDA 指南中,按照各实验动物和人体的标准体重给出了常用非临床试验动物的剂量换算因子。

有些情况下,如不同种属间 NOAEL 的 mg/kg 剂量相似,或是血管内给药的 Mr>100 000 道尔顿的蛋白药物,选择根据体重(即 mg/kg)换算 HED 可能更合适。对于药物剂量受局部毒性反应限制的其他给药途径(如局部用药、鼻腔内、皮下、肌肉内),应以给药部位浓度(mg/给药部位)进行标准化;对于给药至解剖隔室但随后很少分布至隔室的药物(如鞘内、膀胱内、眼内、胸膜内),应当按照隔室体积和药物浓度进行标准化。

(3)最适合动物种属的选择在没有种属相关性数据的情况下,一般认为最敏感的动物种属是推算 MRSD 最适合的动物。可影响选择最适合动物种属的因素包括:①动物种属间药物吸收、分布、代谢和排泄(absorption,distribution,metabolism,excretion,ADME)的差异;②以往的同类药物研究经验提示特定动物模型可更好地预测人体毒性反应。

(4)安全系数的适用确定了最合适动物 NOAEL 换算的 HED,将除以一个安全系数得到一个更低的剂量,即 MRSD,以进一步保护受试者的安全。通常默认的安全系数是 10,当现有数据表明安全性风险有增加的可能,如斜率陡峭的剂量-反应曲线、严重毒性反应、不可监测的毒性反应、变化较大的生物利用度、非线性 PK 特征、全新治疗靶点等,安全系数应当放大;当现有数据确保安全性风险减小,如候选药物是研究非常透彻的一类药物之一,这类药物有相似的代谢特征和生物利用度,且有类似的毒性反应并易于监测、可逆、可预测等,安全系数可以适当缩小。

安全系数的运用考虑到了毒性研究从动物向人体外推时可能存在的不确定可变因素:①由于人与动物相比,对药理活性的敏感性增强带来的不确定性;②检测动物中某些毒性反应的难度(如头痛、肌痛、精神障碍);③种属间药物 ADME 的差异。通过对安全系数的调控,保证起始剂量给予受试者时足够的安全性。

此外,对于某些作用机制和作用靶点认识有限、临床前数据的预测价值低的药物,其安全性风险可能更高。可以以最低预期生物效应剂量(MABEL)为其人体初始剂量。MABEL 是指与任何生物效应相关的最低剂量,无论是毒性作用还是预期的药理作用。由于生物效应的多样性,MABEL 法的终点指标(生物效应)并没有明确规定。考虑到药动学或控制生物体液、组织和作用位点中药物浓度的时间进程,与后续的药理学作用和大多数毒理学效应有关,故而在预测首次人体试验的 MRSD 时,通常根据动物的 PK/PD 参数预测人体的 PK/PD 参数的估计值,进而确定最小生物学效应的剂量。详见相关专业书籍。

对于患者首次人体试验起始剂量的考虑,ICH、FDA 和欧洲药品管理局(EMA)已经发布了相关技术指导原则文件,指导工业界和研究者如何选择抗肿瘤药物的起始剂量,包括:

Nonclinical evaluation for anticancer pharmaceuticals（ICH S9 Guidance，2009）[抗癌药物的非临床评价（ICH S9 指导原则，2009）]、*FDA Guidance for industry：S9 Nonclinical evaluation for anticancer pharmaceuticals*（2010）[FDA 抗癌药物非临床评价指导原则（2010）]、*Guideline on strategies to identify and mitigate risks for first-in-human and early clinical trials with investigational medicinal products*（2017）等。

MRSD 的确定应由多部门、多专业背景的资深专家共同探讨。每一个新化合物首次临床试验的风险都会因其创新程度、化学结构、作用机制、给药途径、与生物靶点的结合强度、临床前研究所用的动物种属等因素而不同。因此，MRSD 必须根据药物的特点具体情况具体分析。申请人和研究者应综合分析所有的临床前研究数据，充分分析其临床风险，设计出科学安全的 MRSD。

（二）剂量递增方案

剂量递增的目的是寻找"安全剂量范围"和最大耐受剂量（maximum tolerated dose，MTD），在最大起始剂量至最大剂量之间设若干组，对于毒性较小者可少设几个组，对于作用较强、毒性较大者，则应缩小剂距多设几个组。综合考虑起始剂量与药理学活性剂量和毒性剂量之间的距离、毒代和药代动力学特征等因素，制定剂量递增方案，一般采用改良 Fibonacci 法（固定百分数递增法），第一剂量 MRSD，第二剂量较第一剂量多 1 倍，第三剂量比第二剂量多 67%、第四剂量比第三剂量多 50%、第五剂量比第四剂量多 40%，以后的各级均应比上一级多 33%。即 $1n$、$2n$、$3.3n$、$5n$、$7n$，此后以 33% 递增。剂量递增采用的基本原则是剂量间隔先大后小。

递增方式从小剂量组到大剂量组逐步进行，每位受试者只接受一种剂量。如在递增至设定的最大剂量时无受试者、临床试验研究者或者临床不能接受的任何不良反应发生，则可结束耐受性试验。如尚未达到设定的最大剂量时已出现不能接受的不良反应时，则应终止耐受性试验。此时，前一组剂量即为最大耐受剂量。各剂量组按剂量由低至高递增进行，在前一剂量组给药结束，临床观察及实验室检查报告全部获得结果后，如未显示不能接受的不良反应时，才能进入下一剂量组试验。每名受试者只能接受一个剂量的试验，不得对同一受试者进行剂量递增试验或连续给药，不得多个剂量组同时进行。

（三）剂量递增停止标准

研究方案中需对中止标准和终止标准进行定义，必须定义剂量限制性毒性（dose limiting toxicity，DLT）阈值以建立停药标准，不良事件分级表可参考世界卫生组织有关"抗癌药物常见毒副反应分级标准"或美国国家癌症研究所（National Cancer Institute，NCI）不良事件常用术语评定标准（Common Terminology Criteria for Adverse Events，CTCAE 5.0）（NCI CTCAE5.0）。后者将不良事件的严重程度用级别表示：1 级，轻度不良事件；2 级，中度不良事件；3 级，严重或者具有重要医学意义但是不会立即危及生命；导致住院或者延长住院时间；致残；自理性日常生活活动受限；4 级，危及生命；需要紧急治疗；5 级，与不良事件相关的死亡。制定相应的中止标准和终止标准。

（四）观察指标及观察时间

观察指标指每次给药后应观察受试者的生命体征、临床症状 / 体征。此外，由于药物药理/毒理作用不同,尚需包括某些特殊实验室检查与特殊检查等,特别是针对不同动物种属的不同毒性表现以及动物所不能表现的在人体可能产生的毒性而需要考虑的各种观察指标。如头孢菌素某些品种应增加与出血、凝血试验有关的指标。

可根据药物临床前的药理毒理及药代动力学研究结果、已有的试验结果和不同类别药物的特点对各观察指标制订各自的观察时间,并说明依据。观察时间可根据药物的不同和给药途径的不同进行增减。一般为给药前(基线水平)、给药结束后 2h、8h、24h、72h 和 7d 观察上述项目,静脉给药者给药后即刻需增加一次观察,肌注及静脉给药者按其给药途径不同,给药结束时需观察临床症状及体征,其他观察时间同口服给药。特殊指标的观察需根据具体情况而确定,并需说明依据。当出现药物不良事件(包括临床或实验室检查等异常)时,需追踪至临床不良事件消失以及实验室检查等恢复正常为止。

单剂耐受性试验受试者一般不宜同时进行药代动力学试验,但在确保试验结果不受影响及受试者的安全性的条件下,也可以同时进行。

对于以患者为研究对象的如抗肿瘤药物试验,目前常用的为传统 3+3 设计,还有一些基于贝叶斯统计方法理论的Ⅰ期临床试验设计方法,如连续重新评估方法(continuous reassessment method,CRM)、改良毒性概率区间(modified toxicity probability interval,mTPI)设计和贝叶斯最优区间(Bayesian optimal interval,BOIN)设计等,详见第十七章。

二、多剂耐受性试验

在单剂耐受性试验结束并确认受试者的安全性后,才可进行多剂耐受性试验。

多剂耐受性试验的受试者选择、剂量确定、分组、试验原则、观察指标和观察时间等可参照单剂耐受性试验的要求,但应进行必要的修改,并说明依据。多剂耐受性试验的剂量一般应包括临床拟推荐的最高剂量。多剂耐受性试验可在多剂药动学研究时一并进行。

第三节 药代动力学试验

药代动力学(pharmacokinetics)目的为首次阐明药物在人体的吸收、分布、代谢和排泄规律,为制订合理的临床方案提供依据。主要研究内容包括:①单剂给药的药代动力学研究,如口服制剂需进行进食对口服药物药代动力学影响的研究;②多剂给药的药代动力学研究。药代动力学/药效学试验、药物代谢产物的药代动力学试验、目标适应证患者的药代动力学试验、特殊人群的药代动力学试验、药物-药物的药代动力学相互作用研究可在Ⅱ、Ⅲ期临床研究中陆续进行。

一、单剂给药的药代动力学研究

(一)受试者选择

受试者选择一般标准原则同耐受性试验。原则上应男性和女性兼有,一般男、女各半。女性作为受试者往往受生理周期或避孕药物的影响,因某些避孕药物具有药酶诱导作用或抑制作用,可能影响其他药物的代谢消除过程,因而改变试验药物的药代动力学特性。所以在选择女性受试者时必须对此进行询问和了解。另外,一些有性别针对性的药物,如性激素类药物,治疗前列腺肥大药物,治疗男性性功能障碍药物及妇产科专用药等则应选用相应性别的受试者。受试者年龄应为年满 18 岁以上的青年人和成年人,一般在 18~45 岁。正常受试者的体重一般男性≥50kg,女性≥45kg。按体重指数 = 体重(kg)/ 身高 ^{2}(m^2)计算,一般在 19~24kg/m^2 范围内。同批受试者的体重应比较接近。受试者例数与 PK 和 / 或 PD 参数的变异(如代谢酶引起的变异)及研究目的相关。受试者例数大小也将影响获得 PK 和 / 或 PD 参数的准确性。每剂量组的例数应预先定义,并在研究方案中具体阐述设定依据。

（二）药物剂量

一般选用低、中、高三组剂量。剂量的确定主要根据Ⅰ期临床耐受性试验的结果,并参考动物药效学、药代动力学及毒理学试验的结果,以及经讨论后确定的拟在Ⅱ期临床试验时采用的治疗剂量推算。高剂量组剂量必须接近或等于人体最大耐受剂量。

这类研究可以采取开放试验,也可以是双盲试验。设计可以是平行组设计,也可以是交叉设计,但一般采用交叉设计比较多。交叉设计中可以采用单周期交叉,也可以是多周期交叉。

表 14-1 列出了 12 名健康受试者采用开放、随机、三交叉、单剂、三周期单剂给药药代动力学试验设计,但该试验设计不够均衡。建议采用表 14-2 所示双拉丁方试验设计,此设计均衡,有利于减少给药顺序和试验周期的影响。

表 14-1　开放、随机、三交叉、单剂、三周期单剂给药药代动力学试验设计

组别	第一周期	第二周期	第三周期
1	高剂量	中剂量	低剂量
2	中剂量	低剂量	高剂量
3	低剂量	高剂量	中剂量

表 14-2　单剂给药药代动力学双拉丁方试验设计

组别	第一周期	第二周期	第三周期
1	高剂量	中剂量	低剂量
2	中剂量	低剂量	高剂量
3	低剂量	高剂量	中剂量
4	低剂量	中剂量	高剂量
5	高剂量	低剂量	中剂量
6	中剂量	高剂量	低剂量

（三）采样点

受试者在试验日前进入Ⅰ期临床试验病房,晚上统一进清淡饮食,然后禁食 10h,不禁水过夜。次日晨空腹(注射给药时不需空腹)口服药物,用 200~250mL 水送服。如需收集尿

样,则在服药前排空膀胱。按试验方案在服药前、后不同时间采取血样或尿样(如需收集尿样,应记录总尿量后,留取所需量)。原则上试验期间受试者均应在Ⅰ期临床试验病房内,避免剧烈运动,禁服茶、咖啡及其他含咖啡和醇类饮料,并禁止吸烟。

采样点的确定对药代动力学研究结果具有重大的影响。服药前采集空白血样品,一个完整的血药浓度-时间曲线,应包括药物各时相的采样点,即采样点应包括给药后的吸收相、峰浓度附近和消除相。一般在吸收相至少需要 2~3 个采样点,峰浓度附近至少需要 3 个采样点,消除相至少需要 3~5 个采样点。一般不少于 11~12 个采样点。应有 3~5 个消除半衰期的时间,或采样持续到血药浓度为 C_{max} 的 1/20~1/10。

二、进食对口服药物制剂药代动力学影响的研究

许多口服药物制剂的消化道吸收速率和程度往往受食物的影响,它可能减慢或减少药物的吸收,但亦可能促进或增加某些药物的吸收。如需观察口服药物在饮食前、后服药时对药物药代动力学,特别是对药物的吸收过程的影响,则应在Ⅰ期临床试验阶段进行,以便获得有助于Ⅱ、Ⅲ期临床试验设计的信息。因此,研究时所进的试验餐应是高脂、高热量的配方,以便使得食物对胃肠道生理状态的影响达到最大,使进食对所研究药物的药代动力学的影响达到最大。

受试者选择的标准同上述空腹给药单剂药代动力学研究。

药物剂量一般根据上述空腹给药药代动力学研究结果拟订的Ⅱ期临床试验给药剂量,选用中剂量。

研究设计常用两种研究设计:①开放、随机、交叉、单剂、两周期试验设计;②开放、随机、平行、单剂、两阶段试验设计。

餐后服药组应在进餐开始 30min 后给药,用 200~250mL 水送服。试验餐要在开始进食后 30min 内吃完。计时应从开始进食试验餐起,以排除进餐速度对服药时间的影响。两个试验周期应保证试验餐的配方一致。

采样点确定原则上参考单次给药的采样方法,但应考虑食物影响的程度,采样点分布可作适当调整。

三、多次给药的药代动力学研究

当药物在临床上将连续多次应用时,需明确多次给药的药代动力学特征。根据研究目的,应考察多次给药后的稳态浓度(C_{ss})、药物谷、峰浓度的波动系数(DF),是否存在药物蓄积作用和/或药酶的诱导作用。

多次给药的药物剂量是根据拟在Ⅱ期临床试验时采用的治疗剂量范围,选用 1 个或数个剂量。根据单次给药药代动力学参数中的消除半衰期确定服药间隔以及给药日数。

根据单剂量药代动力学求得的消除半衰期,估算药物可能达到稳态浓度的时间,应连续测定 3 次(一般为连续 3d 的)谷浓度(给药前)以确定已达稳态浓度。一般采样点最好安排在早上空腹给药前,以排除饮食、时间以及其他因素的干扰。当确定已达稳态浓度后,在最后一次给药后,采集一系列血样,包括各时相(同单次给药),以测定稳态血药浓度-时间曲线。

第四节　Ⅰ期临床试验结果分析

Ⅰ期临床试验结果包括安全性评价和药代动力学评价。安全性分析集定义为所有给予至少1剂研究药物的受试者,安全性评价方法详见本书第十二章。

药代动力学分析集定义为所有服用研究药物并完成全部血、尿样本留取的受试者。对于PK参数,将按所对应的剂量组进行分析。

根据试验中测得的各受试者的血药浓度-时间数据绘制各受试者的药-时曲线及平均药-时曲线,并采用药代动力学统计分析软件如美国Pharsight公司WinNonlin等对血药浓度-时间数据采用非房室模型、房室模型等方法进行PK分析,求得药物的主要药代动力学参数,以全面反映药物在人体内吸收、分布和消除的特点。

一、单剂药代动力学研究

根据高、中、低3个剂量血药浓度-时间数据,获得的各剂量组中各项药代动力学参数,主要包括C_{max}(实测值)、T_{max}(实测值)、$AUC_{(0-t)}$(0–t小时药-时曲线下面积)、$AUC_{(0-\infty)}$(0–∞药-时曲线下面积)、λ或Kel(消除速率常数)、$t_{1/2}$(末端相半衰期)、Vd(分布容积)、CL(血浆总清除率)、MRT(平均滞留时间)等。根据尿药浓度-时间数据获得每组各时间段的尿药浓度、排出量和排出率、累积尿排出率、CL_{renal}(肾清除率)等。按剂量组PK参数进行描述性总结,阐明单剂量给药临床药代动力学的规律和特点,以及高、中、低3种剂量范围内是否呈线性药代动力学特性。

单剂PK研究线性范围的评价有以下几种方法:线性回归分析、Power模型法、采用生物等效分析方法。

(一)线性回归分析

将高、中、低3个剂量组C_{max}和AUC与其剂量绘图,$PK=\alpha \times Dose^{\beta}$,$\beta$为模型的形状参数(shape parameter),表示剂量与PK参数的相关关系曲线的形状,PK参数的剂量比例取决于β值。β值接近于1,则PK参数与剂量存在比例关系。β值接近于0,则PK参数与剂量相互独立,不存在比例关系。

(二)Power模型法

验证PK参数C_{max}和$AUC_{(0-t)}$与剂量间的线性关系。

如果是开放、随机、交叉、三周期、单剂给药药代动力学试验设计,模型如下:

$$LnPK=\alpha+\beta LnDose+P+Seq+s+\varepsilon \qquad 公式(14-1)$$

如果是开放、随机、平行、单周期、单剂给药药代动力学试验设计,模型如下:

$$LnPK=\alpha+\beta LnDose+\varepsilon \qquad 公式(14-2)$$

上式中,P为周期效应,Seq为顺序效应,s为个体的随机效应,服从$N(0,\sigma^2_{between})$。ε为残差,服从$N(0,\sigma^2_{within})$,between表示受试者内,within表示受试者间。固定效应为顺序、周期和对数转换剂量,随机效应为个体(嵌套在顺序中)。

线性参考区间为:

$$[1+Ln(Q_1)/Ln(r), 1+Ln(Q_u)/Ln(r)] \qquad 公式（14-3）$$

其中 Q_1 和 Q_u 为等效限的下限和上限，r 为高剂量与低剂量的比值，$AUC_{(0-t)}$ 的 Q_1 和 Q_u 分别为 0.8 和 1.25；C_{max} 分别为 0.70 和 1.43。

如果 $r=3$ 时：$AUC_{(0-t)}$ 线性参考区间为 0.797~1.203，C_{max} 的线性参考区间为 0.675~1.326

计算 $AUC_{(0-t)}$、C_{max} 90% 置信区间，如果在线性关系参考区间内，证明 PK 参数与剂量呈线性关系。

（三）采用生物等效分析方法

高、中、低 3 个剂量组的剂量不成比例时，其中 1 个剂量组模拟为参比制剂，其他 2 个剂量组模拟为受试制剂，3 个剂量组 C_{max} 和 $AUC_{(0-t)}$ 经剂量归一化后并对数转换，计算几何均值比值的 90% 置信区间（CI）。若 90%CI 落在 0.80~1.25 之间，则判断 C_{max} 和 $AUC_{(0-t)}$ 的增加与剂量增加成比例；若在之外，则判断 C_{max} 和 $AUC_{(0-t)}$ 的增加与剂量的增加不成比例。

二、进食对口服药物制剂药代动力学影响的研究

根据空腹和进食情况下受试者血药浓度 - 时间数据，获得的空腹组和餐后组中各项药代动力学参数并作描述性总结，采用配对 t 检验对两组 $AUC_{(0-t)}$、$AUC_{(0-\infty)}$ 和 C_{max} 的差异进行统计分析，此 3 个参数均经自然对数（Ln）转换。T_{max} 采用 Wilcoxon 符号秩检验（Wilcoxon signed-rank test）比较两组差别。此分析检验水准为双侧 0.05，并假定此研究无延续效应（carry over effect）及周期效应（period effect）。

三、多剂药代动力学结果分析

根据试验中测定受试者首剂给药和末剂给药及连续给药过程中 3 次峰、谷浓度血药浓度 - 时间数据，绘制多次给药后药 - 时曲线，求得相应的药代动力学参数，多剂给药 PK 参数同单剂 PK，但增加了多次给药后稳态谷浓度（C_{ss_min}）、稳态峰浓度（C_{ss_max}）、平均稳态血药浓度（C_{ss_av}）、稳态血药浓度 - 时间曲线下面积（AUC_{ss}）、波动系数（DF）、蓄积系数（AI）、达到 99% 稳态需要的给药周期（$N99\%$）等。连续给药后蓄积分析包括计算末剂和首剂 C_{max}、C_{min} 及 $AUC_{(0-t)}$ 几何均数比值的 90%CI，若其 90%CI 在等效性参考区间，则表明无蓄积。对试验结果进行分析时，需说明多次给药时药物在体内的药代动力学特征，同时应与单剂量给药的相应药代动力学的参数进行比较，观察它们之间是否存在明显的差异，特别在吸收和消除等方面有否显著的改变，并对药物的蓄积作用进行评价，提出建议。

四、Ⅰ期临床试验的总结及报告内容

Ⅰ期临床试验结束后应根据Ⅰ期临床试验的设计、研究过程和结果，同时结合临床前研究结果进行综合分析，评价研究目的是否达到或可能存在问题，研究报告中需对研究结果客观分析和评价，对Ⅱ期临床试验给药方案提出建议。

Ⅰ期临床试验报告内容主要包括：①安全剂量范围、最大耐受剂量（MTD）或剂量限制性的毒性（DLT）；②单剂给药后 PK 参数（C_{max}、AUC、T_{max}、$t_{1/2}$），线性或非线性特性；③多剂给药 PK 稳态参数（蓄积比与波动系数），半衰期对给药次数的影响；④口服制剂增加进食对口服吸收的影响；⑤安全性评价（不良事件）；⑥药代动力学 / 药效学（PK/PD）关系；⑦Ⅱ期临

床试验的拟定受试人群、推荐剂量和给药方法。

如果单项Ⅰ期临床试验结果难以支持Ⅱ期临床试验,可提出拟进行的其他项目的Ⅰ期临床试验,或其他的非临床研究。

第五节　药代动力学/药效学研究的设计和分析

药代动力学(pharmacokinetics,PK)是定量描述药物在机体内浓度的经时变化过程,即药物浓度-时间(C-T)关系,药效学(pharmacodynamics,PD)是定量描述药物随浓度变化产生的药理效应,即药物浓度-效应(C-E)关系。药代动力学与药效学(PK/PD)相结合可定量描述药物浓度-时间-效应(C-T-E)三者之间的关系,其能全面阐述药物的效应随剂量(或浓度)及时间变化的规律,据此制定的给药方案预期达到安全和有效。因此新药临床试验中采用PK-PD模型用于阐明药物暴露量-效应的关系(量-效关系),评价药物相互作用、模拟临床试验,探明药效个体差异的来源的研究已越来越普遍。

一、研究设计

(一)药代动力学/药效学参数

药代动力学(PK)参数指给定剂量下研究药物的原形药、活性代谢物或对映体的暴露量(exposure),包括浓度-时间曲线及相关的药代动力学参数,如 AUC、C_{max}、C_{min}、C_{ave} 等。

药效学(PD)参数指反映药物的安全、有效的效应测量参数。心血管系统药物药效测量参数主要包括:血压、心率和心功能测量参数等;中枢神经系统药物药效测量参数主要包括脑电图信号、肌电图等;抗菌药物药效学参数主要包括最低抑菌浓度(minimum inhibition effect,MIC)和抗生素后效应(post antibiotics effect,PAE)等。

(二)研究设计及步骤

PK/PD研究设计方法包括:①交叉、固定剂量的剂量-效应研究;②平行、固定剂量的剂量-效应研究;③剂量递增研究;④浓度控制的固定剂量、平行或交叉试验设计。

新药Ⅰ期临床研究中获得的健康志愿者的耐受性以及该新药首次获得的人体PK参数,结合该药蛋白结合率和临床前PK/PD研究模型,建立该新药在人体量效关系模型(PK/PD模型),据此制定Ⅱ期临床给药方案。在Ⅱ期临床的探索性研究中,引入群体药代动力学研究(population pharmacokinetics,PPK)方法,通过在患者中采集稀疏血药浓度时间点,结合评价该药安全性和有效性PD参数,构建该新药在目标适应证患者中量效关系模型(PPK/PD模型),据此制定Ⅲ期临床的给药方案,并为Ⅲ期临床试验病例数确定、入排标准等的制定提供依据。在Ⅲ期临床试验中,根据扩大的患者人群PK参数,以及有效性和安全性的PD数据,进一步验证群体PK/PD模型的有效性和安全性,为Ⅲ期验证性临床评价提供支持。

二、研究分析

药代动力学/药效学(PK/PD)模型反映了药物的效应随剂量和时间的变化规律。根据

PK 和 PD 的连接方式不同,PK/PD 模型构建及分析一般采用基本的药效学模型(直接连接和间接连接 PK/PD 模型),如果浓度和效应间出现滞后现象,需采用结合模型(直接效应和间接效应 PK/PD 模型)。

基本的药效学模型主要包括:①线性模型(linear model);②对数线性模型(Log-linear model);③ E_{max} 模型(E_{max} model);④抑制性 E_{max} 模型(inhibiting E_{max} model);⑤ S 型 E_{max} 模型(sigmoid E_{max} model);⑥ β- 函数模型(β-function model)。

结合模型分析方法主要包括:①参数法;②非参数效应模型方法;③非参数 PK/PD 方法(扩展的非参数法)。

常用的 PK/PD 模型分析软件主要有美国 Pharsight 公司系列软件如 WinNonlin(PK/PD 分析)、WinNonmix(PK 分析)、Pharsitht Trial Simulator(临床试验设计的模拟),美国加利福尼亚大学编制的 NONMEM(nonlinear mixed effect model)软件(PK/PD 分析)等。

思考题:

1. 耐受性试验中最大推荐起始剂量如何确定?
2. 耐受性试验常用剂量递增方案是什么?
3. 单剂 PK 研究线性范围的评价有哪几种方法?

(张 菁 郭晓晶 贺 佳)

参考文献

[1] 国家药品监督管理局药品审评中心. 药物 Ⅰ 期临床试验管理指导原则(试行)[EB/OL].(2011-12-08)[2022-03-01]. https://www.cde.org.cn/zdyz/domesticinfopage?zdyzIdCODE=5e3a63e802db661ffbec47c38cc73499.

[2] 国家药品监督管理局药品审评中心. 健康成年志愿者首次临床试验药物最大推荐起始剂量的估算指导原则[EB/OL].(2012-05-15)[2022-03-01]. https://www.cde.org.cn/zdyz/domesticinfopage?zdyzIdCODE=5a4d762d72643cb695168a8c568aa7e3.

[3] 国家药品监督管理局药品审评中心. 以药动学参数为终点评价指标的化学药物仿制药人体生物等效性研究技术指导原则[EB/OL].(2016-03-08)[2022-03-01]. https://www.cde.org.cn/zdyz/domesticinfopage?zdyzIdCODE=1e218f70d9b7c99c2663de9f6655bc5b.

[4] 国家药品监督管理局药品审评中心. 新药 Ⅰ 期临床试验申请技术指南[EB/OL].(2018-01-25)[2022-03-01]. https://www.cde.org.cn/zdyz/domesticinfopage?zdyzIdCODE=741d8ec19a795e4656f768d43f097454.

[5] 国家药品监督管理局药品审评中心. 群体药代动力学研究技术指导原则[EB/OL].(2020-12-31)[2022-03-01]. https://www.cde.org.cn/zdyz/domesticinfopage?zdyzIdCODE=a8ad0773aa5f4055fa9a51dfcdb86a4d.

[6] 国家药品监督管理局药品审评中心. 化学药创新药临床单次和多次给药剂量递增药代动力学研究技术指导原则[EB/OL].(2021-12-29)[2022-03-01]. https://www.cde.org.cn/zdyz/domesticinfopag

e?zdyzIdCODE=d000327c18d6788b14f3ec14dde81e28.

[7] Food and Drug Administration, Center for Drug Evaluation and Research. Estimating the maximum safe starting dose in initial clinical trials for therapeutics in adult healthy volunteers [EB/OL]. (2005-07-06) [2022-03-01]. https : //www.fda.gov/regulatory-information/search-fda-guidance-documents/estimating-maximum-safe-starting-dose-initial-clinical-trials-therapeutics-adult-healthy-volunteers.

[8] International Conference on Harmonization. Nonclinical evaluation for anticancer pharmaceuticals, ICH S9 Guidance [EB/OL]. (2009-10-29) [2022-03-01]. https : //database.ich.org/sites/default/files/S9_Guideline.pdf.

[9] Center for Drug Evaluation and Research (CDER). FDA Guidance for industry : S9 Nonclinical evaluation for anticancer pharmaceuticals [EB/OL]. (2010-03-01) [2022-03-01]. https : //www.fda.gov/media/73161/download.

[10] Committee for Medicinal Products for Human Use. Guideline on strategies to identify and mitigate risks for first-in-human and early clinical trials with investigational medicinal products [EB/OL]. (2017-07-20) [2022-03-01]. https : //www.ema.europa.eu/en/documents/scientific-guideline/guideline-strategies-identify-mitigate-risks-first-human-early-clinical-trials-investigational_en.pdf.

第十五章

生物等效性研究

生物等效性（bioequivalence，BE）研究是比较受试制剂（T）与参比制剂（R）的吸收速度和吸收程度差异是否在可接受范围内的研究，可用于化学药物仿制药的上市申请，也可用于已上市药物的变更（如新增规格、新增剂型、新的给药途径）申请。

生物等效的评价有别于规范的新药申请，根据我国2018年颁布的《生物等效性研究的统计学指导原则》，目前生物等效性研究通常推荐使用平均生物等效性（average bioequivalence，ABE）方法，药代动力学参数（如血药浓度 - 时间曲线下面积 AUC，峰浓度 C_{max}）的平均水平，暂未考虑个体内变异及个体与制剂的交互作用引起的变异，但在一些特殊情况下，可能需要考虑其他分析方法。

第一节　生物等效性研究的设计与方法

一、研究设计

评价生物等效性研究的设计除平行组设计外，常用的是交叉设计（cross-over design）的方法。因为多数药物的吸收和清除在个体间均存在很大变异，个体间的变异系数远远大于个体内变异系数，所以交叉设计通常比平行设计有更高的精密度，当观察次数相等，在检测产品的差异时交叉设计比平行设计更有效些。常见的交叉设计包括：两制剂、两周期、两序列交叉设计（表15-1）；两制剂、三周期、三序列重复交叉设计（表15-2）；两制剂、四周期、两序列重复交叉设计（表15-3）。其中后两种设计为重复试验设计，适用于部分高变异药物（个体内变异≥30%），其优势在于可以入选较少数量的受试者进行试验。通常在交叉试验设计过程需注意试验给药之间应有足够长的清洗期（一般为待测物 7 倍半衰期以上）。

表 15-1　两制剂、两周期、两序列交叉设计

序列	周期	
	1	2
1	T	R
2	R	T

表 15-2　两制剂、三周期、三序列重复交叉设计

序列	周期		
	1	2	3
1	T	R	R
2	R	T	R
3	R	R	T

表 15-3　两制剂、四周期、两序列重复交叉设计

序列	周期			
	1	2	3	4
1	T	R	T	R
2	R	T	R	T

尽管在 BE 研究中不常使用平行设计,但是仍有平行设计优于交叉设计的情况。例如:①药物有较长的消除半衰期使得交叉设计中长的清洗阶段延长了研究时间,增加了个体失访的机会;②增加个体数量的花费比增加一个另外的治疗阶段要小;③个体频繁的血液采样不易实施;④其他不宜开展的情况,如具有免疫原性。平行组设计因个体间变异给试验带来的影响较交叉设计大,应有更严格的受试者入选条件,如年龄、性别、体重、疾病史等,且需使用合理的随机化方案确保组间的基线水平均衡以得到更好的组间可比性。

二、研究方法

用于验证生物等效性有多种体内和体外方法,这些方法包括药代动力学、药效学、临床和体外研究。

(一)药代动力学研究

对于大多数药物而言,生物等效性研究着重考察药物自制剂释放进入体循环的过程,通常将受试制剂在机体内的暴露情况与参比制剂进行比较。以药代动力学参数为终点评价指标的生物等效性研究又可表述为:通过测定可获得的生物基质(如血液、血浆、血清)中的药物浓度,取得药代动力学参数作为终点指标,借此反映药物释放并被吸收进入循环系统的速度和程度。通常采用药代动力学终点指标 C_{max} 和 AUC 进行评价。如果血液、血浆、血清等生物基质中的目标物质难以测定,也可通过测定尿液中的药物浓度进行生物等效性研究。

在进行正式的生物等效性研究之前,也可在少数受试者中进行预试验。预试验可用于验证分析方法,评估变异,优化采样时间,以及提供其他信息。例如:对于传统的速释制剂,认真确定首次采样的时间可避免随后的正式试验中发现首次采样时间在血药峰浓度之后的情况。对于释放特性改进的产品,预试验有助于确定采样时间安排,以评估延迟时间和剂量清洗。

（二）药效学研究

在药物经吸收进入人体循环,可以用药代动力学方法对全身暴露量进行评价并确定生物等效性的情况下,不推荐进行药效学研究。但是,在不能进行药代动力学方法研究的情况下,如无灵敏的药物浓度检测方法、浓度和效应之间不存在线性相关,经过适当验证的药效学方法可以用于验证生物等效性。如可以考虑用明确的可分级定量的人体药效学指标通过效应 - 时间曲线（effect-time curve）与参比制剂比较来确定生物等效性。

（三）临床研究

在无法检测生物样本中的活性成分（药代动力学方法）或者药效学方法不可行时,可以用带有临床试验终点的 BE 研究来验证 BE。良好对照的临床试验也可用于验证 BE 的支持证据,以综合的疗效终点指标来验证两制剂的等效性。但是,用比较性的临床试验作为验证 BE 的方法一般认为是不灵敏的,应尽量避免采用。

（四）体外研究

某些情况下,如能提供充分依据,也可以用体外方法来验证 BE,例如在肠道内结合胆汁酸的药物等。但对于进入循环系统起效的药物,不推荐采用体外研究的方法评价等效性。

第二节　生物等效性研究的实施

以药代动力学参数为终点指标的研究方法是目前普遍采用的生物等效性研究方法。一个完整的生物等效性研究包括生物样本分析、试验设计与实施、统计分析、结果评价 4 个方面内容。本节就前两项进行简述,后两项参考本章第三节。

一、生物样本分析方法的建立和验证

生物样品一般来自全血、血清、血浆、尿液或其他组织,具有取样量少、药物浓度低、干扰物质多以及个体差异大等特点,因此必须根据待测物的结构、生物介质和预期的浓度范围,建立适宜的生物样品定量分析方法,并对方法进行验证。

常用分析方法包括:①色谱法,可用于大多数药物的检测;②免疫学方法,多用于蛋白质多肽类物质检测;③微生物学方法,可用于抗生素药物的测定。

建立生物样本中药物浓度的定量分析方法是进行生物等效性研究的关键之一。为了保证分析方法可靠,必须进行充分的方法验证,一般应进行以下几个方面的考察:特异性、标准曲线和定量范围、定量下限、精密度与准确度、样品稳定性、提取回收率、微生物学和免疫学方法验证。

（一）特异性

特异性（specificity）是指样品中存在干扰成分的情况下,分析方法能够准确、专一地测定分析物的能力。必须提供证明所测定物质是受试药品的原形药物或特定活性代谢物,生物样品所含内源性物质和相应代谢物、降解产物不得干扰对样品的测定,如果有几个分析物,应保证每一个分析物都不被干扰。应确定保证分析方法特异性的最佳检测条件。对于色谱法至少要考察 6 个来自不同个体的空白生物样品色谱图、空白生物样品外加对照物质色谱图(注明浓度)及用药后的生物样品色谱图反映分析方法的特异性。对于以软电离质谱为基础的检测法(LC-MS、LC-MS-MS)应注意考察分析过程中的介质效应,如离子抑制等。

(二)标准曲线和定量范围

标准曲线(calibration curve)反映了所测定物质浓度与仪器响应值之间的关系,一般用回归分析方法(如加权最小二乘法)所得的回归方程来评价。应提供标准曲线的线性方程和相关系数说明其线性相关程度。标准曲线高低浓度范围为定量范围,在定量范围内浓度测定结果应达到试验要求的精密度和准确度。

(三)定量下限

定量下限(lower limit of quantitation,LLOQ)是标准曲线上的最低浓度点,表示测定样品中符合准确度和精密度要求的最低药物浓度。LLOQ 应能满足测定 3~5 个消除半衰期时样品中的药物浓度或能检测出 C_{max} 的 1/10~1/20 时的药物浓度。其准确度应在真实浓度的80%~120% 范围内,相对标准差(relative standard deviation,RSD)应小于 20%。应至少由 5个标准样品测试结果证明。

(四)精密度与准确度

精密度是指在确定的分析条件下,相同介质中相同浓度样品的一系列测量值的分散程度。通常用质控样品的批内和批间 RSD 来考察方法的精密度。一般 RSD 应小于 15%,在LLOQ 附近 RSD 应小于 20%。

准确度是指在确定的分析条件下,测得的生物样品浓度与真实浓度的接近程度(即质控样品的实测浓度与真实浓度的偏差),重复测定已知浓度分析物样品可获得准确度。一般应在 85%~115% 范围内,在 LLOQ 附近应在 80%~120% 范围内。

一般要求选择高、中、低 3 个浓度的质控样品同时进行方法的精密度和准确度考察。低浓度选择在 LLOQ 的 3 倍以内,高浓度接近于标准曲线的上限,中间选一个浓度。在测定批内精密度时,每一浓度至少制备并测定 5 个样品。为获得批间精密度应至少在不同天连续制备并测定 3 个合格的分析批(analytical run/analytical batch),至少 45 个样品。

(五)样品稳定性

根据具体情况,对含药的生物样品在室温、冷冻或冻融条件下以及不同存放时间进行稳定性(stability)考查,以确定生物样品的存放条件和时间。还应注意考查储备液的稳定性以及样品处理后的溶液中分析物的稳定性,以保证检测结果的准确性和重现性。同一样品需多次分析时,还应考查反复冷冻 - 融化后的稳定性(至少考察 2 个周期)。有时还需考查加入稳定剂后药物的稳定性,以及考查样品提取物的稳定性等。

(六)提取回收率

从生物样本基质中回收得到分析物质的响应值除以纯标准品产生的响应值即为分析物

的提取回收率,也可以说是将供试生物样品中的分析物提取出来供分析的比例。应考查高、中、低 3 个浓度的提取回收率,其结果应当精密和可重现。

(七)微生物学和免疫学方法验证

上述分析方法验证主要针对色谱法,很多参数和原则也适用于微生物学或免疫学分析,但在方法验证中应考虑到它们的一些特殊之处。微生物学或免疫学分析的标准曲线本质上是非线性的,所以应尽可能采用比化学分析更多的浓度点来建立标准曲线。

在测定生物样品中的药物浓度时应进行质量控制,以保证所建立的方法在实际应用中的可靠性。推荐由独立的人员配制不同浓度的质控样品对分析方法进行考核。

浓度高于定量上限的样品,应采用相应的空白介质稀释后重新测定。对于浓度低于定量下限的样品,在进行药代动力学分析时,在达到 C_{max} 以前取样的样品应以零值计算,在达到 C_{max} 以后取样的样品应以无法定量(not detectable,ND)计算,以减小零值对 AUC 计算的影响。

二、试验实施

(一)受试者的选择

受试者的选择一般应符合以下要求:①年龄在 18 岁以上(含 18 岁);②应涵盖一般人群的特征,包括年龄、性别等;③如果研究药物拟用于两种性别的人群,一般情况下,研究入选的受试者应有适当的性别比例;④如果研究药物主要拟用于老年人群,应尽可能多地入选 60 岁以上的受试者;⑤入选受试者的例数应使生物等效性评价具有足够的统计学检验效能。

筛选受试者时的排除标准应主要基于安全性方面的考虑。当入选健康受试者参与试验可能面临安全性方面的风险时,则建议入选试验药物拟适用的患者人群,并且在试验期间应保证患者病情稳定。

(二)受试者例数确定

不同国家颁布的生物等效性研究指南中对受试者例数的要求有所差别,其中美国要求 12~36 例,欧盟不低于 12 例,日本为 20~30 例,我国现行的《化学药物制剂人体生物利用度和生物等效性研究技术指导原则》规定为 18~24 例。

具体选择多大的样本量,建议结合统计学的方法来选定。试验前需充分估计所需的样本量,以保证足够的检验效能,并在试验方案中详细说明样本量估计方法和结果。使用 ABE 方法进行生物等效性分析时,应基于明确的公式合理估计样本量。不同的设计,对应的样本量估计公式不同。

以交叉设计的样本量估计为例,需考虑的因素包括 5 项。①检验水准 α:通常为双侧 0.1(双单侧 0.05);②检验效能:$1-\beta$,通常至少为 80%;③个体内变异系数(within-subject coefficient of variation,$CV_w\%$):可基于文献报道或预试验结果进行估计;④几何均值比(geometric mean ratio,GMR);⑤等效性界值。平行组设计的样本量估计可参考一般连续型变量的样本量计算公式。

以根据几何均值比估计 2×2 交叉设计生物等效性研究的样本量为例,T、R 生物利用度参数自然对数尺度下的算术均数分别为 μ_T、μ_R，令 θ 为两种制剂几何均值比（GMR），定义生物等效性区间为 (θ_1, θ_2)，见公式（15-1）和公式（15-2）。

$$\theta = \frac{exp(\mu_T)}{exp(\mu_R)} = exp(\mu_T - \mu_R) \qquad 公式（15-1）$$

$$\ln\theta = \ln(GMR) = (\mu_T - \mu_R) \qquad 公式（15-2）$$

反映个体内变异常采用变异系数（CV）和标准差（S）两个指标。两者之间的关系见公式（15-3）：

$$CV = \sqrt{exp(S^2) - 1}, \quad S = \sqrt{\ln(CV^2) + 1} \qquad 公式（15-3）$$

基于非中心 t 分布来表达检验效能与相关参数之间的关系式见公式（15-4）：

$$power = 1 - \beta = probt(-t_{1-\alpha, n-2}, n-2, nc_2) - probt(t_{1-\alpha, n-2}, n-2, nc_1) \qquad 公式（15-4）$$

其中 $probt(\cdot)$ 为非中心 t 分布的分布函数，对应非中心 t 分布参数见公式（15-5）和公式（15-6）：

$$nc_1 = \frac{\ln GMR - \ln\theta_1}{S\sqrt{2/n}} \qquad 公式（15-5）$$

$$nc_2 = \frac{\ln GMR - \ln\theta_2}{S\sqrt{2/n}} \qquad 公式（15-6）$$

在给定 α、GMR、等效界值和 CV 后，给出期望达到的 $1-\beta$，可采用迭代运算求出确切的样本量结果，迭代初始值 n_0 可采用公式（15-7）：

$$n_0 = 2\left[\frac{S(z_{1-\alpha} + z_{1-\beta})}{\ln\theta_2}\right]^2 \qquad 公式（15-7）$$

为简化计算过程，也可以采用下面介绍的公式进行样本量的近似计算，见公式（15-8）、公式（15-9）、公式（15-10）：

当 $\theta = 1$ 时：

$$n = 2\left[\frac{(t_{1-\alpha, n-2} + t_{1-\beta, n-2})CV}{\ln 1.25}\right]^2 \qquad 公式（15-8）$$

当 $1 < \theta < 1.25$ 时：

$$n = 2\left[\frac{(t_{1-\alpha, n-2} + t_{1-\beta, n-2})CV}{\ln 1.25 - \ln\theta}\right]^2 \qquad 公式（15-9）$$

当 $0.8 < \theta < 1$ 时：

$$n = 2\left[\frac{(t_{1-\alpha, n-2} + t_{1-\beta, n-2})CV}{\ln\theta - \ln 0.8}\right]^2 \qquad 公式（15-10）$$

该近似算法获得的样本量并不准确，在研究设计阶段通常采用专业样本量计算软件（如 PASS 2020）进行计算，步骤如下："Equivalence→Means→Equivalence Tests for the Ratio of Two Means in a 2×2 Cross-Over Design"。

例：拟进行一项 2×2 交叉设计生物等效性研究，$\alpha=0.05$（双单侧），power（$1-\beta$）=0.8，$\theta=0.95$，$CV=0.2$，生物等效性区间为（0.8, 1.25），则需要样本量为 20 例。

（三）受试制剂和参比制剂

仿制药生物等效性试验应尽可能选择原研产品作为参比制剂，以保证仿制药质量与原研产品一致。应说明受试制剂和参比制剂的批号、参比制剂的有效期等信息,试验机构应对受试制剂和参比制剂按相关要求留样,试验药物应留样保存至药品获准上市后 2 年。

进行药物制剂生物利用度和生物等效性研究时,给药剂量一般应与临床单次用药剂量一致,不得超过临床推荐的单次最大剂量或已经证明的安全剂量。受试制剂和参比制剂一般应使用相等剂量。

通常采用预试验或参考国内外的药代文献,为合理设计采样点提供依据。应用血药浓度测定法时,一般应兼顾吸收相、平衡相(峰浓度)和消除相。服药前应先取空白血样。一般在吸收相部分取 2~3 个点,峰浓度附近至少取 3 个点,消除相取 3~5 个点。

(四)药代动力学参数计算

一般用非房室数学模型分析方法来估算药代动力学参数。用房室模型方法估算药代参数时,采用不同的方法或软件其值可能有较大差异。研究者可根据具体情况选择使用,但所用的软件必须经确证并应在研究报告中注明所用的软件。

第三节 生物等效性分析和报告

AUC 等药代动力学参数的生物等效性评价应在对数尺度下进行。首先,通常情况下,AUC 和 C_{max} 呈正偏态分布且方差不齐,对其作对数变换可以改善其分布的偏性,缩小方差间的差异,选择的对数转换方式应在试验过程中保持一致,且需在方案中指明;药代动力学进行对数变换的理论基础为:转换后的数据可以用加法模型进行处理。

BE 研究必须提供所有受试者各个时间点受试制剂和参比制剂的药物浓度测定数据、每一时间点的平均浓度(mean)及其标准差(SD)和相对标准差[RSD,即变异系数(*CV*)],提供每个受试者的浓度 - 时间曲线(C-T 曲线)和平均 C-T 曲线以及 C-T 曲线各个时间点的标准差。不能随意剔除任何数据。脱落者的数据一般不可用其他数据替代,离群数据通常不建议剔除。必要时需要针对离群值进行敏感性分析,即评价剔除和不剔除离群值对生物等效性结果的影响。如果结论不一致,需解释说明并分析原因。

一、数据集

数据集事先需要在方案中明确定义,包括具体的受试者剔除标准。一般情况下,BE 研究的数据集应至少包括药代动力学参数集(pharmacokinetics parameter set,PKPS)、生物等效性集(bioequivalence set,BES)。用于不同药代动力学参数分析的受试者数量可能不同。

药代动力学参数集(PKPS):包括接受过至少一次研究药物的受试者中获得的药代动力学参数数据集。本数据集的作用在于描述性统计受试者的药代动力学参数数据。

生物等效性集(BES):通常包括至少一个周期且具有至少一个可评价药代动力学参数的统计分析集。本数据集是推断受试制剂和参比制剂是否生物等效的主要数据集。

二、等效判断标准

当前普遍用双单侧 *t* 检验和计算 90% 置信区间的统计分析方法来评价和判断药物间的生物等效性。在交叉设计中还会对经对数转换后的主要药代动力学参数采用线性混合效应模型进行分析。

根据我国 2016 年《以药动学参数为终点评价指标的化学药物仿制药人体生物等效性研究技术指导原则》规定：建议提供 AUC_{0-t}、$AUC_{0-\infty}$、C_{max}（稳态研究提供 $AUC_{0-\tau}$、$C_{max,ss}$）几何均值、算术均值、几何均值比值及其 90% 置信区间（CI）等，不应基于统计分析结果，或者单纯的药代动力学理由剔除数据。生物等效的接受标准在一般情况下，上述参数几何均值比值的 90% 置信区间数值应不低于 80.00%，且不超过 125.00%。对于窄治疗窗药物，应根据药物的特性适当缩小 90% 置信区间范围。

三、等效性分析方法

平均生物等效要求受试制剂和参比制剂的差异在一定可接受范围内，常用的等效性分析方法有双单侧检验和置信区间法。对于交叉设计应采用线性混合效应模型，其中应当包括序列内嵌套受试者、序列、周期和制剂因素。生物等效性标准应同时适用于各主要药代动力学参数，包括 C_{max}、AUC_{0-t} 和 $AUC_{0-\infty}$。当 T_{max} 与药物的临床疗效密切相关时，通常采用配对非参数方法对 T_{max} 进行差异性检验。

下面主要介绍基于对数变换后数据的双单侧检验法和置信区间法。

（一）双单侧检验法

其检验假设为：

$$H_0: \eta_T-\eta_R \leq \ln\theta_1 \text{ 或 } \eta_T-\eta_R \geq \ln\theta_2$$
$$H_1: \ln\theta_1 < \eta_T-\eta_R < \ln\theta_2$$

其中，η_T 和 η_R 分别为受试制剂和参比制剂经过对数变换后的数据参数均值，θ_1 和 θ_2 为等效区间，通常分别取 0.80 和 1.25。

双单侧检验的统计量见公式（15-11）、公式（15-12）：

$$T_1 = \frac{(\overline{L}_T - \overline{L}_R) - \ln\theta_1}{S\sqrt{2/n}} \qquad \text{公式（15-11）}$$

$$T_2 = \frac{\ln\theta_2 - (\overline{L}_T - \overline{L}_R)}{S\sqrt{2/n}} \qquad \text{公式（15-12）}$$

其中，$\overline{L}_T$ 和 $\overline{L}_R$ 分别为受试制剂和参比制剂原数据取自然对数后的算术均数，S 为原数据自然对数转换后经方差分析得出的样本误差均方的平方根，T_1 和 T_2 服从自由度为 v 的 t 分布。当 $T_1 \geq t_{1-a,v}$、$T_2 \geq t_{1-a,v}$ 同时成立时，则拒绝 H_0、接受 H_1，可推断两制剂具有平均生物等效性。

（二）$1-2\alpha$ 置信区间法

根据上述双单侧检验的结果，可以求出 GMR 的 $(1-2\alpha)\%$ 置信区间，见公式（15-13）和公式（15-14）：

$$CMR_L = \exp\left((\overline{L}_T - \overline{L}_R) - t_{1-a,v}S\sqrt{2/n}\right) \qquad \text{公式（15-13）}$$

$$CMR_U = \exp\left((\overline{L}_T - \overline{L}_R) + t_{1-a,v}S\sqrt{2/n}\right) \qquad \text{公式（15-14）}$$

如果 GMR 的 $(1-2\alpha)\%$ 置信区间落在规定的 0.80~1.25 等效区间内，即 $GMR_L > 0.80$、$GMR_U < 1.25$ 同时满足，可推断两制剂具有平均生物等效性。

四、群体生物等效性和个体生物等效性

目前生物等效性研究通常推荐使用平均生物等效性评价方法,药物生物等效性的统计推断是以受试制剂和参比制剂生物利用度参数平均值为考察指标的,由其样本均数推断总体均数是否等效。但由于平均生物等效性具有只考虑参数平均值,未考虑变异及分布,不能保证个体间生物利用度相近,且对低变异和高变异药物设置相同的生物等效性标准等不足,群体生物等效性(population bioequivalence,PBE)和个体生物等效性(individual bioequivalence,IBE)的概念随之提出。

平均生物等效性只评价观察指标的平均水平,而不考虑个体间的变异;而群体生物等效性为了获得某仿制药应用于人群的效果,不仅考虑平均水平,还要比较群体变异;个体生物等效性除考虑平均水平和个体变异,还考虑个体与药物间的交互作用。由于3种生物等效性的程度不同,具有个体等效性者,即具有群体和平均等效性;具有群体等效性者,即具有平均等效性。反之,不一定成立。从等效的程度来讲,IBE最强,PBE其次,ABE最弱。

3种生物等效性评价的设计和检验方法不同,是否需要PBE、IBE评价应根据研究目的和临床需要具体确定。由于目前对PBE和IBE评价方法经验有限,而且大多数药物运用ABE评价方法可以满足要求,无需对3种生物等效性进行评价,因此国家药品监督管理局并未对此提出要求。建议一般根据研究目的和实际需要,参照相关文献来决定。

五、临床报告内容

除了等效性分析的结果外,临床报告中还要提供有关药代动力学各个参数的资料。单次给药的BE研究提供所有受试者服用受试制剂和参比制剂的AUC_{0-t}、$AUC_{0-\infty}$、C_{max}、T_{max}、$t_{1/2}$、CL、Vd、F等参数及其平均值和标准差。对于多次给药的BE研究,提供受试制剂和参比制剂的3次谷浓度数据(C_{min}),达稳态后的AUC_{ss}、C_{ss-max}、C_{ss-min}、T_{ss-max}、$t_{1/2}$、F、DF等参数。

为满足评价要求,按照相关规定对于生物等效性试验的临床报告内容要求,至少应包括以下内容:①试验目的;②生物样本分析方法考察的数据,提供必要的图谱;③试验设计和操作方法,包括全部受试者的资料、样本例数、参比制剂、给药剂量、服药方法和采样时间安排;④受试者各时间点的药物浓度、药代动力学参数和药 - 时曲线;⑤采用的统计分析方法以及详细统计过程和结果;⑥服药后的临床不良反应观察结果,受试者中途退出和脱落记录及原因;⑦生物等效性结果分析以及讨论;⑧参考文献。

🔍 **思考题**:

1. 什么叫生物等效性?
2. 生物等效性的分析方法有哪些?
3. 平均生物等效性、群体生物等效性和个体生物等效性的区别是什么?

（秦婴逸 郭 威）

参考文献

［1］国家药品监督管理局药品审评中心.化学药物制剂人体生物利用度和生物等效性研究技术指导原则［EB/OL］.(2005-03-18)［2022-03-02］.https://www.cde.org.cn/zdyz/domesticinfopage?zdyzIdCODE=90be26c277291c580525d2a50c45ae6b.

［2］国家药品监督管理局药品审评中心.生物等效性研究的统计学指导原则［EB/OL］.(2018-10-17)［2022-03-02］.https://www.cde.org.cn/zdyz/domesticinfopage?zdyzIdCODE=04af995337832a507fe27bde66f03eda.

［3］国家药品监督管理局药品审评中心.以药动学参数为终点评价指标的化学药物仿制药人体生物等效性研究技术指导原则［EB/OL］.(2016-03-08)［2022-03-02］.https://www.cde.org.cn/zdyz/domesticinfopage?zdyzIdCODE=1e218f70d9b7c99c2663de9f6655bc5b.

第十六章

临床研究中的灵活(拓展)设计

近些年,除了传统的随机对照试验设计外,一些新型的设计理念也在不断出现,尤其是在肿瘤临床试验领域,这些新的临床试验设计理念目的是增加试验的成功率,提高效率,并且更为准确地发现有效的治疗措施,本章节将简要介绍 3 类设计:适应性设计、主方案设计、富集设计。

第一节 适应性设计

一、适应性设计概述

在临床试验设计中,常用的设计是固定样本量的设计,也常被称为传统设计,被广泛地应用于确证性试验,对试验的数据仅在试验终止时进行一次有效性分析并在试验进行中没有对试验进行任何的分析和修改。该设计主要试验设计参数的确定一般是根据既往研究及对试验药物的假定和预期确定的,但由于前期信息有限和存在对试验药物假定的不确定性等因素,往往会在试验完成或进行过程中发现试验的实际情况与原来假定之间的差异,可能由此增大试验失败的可能性。

如何根据试验期间累积的数据对试验做出相应的修改从而修正设计的偏差就成为试验设计时需要考虑的一个重要问题。适应性设计是对固定样本量的设计进行某些调整的设计,依据国家药品监督管理局药品审评中心于 2021 年 1 月发布的《药物临床试验适应性设计指导原则(试行)》,适应性设计(adaptive design)定义为:按照预先设定的计划,在期中分析时使用试验期间累积的数据对试验做出相应修改的临床试验设计。这种修改又称为适应性修改。适应性修改计划必须在临床试验开始前的试验方案和统计分析计划中预先设定。

适应性设计因为在试验期间可以根据试验期间累积的数据对方案进行修改,以修正初始设计的偏差,从而增加了试验的成功率。适应性设计还可以提高试验的效率,如减少试验所需要的样本量、缩短不同研究阶段之间的时间间隔、选择更合适的终点、选择更合适的目标人群、利用相同数量的受试者获得更多的数据等。此外,复杂的适应性设计还可以在一项试验中同时处理多个试验目标、多种试验药物和多种疾病。

在选择传统设计和适应性设计之前,应全面深入地权衡两者之间的优劣,尤其是适应性设计在设计、实施和统计分析方面的复杂性,以及由此而带来的在试验实施中可能会引入的、不可避免的操作偏倚以及其他各种挑战。因此，在采用适应性设计时需要考虑多种因素，特别是合理性（validity）、完整性（integrity）和可行性（feasibility）。

1. 合理性　是指所采用的统计分析方法不会导致疗效的估计产生偏倚。试验的合理性是关于试验结果的可信度、可解释性和说服力的综合描述。保持试验的合理性意味着应该有正确的统计推断方法，例如怎样计算调整后的 P 值、怎样估计效应量及置信区间，以及怎样衡量不同阶段治疗效果的一致性。

2. 完整性　是指对试验操作所引入偏倚的良好控制。保持试验的完整性意味着按照预先设定的方案进行修改和保持期中分析结果的盲态，以求最大限度地减少操作偏倚。适应性设计的所有期中分析都应该由独立于申办方的适应性设计委员会或第三方专家及其独立统计支持团队完成，并保证期中分析的结果不为申办方、研究者和受试者所知悉，以免影响后续试验的执行和引入操作偏倚。具体分以下 3 种情况：①当适应性设计不是特别复杂，可由独立数据监查委员会同时负责适应性调整的操作和执行；②当适应性设计较为复杂，申办方可以考虑选择具备适应性修改专业知识的专家组成独立数据监查委员会；③当适应性设计极为复杂，而数据监查委员又无足够的相关经验，则有必要设置一个独立的适应性设计委员会。

因适应性修改涉及多个环节，设立一个有效的防火墙以防止期中分析结果外泄而造成可能的操作偏倚是执行中最为重要的任务。为此，适应性设计的方案应包含一个完善的操作流程，特别是关于如何设置相关信息的访问权限。同时，为避免不可控因素对试验结果的影响，还要考虑怎样避免根据试验所做的修改而被间接地推出期中分析的结果。应该注意的是，适应性设计委员会在所有提供给申办方的任何修改的建议中，均不应涉及具体的期中分析结果。

3. 可行性　是指试验的适应性修改能否在实际中实施。由于适应性设计比传统设计更为复杂，并且实施和分析更加困难，在规划适应性设计之前，需要考虑以下因素：①适应性调整策略应该能够保障试验的合理性和完整性；②相对于试验周期，应该有充裕的时间根据试验累积数据的分析结果进行适应性修改和后续试验的执行；③期中数据收集和数据清理应该可以快速完成，以便按预定计划完成期中分析而无需中途暂停招募受试者；④应该能够快速修改随机化程序 / 药物供应系统；⑤应该具备足够的药物供应管理的能力以及能够负担增加的药物供应；⑥应该提前准备好适应性设计的数据采集系统；⑦应该保证与各相关方的沟通顺畅有效；⑧应该能够配备专业软件来完成复杂设计和相关分析的计算。

二、常用的适应性设计

适应性设计是按照预先计划，根据累积的临床试验数据的分析结果，在保证试验的合理性和完整性的前提下，对临床试验方案进行修改，其适应性修改是一个自我学习的过程，即通过对累积数据的不断学习，相应地修改试验方案，以适应不断变化的研究环境，修改应当按预先设定的计划进行的，而不是临时提出的修改方案，其目的是更好地改进进行中的临床试验，而不是因设计本身缺陷而有极大可能导致临床试验失败所做的临时补救。通常采用的适应性设计包括：成组序贯设计、样本量重估、两阶段无缝适应性设计、适应性富集设计、适应性主方案设计、多重适应性设计。其中适应性富集设计和适应性主方案设计将在本章后面两节进行介绍。

（一）成组序贯设计

成组序贯设计（group sequential design）是指方案中预先计划在试验过程中进行 1 次或多次期中分析,依据每一次期中分析的结果做出后续试验的决策,其决策通常有以下 4 种可能:依据优效性终止试验;依据无效性终止试验;依据安全性终止试验;继续试验。对于成组序贯设计的期中分析时间点的计划可以采用日历时间和信息时间两种方式,其中日历时间是指根据试验计划完成需要的时间,选择在一定的日历日期进行期中分析;信息时间主要关心试验过程中所积累的信息占计划总信息的百分比,如可以是试验所累积完成的受试者例数占试验需要完成的总样本量的百分比,如以事件驱动的生存数据试验中,可以定义为试验中累积发生的事件数占预计发生的总事件数的比例。由于试验容易受到入组速度的影响,在临床试验中经常采用信息时间定义期中分析的时间点,特别是对于生存数据的临床试验。

如果期中分析至少有一次疗效分析,且均有以无效性或优效性提前终止试验的可能,则应调整每次分析的 I 类错误率,并将整体 I 类错误率控制在双侧 0.05（或单侧 0.025）水准,即需要对每次阶段分析的检验水准进行校正,校正后的检验水准,称为名义显著性水准（nominal significance level）,记作 α',对应的显著性界值为 Z' 值。调整 I 类错误率的常用方法包括 Pocock 法、O'Brien & Fleming 法等,表 16-1 列举了设计不同阶段（i,K 为总的阶段数）的成组序贯设计所采用 Pocock 法和 O'Brien-Fleming 法对应的名义显著性水准和显著性界值。

表 16-1 成组序贯设计的名义显著性水准和显著性界值（$\alpha=0.05$）

K	i	Pocock 法		O'Brien & Fleming 法	
		Z'	α'	Z'	α'
2	1	2.780	0.029	2.797	0.005 0
	2	2.780	0.029	1.977	0.048 0
3	1	2.289	0.022	3.471	0.000 5
	2	2.289	0.022	2.454	0.014 5
	3	2.289	0.022	2.004	0.045 0
4	1	2.361	0.018	4.409	0.000 1
	2	2.361	0.018	2.863	0.004 0
	3	2.361	0.018	2.338	0.019 0
	4	2.361	0.018	2.024	0.043 0
5	1	2.413	0.016	4.562	0.000 1
	2	2.413	0.016	3.226	0.001 3
	3	2.413	0.016	2.634	0.008 0
	4	2.413	0.016	2.281	0.023 0
	5	2.413	0.016	2.040	0.041 0

由于期中分析仅使用了部分数据，结果仍有较大的不确定性，评估有效性的方法应较为保守以增加结论的可靠性。无效性终止试验的设计分为绑定边界和非绑定边界。绑定边界在期中分析结果一旦跨越无效性边界时必须终止试验，该方法会降低拒绝原假设的概率，因此可以在控制整体Ⅰ类错误的前提下，适当放宽优效性边界，提高得到阳性结果的概率。非绑定边界在期中分析结果跨越无效性边界时，一般会终止试验，但在有些情形下独立数据监查委员会基于全面考虑后仍然可以建议试验继续进行，对于非绑定边界，无需调整最终分析的Ⅰ类错误率。如果成组序贯调整计划中存在以优效性提前终止试验的可能，时间点的选择应该考虑期中的数据是否充分以便能够提供可靠的疗效估计和安全性评价的结果，也包括重要的次要终点以及一些重要的亚组结果的估计。若期中分析是要验证药物的安全性和无效性，时间点则应该侧重于如何最大程度地保护受试者。

（二）样本量重估计

适应性设计中样本量重新估计是依据预先设定的期中分析计划，利用累积的试验数据重新计算样本量，以保证最终的统计检验能达到预先设定的目标或修改后的目标，并同时能够控制整体Ⅰ类错误率。样本量重估计应当预先在研究方案中阐明，包括何时进行重新估计、决策时使用什么标准、重新估计时使用什么方法、如何调整检验水准 α 以便控制整体Ⅰ类错误率、由谁执行非盲态分析，以及最后由谁执行整个操作过程。若新的样本量小于或等于原样本量，则应保持试验样本量不变，若新的样本量比原样本量大且切实可行，可根据方案中的预计划对原样本量进行调整。对于样本量重估计通常有盲态方法和非盲态方法。

1. 盲态方法　该方法也称为非比较分析方法，是指期中分析时不使用实际试验分组的信息，或者虽然使用了实际试验分组的信息，但未进行任何涉及组间比较的分析，如在期中分析时对两个治疗组的数据合并后进行的汇总分析。因期中分析时不涉及组间的疗效比较，故一般不需要调整Ⅰ类错误率。该方法比较容易实施，一般不会引入操作偏倚，而且相关的统计方法也较为完善，只需要在试验设计的阶段预先做好规划。

例如一项随机对照双盲临床试验，主要疗效指标服从正态分布，在试验设计阶段，根据既往信息可以估算出试验需要的样本量 N，其中总体方差为 σ^{*2}，在试验进行过程中，根据累积试验数据，在得到主要疗效指标的总体方差 σ'^2，且给定与原本相等的检验水准 α 和Ⅱ类错误 β 的情况下，试验的样本量可被重新估计见公式（16-1）：

$$N' = N\frac{\sigma'^2}{\sigma^{*2}} \qquad\qquad 公式（16-1）$$

2. 非盲态方法　该方法也称为比较分析方法，是指期中分析时使用了试验分组信息（包括各组的真实名称或可区分的分组代码）的分析，分析内容涉及组间的比较。非盲态方法的样本量重新估计是指根据累积数据以及分组信息，计算样本量的重要参数（如每组的效应量），然后对样本量进行重新估计，因期中分析涉及组间的疗效比较，通常需要对Ⅰ类错误率进行相应调整。

例如一项临床试验，可以基于原预期标化处理效应大小与已观察标化处理效应大小的比值进行样本量重估计，见公式（16-2）：

$$N' = \left|\frac{E}{E'}\right|^{a} N \qquad\qquad 公式（16-2）$$

其中，N 为方案中原定样本量，N' 为试验过程中重新估计的样本量，a 为任一指定常数，E 和 E' 分别为原预期和已观察标化处理效应大小，用处理组和对照组效应大小及共同标准差计算获得：$\dfrac{\hat{\eta_1}-\hat{\eta_2}}{\hat{\sigma}}$。

适应性设计中是否采用非盲态样本量重新估计需要考虑多种因素，例如：①若有比较可靠的前期数据，非盲态下样本量重新估计是否必要；②采用非盲态下样本量重估所付的代价（如检验水准调整）与初始设计时略微放大样本量相比，哪种策略更为有利；③期中分析能否很快完成，是否可能因为入组较快完成而导致没有充足时间用来调整试验；④期中分析的时间点选择。

（三）两阶段无缝适应性设计

两阶段无缝适应性设计是指将一项试验分为两个阶段，在第一阶段结束时进行期中分析，依据预先设定的判断标准，对第二阶段的试验进行适应性修改。通常无缝设计可以分为操作无缝设计和推断无缝设计，其中操作无缝设计可将第一阶段试验受试者排除在主要分析之外，不需要对Ⅰ类错误进行调整，而推断无缝设计在主要分析中包含第一阶段试验受试者，并根据自适应的性质和假设检验策略做出相应的调整。

根据试验目标和试验终点，两阶段设计一般可分为 4 种类型，即同目标 / 同终点、同目标 / 不同终点、不同目标 / 同终点和不同目标 / 不同终点。任何一个两阶段无缝适应性设计都可以被适当地归类，可根据具体试验选择合适的方法。如果试验在两个阶段的试验组数也相同，成组序贯设计可视为同目标 / 同终点试验中的一个特例。

常见的两阶段无缝适应性设计包括Ⅰ/Ⅱ期无缝适应性设计和Ⅱ/Ⅲ期无缝适应性设计。其中Ⅰ/Ⅱ期无缝适应性设计在试验的第一阶段完成Ⅰ期临床试验的目的，如寻找试验的最大毒性剂量（maximum toxicity dose，MTD）或探索一个有效的生物标志物，然后进入到第二阶段，进一步进行有效剂量探索或探索生物标记的早期有效性。Ⅱ/Ⅲ期无缝适应性设计将传统的Ⅱ期临床试验（进行多剂量组的筛选）和Ⅲ期临床试验（验证评价药物的有效性和安全性）作为一个整体进行，若采用推断无缝适应性设计，最终分析则包含了试验的两个阶段入组的所有受试者的数据。这种设计具有很多优点，例如可以缩短通常由Ⅱ期试验结束时到Ⅲ期试验开始时的时间间隔、减少试验的总样本量、缩短试验的时长、减少试验的费用、增加最终分析的样本量等。同时，因第一阶段入组的受试者有更长的随访时间，或能更早地观察到药物的长期安全性。但采用无缝Ⅱ/Ⅲ期适应性设计需要考虑多种因素，例如期中分析时对第一阶段结果可能无法进行全面深入地分析；第一阶段若采用替代终点进行判断，当替代终点与主要终点关联性不高甚至较差时，用替代终点选择Ⅲ期试验的剂量会带来很大的不确定性；在达到主要终点所需要的时间较长而入组时间又较短的情况下，为避免过多的受试者进入未选中的剂量组，需要暂停入组等待期中分析的结果。

（四）多重适应性设计

多重适应性设计是指一个试验中采用两种或两种以上适应性调整方法的试验设计。例如，一个临床试验在第一阶段结束时确定了下一阶段的用药剂量，其后需要做样本量重新估计，再其后需要选择目标人群。原则上讲，如果一个临床试验设计包含了多种适应性调整，只要符合合理性、完整性和可行性的要求,多重适应性设计都可以考虑。由于多重适应性设计的复杂性,建议慎重地考虑一个试验中是否的确有必要引入过多的适应性调整。

三、相关方面的考虑

由于适应性设计的复杂性,在应用试验设计阶段需要进行多方面的考虑。

1. 与监管部门的沟通　若试验的主要目的为探索性研究,不一定需要与监管部门沟通交流。但若试验有可能影响很多受试者的安全性,如病例数较大的主方案试验;或试验的早期以探索性研究为目的,但晚期有可能演化成以确证性研究为目的,则有必要与监管部门进行沟通交流。通常以确证性研究为目的的适应性设计都应与监管部门提前进行沟通交流,以便在设计早期有充分的时间考虑监管部门的建议、顾虑或意见,尤其是对于复杂或采用了全新方法的设计。凡经备案的与监管部门达成的一致意见应反映在修订的试验方案中。

2. 材料准备方面的考虑　在准备研究设计及申报的相关材料时,应当包含所有用来支持采用适应性设计的理论、文献和数据,且应当主要围绕预先设定的调整计划,充分论述采用适应性设计调整后试验结果的医学意义、统计方法选择的合理性、试验操作和执行的完整性和可行性。

3. 统计学方面的考虑　适应性设计试验数据的统计分析选择应当事先考虑全面,明确最终采用的分析策略,当拥有足够的前期信息、数据、文献和研究的支持,可以采用基于贝叶斯方法或模拟方法进行数据分析,由于这些方法较为复杂且其结果对前期试验信息较为依赖,应充分权衡方法的优势和局限性后进行选择。

4. 其他考虑　在进行适应性设计时,原则上修改计划必须在临床试验开始前的试验方案和统计分析计划中预先设定,一般来说,不建议对试验进行非预先设定的修改。但在临床试验的操作实践中,基于本试验中的数据提示需要对试验进行非预先设定的修改,此时应经过谨慎考虑后在保证不破坏试验的合理性、完整性及可行性的前提下对试验做出合理的修改,并需提前与监管机构进行沟通确认。此外,基于外部数据对于一个进行中的临床试验做出某些修改,并不属于适应性修改,而是通过试验方案的修正案来体现,通常需与监管部门进行沟通。

第二节　主方案设计

传统的临床试验设计方法是一个临床试验方案仅在单一人群中进行单一药物的试验,但很多药物尤其是肿瘤药物的研发需要更为灵活的试验设计。针对这一情况,美国 FDA 于 2018 年 9 月 28 日发布了《主方案:以促进抗肿瘤药物和生物制品研发为目标的高效临床试验设计策略》(*Master Protocols: Efficient Clinical Trial Design Strategies to Expedite Development of Oncology Drugs and Biologics*),以指导这一类试验的设计、实施。主方案(master protocol)设计是指设计多个研究目的的不同的子试验,可以在同一总试验框架内对成人和儿科肿瘤的多种试验药物和/或多种肿瘤类型同时进行评估。主方案设计类型包括篮式试验(basket trial)、伞式试验(umbrella trial)和平台试验(platform trial)。具体定义和特征见表 16-2。

表 16-2 主方案设计的定义和特征

设计类型	定义	特征
主方案	一个方案中包含了多个子试验,并且这些子试验可以有不同的目标,在整个试验框架中评估一个或多个疾病亚型中的一种或多种临床试验药物的效果	一个方案中包含多个子试验
篮式设计	将带有相同靶基因的不同疾病采用某种靶点明确的药物治疗进行临床试验	一种药物治疗 多种疾病人群
伞式设计	评估单一疾病受试者群中多个研究用药物作为单一药物或组合药物用药	多种药物治疗 一种疾病人群
平台设计	以不间断的方式在单一疾病背景下研究多种靶向治疗,根据决策算法允许治疗药物进入或离开平台	多个药物治疗 长期试验 可以增加药物治疗 可以剔除药物治疗

一、篮式设计

篮式设计是在多种疾病或疾病亚型的背景下研究单一靶向治疗,通常设计为单臂,以总体应答率作为主要终点的活性评估试验,其设计示意图见图 16-1。

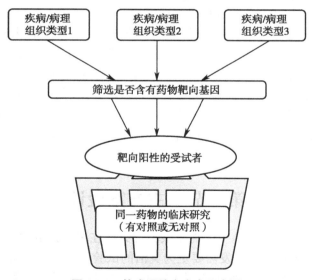

图 16-1 篮式设计主方案示意图

篮式设计具有一定的优势:首先,篮式设计同时研究携带同一分子靶点的不同类型的肿瘤,为分子靶向制剂提供了一个同时针对多种不同肿瘤的研究契机,其中还可能包括一些在靶向治疗的临床试验中难以实施的肿瘤类型;其次,可以缩短初始诊断和/或确定纳入之后队列分配和启动治疗之间的时间;另外,篮式设计试验中队列样本量通常较小,常应用一阶段或两阶段的设计,可以快速获得结果,得到足够的信息。该设计类型也有一定的局限性,最主要的一点是该设计是分子表达谱取代肿瘤组织学型的假说,因为有一些研究发现,肿瘤的组织类型比起生物标志物在对治疗的响应上预测型更强,因此,应做好研究肿瘤类型的初筛,尽可能少纳入无效肿瘤类型,可以有效提高篮子试验的成功率。另外,肿瘤内部一般不同质,因此活检时有可能遗漏目标变异点。

二、伞式设计

伞式设计旨在评估单一疾病受试者群中多个研究药物作为单一药物或组合药物用药,即针对不同基因突变而致的同一疾病,几种不同的治疗药物的治疗效果,就如同撑起一把大伞,把具有不同驱动基因的某一种疾病聚拢在同一把大伞下,将不同的靶点检测在同一时间里完成,然后根据不同的靶基因分配不同的精准靶药物。其设计示意图见图 16-2。伞式设计又分为探索性伞式设计和确证性伞式设计。探索性伞式设计是指在按照受试者生物标志物信息分组后,每个生物标志物组中的受试者分别接受多种可能有效的治疗方法,评价并寻找最佳的生物标志物 - 治疗组合,为后期确证性试验打下基础。确证性伞式设计是指在按照受试者生物标志物信息分组后,每个生物标志物组中的受试者分别接受某种特定的治疗方法和对照药物或安慰剂,在前期探索性试验的基础上,进一步验证某种治疗方法在特定生物标志物组中的具体疗效和安全性,加速推动研究药物在临床上的应用。

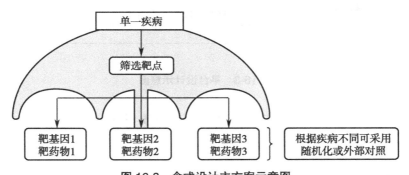

图 16-2　伞式设计主方案示意图

相对于篮式设计,伞式设计的主要优势是针对特定肿瘤类型能够得出有意义的结论,在给定的试验队列中不易出现肿瘤异质性的问题,此外,在队列中发生随机分配到靶向或非靶向治疗时,药物的机制可以得到更彻底的评估,且伞式设计能够提供更有利的证据来支持新药疗效,提供一个容易描述的人口学特征及适应证。但该设计在罕见疾病中,在队列内根据分子突变再进一步划分亚型可能不会有什么收获,反而可能延缓整个试验的进度。

三、平台设计

平台设计是以不间断的方式在单一疾病背景下研究多种靶向治疗,根据决策算法(通常为贝叶斯决策)允许治疗药物进入或离开平台,通过对多种治疗措施的比较研究,旨在寻找对该类疾病最好的治疗策略。相对于前两种设计,该设计更关注疾病本身,在研究过程中不只是对初始药物的评估,还包括药物的联合应用、量化不同亚组间的疗效差异以及确保入选的受试者可以得到最好的治疗。平台设计是一个动态设计,允许在试验过程中根据前期试验信息和数据对关键因素进行修改,且该设计历时较长,只要存在需要被评估的药物即可进入研究,故又被称为"长期性试验"。其设计如图 16-3 所示。此设计相对于传统设计,可以同时评价多种药物,加速对有效药物的识别,同时还可以评价联合治疗以及确定亚组患者的个体疗法,需要注意的是,平台设计的初衷是找到有效的治疗作为优先目标,而不只关注于对单个药物的评价。

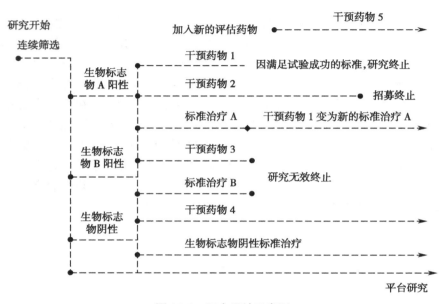

图 16-3　平台设计示意图

第三节　富 集 设 计

一、富集设计概述

　　富集是指在临床试验中根据受试者的某些特征(如人口学、病理生理学、组织学、基因组学和蛋白质组学等)前瞻性地精准定义从试验药物中获益最大化的目标人群。在广义层面,所有的临床试验设计都包含富集的概念,主要反映在受试者的入选标准和排除标准的部分条目上,其目的是尽可能入选对试验药物有应答的受试者,从而提高临床试验的效率。在实际操作过程中,可以根据疾病领域、药物作用机制以及受试者的应答情况等选择不同的富集策略和设计,在选择过程中需要从科学上的有效性、试验结果的可解释性和医疗实践中的可推广性等方面进行考虑。

　　1. 科学上的有效性　　包括筛选受试者有科学依据,筛选工具的灵敏度和特异度符合一定要求,试验设计时使用避免偏倚的措施(如随机、盲法等),以及Ⅰ类错误的控制等。

　　2. 试验结果的可解释性　　试验药物在富集人群中的疗效可以从疾病的病理生理学、基因组学、遗传学或者药物作用机制等方面进行解释;如果限于生物学、医学或者药理学等方面的知识而无法解释,则试验药物在同样类似的富集人群中的疗效需要具有一定程度的重现性。

3. 医疗实践中的可推广性　包括富集策略能够在临床实践中被广泛地使用，以便及时、准确地识别对试验药物有应答或敏感的患者。有时，由于筛选患者的方法复杂、灵敏度偏低、成本高昂等原因而使其无法普及，或者筛选方法耗时较长而在治疗开始时无法富集患者，这些都会影响富集策略和方法的可推广性。

二、常用富集设计策略与设计

针对富集设计，通常需要寻找合适的标志物，即与受试者预后或药物治疗应答有关的临床特征，包括人口学、既往病史、家族史、临床观测变量（如疾病严重程度）、实验室检查（如病理生理学、药物代谢）、生物标志物（如基因组学和蛋白质组学）等各种特征变量，综合考虑试验关注的主要问题、标志物的选择、临床试验实施过程，选择合适的富集策略，一般包括同质化富集、预后型富集、预测型富集、复合型富集和适应性富集5种策略类型。

1. 同质化富集　是指通过减少受试者间的异质性以提高临床试验的检验效能的一种研究策略，为减少异质性通常采用的方法是选择病情稳定的受试者，同时对入选受试者进行精准定义，并对疾病的状态和有关变量进行精确测量。定义富集人群时，通常的方法为明确研究的入选标准和排除标准，从而确保入选的受试者基线特征具有较好的一致性，并且将那些对安慰剂过于敏感、检测结果不稳定、无法完成试验规定访视、合并与试验药有相似作用药物等的受试者排除，从而达到同质化富集的目的。同时，还需要考虑入组的患者具有良好的依从性，并且在试验前对相关人员进行培训，以确保可以严格按照方案入选和排除受试者，顺利实施同质化富集。

2. 预后型富集　是指通过对预后型标志物的识别，入选更有可能观察到终点事件或疾病进展的高风险人群（特指更容易出现预后结局或疾病进展的人群），以增加检验效能的一种策略。该策略主要增加试验的绝对效应，而非相对效应，例如针对降低终点事件发生率的临床试验中，经过治疗高风险人群的终点事件发生率由10%降至5%，低风险人群的终点事件发生率由1%降至0.5%，虽然两个人群的终点事件下降的相对效应均为50%，但高风险人群绝对下降率更大，故在高风险人群中进行试验需要较少的样本量或较短的随访时间就可以观察到试验药物的绝对疗效。

常用的预后型富集设计包括基于终点事件的富集设计和基于疾病进展的富集设计：基于终点事件的富集设计一般用在以降低终点事件发生率为主要评价指标的研究中，一般认为有效的试验药物在高风险人群中能够减少或者避免发生更多的终点事件，应考虑在高风险人群中招募受试者；基于疾病进展的富集设计一般用在能够减缓疾病进展的试验药物研究中，一般可以选择疾病进展可能较快的受试者。

对于一些标志物，如果其既具有预后型标志物的特征，又与药物之间存在交互作用，即试验药物对该指标阳性和阴性的患者具有不同的疗效（起到预测作用），此类标志物通常称为混合型标志物。

3. 预测型富集　是指根据受试者的病理生理、应答史或与药物作用机制有关的疾病特征选择对试验药物最可能有应答的受试者，以提高试验效率的一种研究策略。该策略既能增加试验药物的绝对效应，也能增加其相对效应，故能够以较小的样本量获得较高的检验效能。选择预测型标志物时可以基于研究者对疾病的认识（如各种标志物），也可以根据以往的试验数据和结果选择受试者。

常见的预测型富集设计包括基于病理生理学特征的富集设计、基于对试验药物应答证据的富集设计、基于对现有药物无应答的富集设计。其中,基于病理生理学特征的富集设计一般是依据病理生理学的标志物选择那些对试验药物有更好应答的受试者,标志物通常包括生物标志物(如基因或蛋白、药物代谢物、肿瘤代谢物等)、影像学特征、与疾病表型相关的一些临床特征(疾病分期、分型等);基于对试验药物应答证据的富集设计一般通过设置合理的筛选期,将那些对试验药物有应答的受试者入选临床试验,如采用随机撤药设计;基于对现有药物无应答的富集设计则是选择对现有对照药物无应答的受试者,适用于试验药物与现有对照药物具有不同的作用机制,或试验药物的疗效至少略优于现有对照药物的临床试验,但对于某些可能危及生命、并不断进展的疾病来说,采用无应答的富集设计会将受试者随机分配到无应答的对照组,可能存在伦理问题。

4. 复合型富集 是指同时使用多个标志物(如同时使用预后型和预测型标志物)以减少受试者异质性的富集策略。对有些疾病领域,疾病的发生、发展和预后机制复杂、个体异质性高或伴有混合疾病风险,使用单一标志物不大可能富集最有可能获益的受试者,而使用复合标志物(例如综合评分)进行富集可以有效地降低受试者的异质性,从而提高试验效率。需要注意的是,使用复合标志物评分时应列出其构成的单个标志物并阐明它们之间的关系,或其与临床疾病特征的关联;如果对不同的单个标志物赋予不同的权重,应详细说明其生物学上的原理。

5. 适应性富集 是指按照预先制定的计划,根据临床试验期中分析结果,在保证试验的合理性和完整性的前提下,对目标人群进行调整,如改变入组标准或仅入选一个亚组的受试者等。

当试验药物在标志物阳性和阴性的受试者中的疗效不确定时,试验可以同时入组标志物阳性和阴性的受试者,根据期中分析结果适应性地调整需要入选的受试者。当标志物阳性受试者的疗效比较为主要分析时,如果期中分析结果显示标志物阴性受试者的疗效远低于标志物阳性受试者,则应减少或完全停止标志物阴性的受试者入组。当标志物阳性受试者的疗效高于标志物阴性受试者的证据不够充分时,也可以考虑首先入组标志物阳性的受试者。如果期中分析结果表明试验药物在该标志物阳性的受试者中有疗效,则再考虑入组标志物阴性的受试者;否则,终止试验。

一般来说,如果标志物与疗效的关系越不确定,越需要包含标志物阴性的受试者,此时可以评估药物在全人群中使用时的获益与风险。当不确定一个标志物的预测性时,主要分析可以是全人群中的疗效比较;如果标志物阳性人群和全人群的疗效同时作为主要分析时,需要按照一定的规则将检验水准 α 进行分配。无论何种情况,都应事先在方案中明确规定检验假设,并需要对 I 类错误进行控制。

三、相关方面的考虑

在进行富集设计的时候需要考虑标志物检测的灵敏度和特异度、人群的纳入、分析集的选定、对优效和非劣效试验的影响、I 类错误的控制等多方面因素。

1. 标志物检测的灵敏度和特异度 在采用富集设计选择目标受试者人群时,必须考虑标志物检测方法的可靠性,以便能更准确地选择高风险或者对试验药物有应答的受试者,为了准确筛选出高风险或对试验药物有应答的受试者,同时鉴别低风险或对试验药物无应答的受试者,标志物应当具有较高的灵敏度和特异度,若不能准确给出预测标志物的阈值,可在早期研究阶段通过受试者诊断特征曲线分析探索,为确证性试验提供准确阈值。

2. 是否纳入标志物阴性的受试者 富集设计需要重点考虑纳入标志物阴性受试者的比例。若已有证据证明试验药物在标志物阳性的受试者中有明显疗效且在标志物阴性的受试者中疗效较小或没有时,应考虑不纳入标志物阴性的受试者;若已有数据证明试验药物对标志物阳性受试者较阴性受试者疗效更好,但试验药物毒性相对较小时,可考虑同时纳入标志物阳性和阴性的人群,从而可以在非富集人群中提供合理的获益-风险估计;一般地,如果标志物的阈值或标志物阴性的受试者应答程度不确定,则有必要纳入标志物阴性的受试者。对于同时纳入标志物阳性和阴性受试者的试验,主要分析可以在标志物阳性受试者中、全人群中或全人群和标志物阳性受试者中同时进行,但需要考虑Ⅰ类错误的控制。

3. 入选人群和分析集 使用富集策略的主要问题是研究结果的适用性和外推性,即采用富集设计时,要重点考虑这种富集策略是否能够在医学实践中用于识别对研究药物应答的人群,以及该药在更广泛的患者人群中是否也有类似的疗效。因此,对不符合富集入选标准的患者人群进行研究同样重要。需要注意的是,试验确定的入选受试者和主要分析集可以不同(后者可以是前者的子集),但这些必须在研究方案中明确定义。在基因或其他检测结果不能立即获得,而患者需要及时接受治疗时,选择以全人群入组,以提供更多的安全性信息,但主要疗效分析可以是其中的一个子集。

4. 对优效和非劣效试验的不同影响 对于优效试验,富集策略一般不会增加Ⅰ类错误,但是需要注意,标志物检测的灵敏度和特异度对预后型富集策略和预测型富集策略有不同的影响:对于采用预后型富集策略的优效试验,如果筛检方法的灵敏度不高,则需要招募更多的受试者从中进行筛选,才能获得规定的富集样本量,如果特异度不高,则需要增加富集样本量或延长试验时间才能获得足够的终点事件数;对于采用预测型富集策略的优效试验,如果筛检方法的灵敏度不高,则会导致符合入组条件的受试者不足;如果特异度不高,则会纳入较多的不符合入组条件的受试者。

对于非劣效试验,筛检的准确度不仅会影响研究所需的样本量或持续时间,还可能增加Ⅰ类错误。对于预后型富集策略,当标志物阳性检测方法与既往研究不同,可能导致阳性对照组疗效较低,从而增加Ⅰ类错误;对于预测型富集策略,由于标志物是与试验药物和阳性对照药物的治疗都相关,其对Ⅰ类错误的影响更为复杂。因此在非劣效试验中标志物检测方法应当与既往研究方法一致,或两种方法具有相似的灵敏度和特异度。

5. 控制Ⅰ类错误 对于同时入选富集人群和非富集人群的富集设计,可根据筛检方法的特性和受试者对治疗的应答情况,选择不同的假设检验策略。如果有多个假设检验,如在标志物阳性人群和全人群中分别进行假设检验,则需要考虑多重性调整的问题;如果仅有一个假设检验,如在标志物阳性人群中进行假设检验,则无需考虑这一问题。对全人群和富集人群进行假设检验时,可以采取平行策略或者序贯策略进行假设检验。

6. 其他方面的考虑 对于采取富集策略开展的临床试验,应在研究开始之前,预先计划并确定受试者的选择方案和选择何种富集策略,需要综合考虑所采用的富集策略和标志物选择、检测对试验结果的影响。但无论采用何种策略和设计,调整方法和过程应在研究方案中事先说明,确保其合理性和正确性,并与监管机构进行充分的沟通。

思考题：

1. 什么是适应性设计？
2. 简要描述主方案设计、篮式设计、伞式设计和平台设计？
3. 富集策略包括哪几种？

（秦婴逸　郭　威　贺　佳）

参考文献

［1］国家药品监督管理局药品审评中心. 药物临床试验适应性设计指导原则（试行）［EB/OL］.（2021-01-29）［2022-03-02］. https://www.cde.org.cn/zdyz/domesticinfopage?zdyzIdCODE=4409e51a403a9117 57af6caf3ecef129.

［2］FDA. Master Protocols：Efficient Clinical Trial Design Strategies to Expedite Development of Oncology Drugs and Biologics［EB/OL］.（2022-03）［2022-03-02］. https://www.fda.gov/regulatory-information/ search-fda-guidance-documents/master-protocols-efficient-clinical-trial-design-strategies-expedite-development-oncology-drugs-and.

［3］国家药品监督管理局药品审评中心. 药物临床试验富集策略与设计指导原则（试行）［EB/OL］.（2020-12-31）［2022-03-02］. https://www.cde.org.cn/zdyz/domesticinfopage?zdyzIdCODE=dae0b296a6 ca491b977434b1ad220936.

第十七章

抗肿瘤治疗的临床试验

与其他疾病的药物临床研究相似，治疗肿瘤的新药、新的治疗方法或新的多药联合治疗方案，在正式广泛应用于临床前，必须通过Ⅰ~Ⅲ期的临床试验来证明其安全性和有效性。由于肿瘤疾病可能严重威胁生命，并且存在极大的未被满足的治疗需求，抗肿瘤治疗的临床试验有其独特性。例如，早期抗肿瘤治疗临床试验的受试者往往是标准治疗方案无效的肿瘤患者，而不是健康志愿者。又例如，抗肿瘤治疗的临床试验有着与一般疾病药物临床试验不同的评价指标和观察终点：肿瘤患者在标准治疗无效的情况下，生存受到威胁，所以生存时间往往是主要的疗效评价指标。本章第一节中首先介绍在抗肿瘤治疗的临床试验中常用的观察指标的定义和测量方法。第二节和第三节将重点介绍Ⅰ、Ⅱ期抗肿瘤治疗的临床试验常用的试验设计方法。因为抗肿瘤治疗的Ⅲ期临床试验的最终评价以生存指标为主，第四节将介绍常用的基本生存分析方法。在基本设计上，抗肿瘤治疗的Ⅲ期临床研究的要求与一般的Ⅲ期临床研究相同，可以参看前面的章节，本章不作专门介绍。

第一节　抗肿瘤治疗临床试验常用观察指标

人们最关心的抗肿瘤治疗结果包括治疗后肿瘤是缓解还是进展；如果已经进展，人们希望知道患者的生存时间能否被延长。抗肿瘤治疗的临床试验中常用的观察指标的设定也是基于这些人们最关心的抗肿瘤治疗结果。以下是几个常用的观察指标的定义。

一、总生存期

总生存期（overall survival，OS）是指从随机化开始（或单臂试验中治疗开始）到任何原因导致死亡的时间，是抗肿瘤药物最可靠的疗效评价指标。总生存期的延长可以体现确切的临床获益，而且因为在研究过程中可以充分评估，可精确测量，并有死亡证明来提供依据，在终点评估上不会出现偏性，常作为Ⅲ期临床试验首选的主要观察指标。同时具有临床意义和统计学意义的总生存期的显著延长通常能支持新药的批准。

但观察总生存期通常需要足够大的样本量和足够长的时间；后续治疗往往会干扰对药物疗效的测定；且有时包括了部分非肿瘤原因的死亡，观察不到治疗过程中临床症状的获益情况，这些都可能导致研究和评价的难度。

二、无病生存期

无病生存期（disease-free survival，DFS）是指从随机化开始（或单臂试验中治疗开始）至疾病复发或任何原因导致死亡的时间（以先发生者为准），常用于评价根治性手术或放疗后的辅助治疗。比如乳腺癌、结肠癌的手术后治疗。相对于 OS 而言，DFS 所需时间更短且样本量更少。但其缺点是终点难以记录，因为它要求认真随访，及时发现疾病复发，而且肿瘤患者的死亡原因也很难确定。肿瘤患者常有合并症（如心血管病），这些合并症可能会干扰对 DFS 的判断。

三、无进展生存期

无进展生存期（progress free survival，PFS）是指从随机化开始（或单臂试验中治疗开始）至肿瘤进展或任何原因导致死亡（以先发生者为准）的时间。该指标的优点是比 OS 观察所需时间短且样本量少，既反映肿瘤的生长，又可以在证实生存获益以前进行评价，不会使现有治疗受到潜在的其他治疗的混淆，目前认为可以接受作为可能预测 OS 临床获益的替代指标。其缺点是，目前对无进展生存期存在不同的定义，不同研究者在判断疾病进展时容易产生偏倚，因此，在试验设计中对其进行明确的定义是非常重要的。

四、疾病进展时间

疾病进展时间（time to progression，TTP）是指从随机化开始（或单臂试验中治疗开始）到肿瘤客观进展的时间。任何一个临床试验如果用 TTP 作为评价指标，在试验方案中都要对疾病进展给出明确定义。比如，对于可以测量大小的肿瘤，肿瘤比开始治疗时增大百分之多少则认为疾病有进展；对于不便测量大小的肿瘤，在试验随访中发现新的原发病灶，或发现转移病灶则认为疾病有进展。一般在试验中因任何原因的死亡也被算作疾病进展。疾病进展时间是抗肿瘤治疗Ⅱ期临床试验的主要观察和评价指标，因为抗肿瘤治疗Ⅱ期临床试验的时间较短，随访资料有时不足以对总生存期进行总结评估。相对于 PFS 而言，TTP 在预测临床获益方面更差。因其仅考虑抗肿瘤活性，在分析时较早时期的死亡情况被删失，导致一些重要信息的丢失。在导致死亡的非肿瘤原因多于肿瘤原因的情况下，TTP 也可以是一个合适的指标。

五、客观缓解率

对于许多肿瘤类型，可以直接利用肿瘤影像学进行疾病评估，受试者的治疗策略通常基于肿瘤测量结果和临床症状。客观缓解率（objective response rate，ORR）是指按照公认的缓解评价标准（如实体瘤疗效评价标准 RECIST 1.1 版），肿瘤体积缩小达到预先规定值并能维持最低时限要求的患者比例，它是基于肿瘤测量的最普遍的终点。实体瘤的缓解可以是完全缓解（complete response，CR）或部分缓解（partial response，PR），对于非实体瘤的评估则有一些其他评价标准。单独使用 ORR 可能无法充分描述试验药物的抗肿瘤活性，故需要同时描述性分析缓解持续时间（即从初始肿瘤缓解到疾病进展或任何原因导致死亡的时间，以先发生者为准）和至缓解时间。ORR 一般也应基于 ITT 的原则进行分析。在 ITT 分析中，对于第一次肿瘤评估之前退出试验的受试者，不论何种退出原因，都被认为是非缓解者。

其他,如患者报告结局(patient-reported outcome,PRO)是直接来自患者的关于其症状、健康相关生活质量、治疗依从性以及治疗满意度的报告。虽然在抗肿瘤药物临床试验中收集数据越来越常见,但此类测量指标在评价方面尚存在诸多问题、且易受到缺失数据的影响,该指标较少作为上市申请的主要证据。

第二节　抗肿瘤治疗的Ⅰ期临床试验

抗肿瘤治疗的Ⅰ期临床试验一般指试验药物首次进入人体(first in human,FIH)的剂量爬坡试验,主要目的是确定试验药物的最大耐受剂量(maximum tolerated dose,MTD);观察试验药物的毒性谱(包括毒性种类和严重程度);收集肿瘤反应指标以示该药潜在的抗肿瘤效应;为Ⅱ期临床试验建议用药剂量等。有时为了考察不同的多剂量或联合治疗方案,一个新药可能需要多个Ⅰ期临床试验。另外,在抗肿瘤药物研发中,有时会在剂量爬坡阶段结束后在1个或多个肿瘤适应证中开展单臂试验,以加速整个药物的研发速度。这种多队列的单臂研究一般被称为Ⅰb期多队列扩展研究。与剂量爬坡试验注重试验药物的毒性不同,多队列扩展试验更注重试验药物的抗肿瘤活性大小及需要对其开展进一步研究的依据。在一些数据十分有说服力且适应证存在极大的未满足的医疗需求的情况下,Ⅰb期多队列扩展研究甚至可以作为药物注册的主要证据,例如帕博利珠单抗2014年在晚期恶性黑色素瘤上的获批。肿瘤Ⅰb期多队列扩展研究的研究设计与Ⅱ期单臂临床设计类似,故而在本章中只对剂量爬坡试验进行介绍。

一、剂量爬坡试验概述

在Ⅰ期剂量爬坡试验开始前需要明确规定试验药物引起的剂量限制性毒性(dose limiting toxicity,DLT)。根据美国国家癌症研究所制定的毒性统一评价标准,毒性反应包括很多与抗肿瘤治疗相关的不良事件。每一种不良事件被分为5级,以1~5级表示其严重程度。1级代表轻微不良事件,2级代表中度不良事件,3级代表严重不良事件,4级代表非常严重或有生命危险的不良事件,5级为不良事件相关的死亡。抗肿瘤治疗的Ⅰ期临床试验常把大于等于3级或4级的不良反应规定为剂量限制性毒性。由于肿瘤药物一般具有一定的毒性,所以出于伦理的考量,一般在肿瘤Ⅰ期试验中受试者为标准治疗方案无效的晚期肿瘤患者。

患者在治疗过程中出现的剂量限制性毒性有时可能由其他治疗或疾病本身引起,因此研究者需要判断该毒性的起因。为了统计分析,每个受试者都必须有明确的评价结果:出现或没有出现试验药物引起的DLT。一般认为,受试者接受的剂量越大,出现DLT的概率越高;然而随着剂量增大,通常药物的抗肿瘤效应也是越强的(例如细胞毒性药物)。给定一个可以接受的发生DLT的概率(一般用 p_T 来表示),MTD可以定义为发生DLT的概率不超过 p_T 的最大剂量。Ⅰ期试验就被设计为从低剂量到高剂量去寻找MTD,以保证在这个MTD剂量可以有较好的耐受性(发生DLT的概率不超过 p_T),并且具有足够的抗肿瘤效应。对于进展较快且缺乏治疗选择的肿瘤,可以选择较高的 p_T 值。对于进展较慢的肿瘤, p_T 常考虑用比较低的百分位数(例如:10%~25%)。

在Ⅰ期临床试验设计中,首先根据临床前期动物试验的结果选定试验药物在Ⅰ期临床试验中的初始研究剂量,然后在初始剂量基础上选择一个递增的剂量序列作为研究的候选剂量,例如,可按照前一个试验剂量的 2 倍、1.67 倍、1.5 倍、1.4 倍、1.33 倍进行剂量递增。试验开始后,从初始剂量开始,在每一个剂量上对一组(一般是 1~3 名)受试者进行试验。在这组受试者结束 DLT 评估后,根据当前收集到的试验数据对剂量毒性进行评估,然后将下一组受试者分配到最恰当的剂量进行试验,直到确定 MTD。

二、"3+3" 设计

剂量爬坡试验中最常见的是传统的"3+3"设计,每一个剂量组先对 3 名受试者进行 DLT 评估,如果在接受试验药物的治疗后无一例出现 DLT,另外 3 名受试者开始下一个较高剂量组的试验。如果某一个剂量组有 1 名受试者出现 DLT,该剂量组将增加 3 名新的受试者。如果这 3 名新的受试者中没有出现 DLT,可以开始下一个较高剂量组的试验;如果这 3 名新的受试者中又有 1 名或 1 名以上出现 DLT,则停止剂量爬升。如果某一个剂量组在初始的 3 名受试者中有 1 名以上出现 DLT,剂量爬升也应就此停止。停止剂量爬升后,如果该剂量组的前一个较低剂量已经有 6 名受试者,前一个较低剂量一般被确定为最大耐受剂量。如果前一个较低剂量组只有 3 名受试者,应在已有 3 名受试者的基础上再增加 3 名受试者,然后按照上述同样方法判断 MTD 是否需要继续下调。此法常被称作"3+3"准则(简单总结见表 17-1)。有时也可以在停止爬升剂量与其前一个较低试验剂量之间选一个新剂量,按上述规则进行试验以确定比较精确的最大耐受剂量。因此,"3+3"准则下的最大耐受剂量上会有 6 名受试者,并且其中最多只有 1 名出现 DLT。

表 17-1 "3+3"准则总结

出现 DLT 的受试者人数 / 试验剂量组受试者人数	决定
0/3	3 名新的受试者开始下一个较高剂量组的试验
1/3	当前剂量再入组 3 名新的受试者
1/6	3 名新的受试者开始下一个较高剂量组的试验
≥2/3 或 ≥2/6	停止剂量爬升。如果前一个剂量组已经有 6 名受试者,则用前一剂量作为 MTD。如果前一个剂量组只有 3 名受试者,则在前一个剂量组再加 3 名新的受试者。在增加 3 名受试者后,如果前一个剂量组总共有 2 名或以上 DLT,MTD 应该继续下调

三、上下设计法

另一个常见的设计方法是根据受试者的反应对新的试验剂量进行或上或下的调整,一般称之为上下设计法(up and down design),或者加速滴定法(accelerated titration design)。该法可以减少试验人数和试验所用时间。上下设计法的基本原则是根据前一个受试者的毒性反应确定下一个受试者的用药剂量。例如,前一个受试者没有出现毒性反应,下一个受试者将接受下一个较高试验剂量;如果前一个受试者出现了毒性反应,下一个受试者将接受一个较低试验剂量。但是由于每次只基于一个受试者做上下决策,所以爬坡风险会较大。因此,加速滴定一般适用于爬坡的初始阶段,另外,加速滴定阶段毒性的定义一般比"3+3"阶段更加严格,例如,一般在加速滴定阶段出现了 2 级毒性,就需要在该剂量上再入组 2 名受试者并切换至"3+3"阶段,或从该剂量的前一个较低试验剂量开始进入"3+3"阶段。

四、基于统计模型的设计

"3+3"设计以及上下设计法都是基于规则的传统 I 期临床试验设计的代表,操作简单,易于被医生和临床试验工作者所接受。另外还有一些新型的基于统计模型的设计,这些设计可能更安全、减少受试者在无效剂量的暴露,或者估计 MTD 的精度更高,例如连续重新评估方法(continuous reassessment method,CRM)、改良毒性概率区间(modified toxicity probability interval,mTPI)设计和贝叶斯最优区间(Bayesian optimal interval,BOIN)设计等。

(一)CRM 方法

CRM 方法是运用贝叶斯方法在每一个连续受试者完成试验之后使用所有受试者的毒性数据来估计剂量 - 毒性模型,进而估计当前 MTD,然后将下一个受试者分配到预测的MTD。首先选择一个剂量 - 毒性反应函数(例如单参数的幂函数,或双参数的 logit 函数),使用双参数的 logit 函数的方法也称为 BLRM 方法(Bayesian logistic regression method)和相应参数的先验分布。在每一个受试者完成试验后,借助贝叶斯方法来更新剂量 - 毒性模型,并通过计算每一个候选剂量毒性的后验分布在候选剂量中找到一个新的最大耐受剂量的估计。下一个受试者接受这个新的 MTD 预测值。然后重复这个过程直至达到所设定的最大样本量。在试验结束后,将毒性概率估计最接近 p_T(且不超过 p_T)的剂量作为 MTD。

虽然连续重新评估设计方法可能减少无效低剂量组的受试人数,但是该方法可能使更多的受试者接受有毒剂量。原因是一个新的试验剂量是根据之前有限的毒性数据估计的最大耐受剂量,而这个估计的剂量由于样本量很小的关系很有可能不太准确,也不太安全。另外,该方法的不方便之处是,需要假设剂量毒性的先验分布。为了克服该方法的这些不足,可以采用一些改良的连续重新评估法,比如:与上面介绍的传统设计方法一样,从一个保守的试验剂量开始,并且把试验剂量的递增范围限制在传统设计方法的试验剂量范围内,把新的试验剂量选在最接近但低于当前估计的最大耐受剂量;或者在应用连续重新评估设计方法前先应用上下设计法选定一个当前估计的最大耐受剂量。如果希望避免收集最大耐受剂量的先验分布数据和贝叶斯计算,在每一个连续的试验剂量完成试验后,可以考虑应用一个选定的剂量 - 毒性反应方程对新的最大耐受剂量进行最大似然估计。但是最大似然估计需要有一些初始剂量递增的数据并且满足最大似然估计需要的条件。

(二)其他模型设计方法

与基于剂量 - 毒性模型的 CRM 方法不同,mTPI 和 BOIN 方法都无须对曲线进行建模,因此这两种方法在操作上都具有直观和简单易行的特点。另外,这两种方法对于参数的先验分布的依赖更低,从而具有较高的安全性。以 mTPI 方法为例,试验开始后,从初始剂量开始,在每一个剂量上对一组受试者进行试验。在这组受试者结束 DLT 评估后,根据当前剂量上的 DLT 数据对当前剂量的毒性进行评估,因此这类方法也被称为模型辅助方法(注意:此时只用到当前剂量的数据,其他剂量上的数据并不影响当前剂量的毒性评估,这一点是

mTPI 等无须对曲线进行建模的方法与 CRM 方法最大的区别)。

这一类设计在爬坡决策上的底层逻辑是:如果当前剂量被评估为是低于 MTD 的,则下一组受试者将被分配到高一级的剂量水平;如果是接近 MTD 的,则下一组受试者仍在当前剂量进行试验;如果是高于 MTD 的,则下一组受试者将被分配到低一级的剂量水平。具体来说,在进行 mTPI 等设计的时候,将会提前定义 3 个毒性区间:低毒性区间、等效区间和高毒性区间,其中等效区间将是包含 p_T 的一个小区间,例如:如果 p_T=0.3,可以将等效区间定义为 (0.25,0.35),即认为 DLT 发生率落在这个等效区间的剂量都可以被认为是 MTD。显然,在这个例子里面,低毒性区间为 (0,0.25),高毒性区间为 (0.35,1)。在 mTPI 的决策中,如果当前剂量的后验单位密度概率落在等效区间里,则认为是接近 MTD 的;如果落在低/高毒性区间里,则认为当前剂量是低/高于 MTD 的。正是因为 mTPI 等模型辅助方法只用当前剂量上的数据的特性,它们的爬坡决策表可以在设计阶段就被给出(如文献 Ji 和 Wang 研究中的图 2 形式),表中给出所有试验可能结果下所采取的决策,即升级、降级、保持等。因此相比于 CRM 等方法,模型辅助方法可以十分透明简单地被运用在试验中。

除了以上介绍的方法,还有许多新的肿瘤 I 期临床试验设计方法,如 mTPI-2 方法,Keyboard 方法,"i3+3" 方法等。设计方法的选择往往根据试验药物的种类、该药物已有的相关毒性的资料、毒性类别,以及受试人群的特征等因素而定。设计方法之间的比较通常使用模拟试验。一般在模拟试验中尽可能多地包括该药物潜在的毒性特性的场景,然后通过比较不同设计方法在不同场景下找到真实 MTD 的准确率、将患者分配到低剂量和高剂量的比例、样本量等性质,综合考量选出最优设计。

第三节　抗肿瘤治疗的 II 期临床试验

抗肿瘤治疗的 II 期临床试验的主要目的是筛选出比传统治疗方法可能更有效的新药物或治疗方法,并决定该试验药物或治疗方法是否值得进一步的试验。常规的 II 期临床试验可以使用单臂或者双臂设计,主要的观察指标可以包括疾病进展时间、无进展生存、客观缓解程度、缓解持续时间、总生存期等,但是跟 III 期试验相比,II 期试验在主要观察指标上一般选择更快观察到终点的指标。肿瘤 II 期临床试验一般会考虑适应证的选择、剂量的选择、联合治疗方案的选择等多种因素,因而在 II 期更早期的时候(一般称为 IIa 期),更多采用单臂的设计,而在有一定疗效证据后才会开展随机对照的双臂试验。肿瘤 II 期随机对照试验在设计上与 III 期确证性试验类似,不过可能允许的 I 类错误和 II 类错误会更大。抗肿瘤治疗的 II 期单臂临床试验的设计方法可以根据癌种、可能出现的毒性情况等选择一阶段设计、两阶段设计或多阶段设计方法。

一、一阶段设计

最传统的 II 期临床试验的设计方法是一阶段设计法。该方法对一组符合试验要求的肿瘤患者进行预定的试验治疗,观察记录疾病进展情况,并估计该试验在规定的随访终点的无进展生存率或者缓解率,然后判断该试验药物或疗法是否有效,是否值得进行进一步的试验。

该设计方法根据二项分布计算在试验药所期望的无进展生存率或者缓解率下,N 个受试者中观察到≤r个受试者的疾病无进展或缓解的概率。如果所得概率≤0.05，则认为该试验药无效。也可以计算N个受试者中需要观察到多少个疾病无进展或缓解的患者才能认为该试验药有效。

例如，已经有转移的乳腺癌患者接受传统二线化疗后，1年的无进展生存率是18.9%，预计一个新的疗法可以把1年的无进展生存率提高到39.7%。利用Ⅱ期临床试验的一阶段设计法，需要33例有转移的乳腺癌患者参加试验才能在双侧Ⅰ类错误为0.05的条件下有80%的检验效能检验出上述差别。根据二项分布，在33例接受新疗法的受试者中，需要在1年的随访终点观察到至少10例无进展患者才能认为该新疗法有疗效，值得进行进一步的试验。

二、两阶段设计

有时出于伦理方面的考虑，希望能根据Ⅱ期临床试验的早期数据判断试验药物的治疗效果。如果早期数据很明显支持原假设，该试验应该终止，以免更多的患者接受无益的治疗。为此可以考虑两阶段设计或多阶段设计方法。考虑到临床患者资料的收集、Ⅱ期临床试验的操作过程，以及较短的试验时间，常采用两阶段设计。

（一）Gehan 法

两阶段设计方法有多种，最早使用的方法是 Gehan 提出的方法。该方法的主要目的是希望尽早终止没有发展前途的试验药。

例 17-1　一个Ⅱ期临床试验的受试药的最低可接受缓解率被假定为20%，如果在 n 例患者接受试验药治疗后，无一例缓解，则认为该试验药没有达到假定的疗效，可以终止试验。该方法的关键在于计算所需要的足够用来做早期终止结论的样本量 n。按照二项分布 $b(n, \pi)$，当 $\pi \geq 0.2$ 时，无一例缓解（$X=0$）的概率为：

$$P(X=0|\pi)=(1-\pi)^n \leq (1-0.2)^n=0.8^n$$

如果 $\pi \geq 0.2$，在足够大的 n 例患者中无一例缓解的可能性应该很小，统计上常把其发生概率定为≤0.05，利用上面的公式计算样本量得到：

$$n=\frac{\ln(0.05)}{\ln(1-\pi)}=\frac{\ln(0.05)}{\ln(0.8)}=13.4 \approx 14$$

根据 Gehan 的两阶段设计，第一阶段可以对14例对研究知情同意的患者应用新药治疗，如果有1例或更多受试者出现缓解，则可以继续收集患者进行第二阶段的试验以保证得到所估计的缓解率的95%置信区间估计达到一定的精确度。如果希望所估计的缓解率的95%置信区间的宽度不超过 ±20%，整个试验所需要的样本量可以根据下面的率的95%置信区间公式计算：

$$1.96\sqrt{\frac{0.5 \times 0.5}{n}}=0.2$$

$$n=(0.5 \times 0.5)/\left(\frac{0.2}{1.96}\right)^2=24$$

为了达到预计的估计精度，在第二阶段需要再治疗观察10例患者。上面公式中用0.5作为缓解率的估计值是出于保守算法，因为当样本量固定，一个率为50%时，它的95%置信区间的宽度最大。在试验前,并不知道会观察到多大的缓解率,只是希望不低于 20%,并且希望所估计的缓解率的 95% 置信区间的宽度不超过 ±20%,因此采用缓解率 50% 来估计样本量。如果试验结束后,以 24 例受试者所估计的缓解率是 20%,则它的 95% 置信区间的宽度为 ±16%<±20%,这样可以保证所估计的结果在预定的精度范围内。

(二) Simon 法

另一个比较广泛使用的两阶段设计是 Simon 提出的两阶段优化设计。该设计简便易行,使用比较小的样本量做出早期终止或有效的结论。该设计方法的样本量的估计需要知道以下 4 个参数:

(1) π_0,传统的治疗或历史对照治疗在研究规定的时间段所观察到的有效率、缓解率或生存率。这个率一般可以从发表的相关科学文献中获得信息并加以总结,然后作出合理估计。

(2) π_1,新的试验药物所期望达到的有效率、缓解率或生存率。

(3) α,Ⅰ类错误概率,一般定为 0.05。

(4) β,Ⅱ类错误概率,一般定为 0.2。

Simon 的两阶段设计需要计算出在第一阶段所需的样本量 n_1、整个试验所需的样本量 n、为了进行第二阶段试验在第一阶段必须观察到超过 r_1 的有效人数,以及整个试验结束时做出接受新试验药的有效率不低于 π_1 所需要观察到超过 r 的有效人数。该设计方法的统计原理仍然基于二项分布。简单来讲,用 x_1 代表在第一阶段 n_1 个受试者中观察到的有效人数,x_2 代表在第二阶段 $n_2=n-n_1$ 个受试者中观察到的有效人数,x_1 和 x_2 服从于独立的二项分布,$x_1 \sim b(n_1, \pi)$,$x_2 \sim b(n_2, \pi)$,其中 π 代表有效率。如果 $x_1 \leq r_1$ 则在第一阶段试验结束后宣布试验药没有达到预计效果,终止试验;如果 $n_1 > r$ 并且 $x_1 > r$,则可以宣布试验药值得做进一步的临床试验。这种情况如果 n_1 例受试者足够使有效率估计的 95% 置信区间在预计的精度范围内,可以免做第二阶段的试验。如果 $x_1 > r_1$ 并且 $r_1 < r$ 则进行第二阶段的试验;在第二阶段试验结束后,如果 $(x_1+x_2) \leq r$,则宣布试验药没有达到预计效果,否则认为试验药值得做进一步的临床试验。如果在第二阶段的试验还没有完成,预计的受试人数就已经观察到超过 r 的有效人数,可以提早宣布试验药值得做进一步的临床试验。

为了计算上述 n_1、n、r_1 和 r,规定两个限制条件:

条件 1:在 $\pi \leq \pi_0$ 的情况下宣布治疗有效的概率 $\leq \alpha$,也就是

$P\{(x_1 > r_1)$ 并且 $[(x_1+x_2) > r] | \pi = \pi_0\} \leq \alpha$;

条件 2:在 $\pi \geq \pi_1$ 的情况下宣布治疗无效的概率 $\leq \beta$,也就是

$P\{(x_1 > r_1)$ 并且 $[(x_1+x_2) > r] | \pi = \pi_1\} \geq 1-\beta$。

因为 x_1 和 x_2 服从于独立的二项分布,在第一阶段和第二阶段可能观察到发生的有效人数 m_1 和 m_2 可以是一个固定样本范围的任何整数,即 $0 \leq m_1 \leq n_1$,和 $0 \leq m_2 \leq n_2$,则观察到一对 (m_1, m_2) 的概率为:

$$P(x_1=m_1, x_2=m_2 | \pi) = P(x_1=m_1 | \pi) \times P(x_2=m_2 | \pi)$$

$$= \left\{ \binom{n_1}{m_1} \pi^{m_1} (1-\pi)^{n_1-m_1} \right\} \left\{ \binom{n_2}{m_2} \pi^{m_2} (1-\pi)^{n_2-m_2} \right\} \qquad \text{公式(17-1)}$$

利用上面的公式(17-1)寻找满足条件 1 和 2 的一对 (m_1, m_2),从而确定 (r_1, n_1, r, n) 的最

优组合使得在 $\pi=\pi_0$ 时期望的样本数最小。现在有很多统计软件(例如 Stata 的 simontwostage,R 的 clinfun 包)可以用来帮助找到 (r_1,n_1,r,n) 的最优组合。

用上面一阶段设计中的例子来看一下 Simon 二阶段设计所需样本量。仍然假设已经有转移的乳腺癌患者接受传统二线化疗后,1 年的无进展生存率是 18.9%,预计一个新的疗法可以把 1 年的无进展生存率提高到 39.7%。采用 Simon 二阶段优化(optimal)设计进行 II 期临床试验,希望该试验 I 类错误的概率不超过 5%,并且,如果新的试验药确实可以提高 1 年的无进展生存率,则该试验就有 80% 的检验效能得到试验药值得进一步临床试验的结论,即 $\alpha=0.05$,$\beta=0.20$,利用 Stata 的 simontwostage 计算得到的 (r_1,n_1,r,n) 为 $(3,13,11,41)$,这些数字表明在第一阶段需要观察 13 名受试者,如果有 4 名或更多的受试者显示在 1 年随访时疾病没有进展,则试验进入第二阶段继续观察 28 名受试者,如果在全部 41 名受试者中观察到 12 名或更多的受试者显示新的方法有效,则认为该新的疗法值得做进一步的临床试验。

三、多阶段设计

对于多阶段的设计,可以采用贝叶斯方法对 II 期单臂试验进行连续性监控(continuous monitoring)。这种情况下通常采用的方法是贝叶斯后验预测概率法,即假如 $\pi \geqslant \pi_1$ 的后验预测概率大于某个较大阈值,可以考虑马上开始确证性试验的准备工作(当然,这一点还需要其他各方面的支持,比如:成熟的适应证的考量,剂量的确定等);而假如 $\pi \geqslant \pi_1$ 的后验预测概率小于某个较小阈值,可以考虑宣布药物的无效性。除了对疗效的连续性监控,毒性也可以进行连续性监控。

另外,由于一种药物可能对多个适应证有潜在药效,肿瘤 I/II 期试验中越来越多地用到篮式试验。篮式试验是在有或无生物标志物富集的患者人群中或在多个肿瘤适应证中同时研究一种试验药物的试验设计方法。为了提高统计效能,可以考虑在篮式试验中运用贝叶斯方法借用不同适应证间的数据信息。因为无效的适应证数据可能会稀释整体治疗效果,肿瘤适应证的初步选择必须基于重要的科学和临床证据,降低试验失败的风险。

第四节　生存分析方法

对于以时间长短(复发时间)为反应变量的数据即生存资料,可以用生存分析法计算各不同观察时期的生存率。对于处理组间及其他预后因素的比较,可以用时序检验(Log-rank test)、生存资料的参数拟合回归分析及半参数法的比例风险回归模型(proportional hazard regression model)分析,后者也称为 Cox 模型(Cox model)。

一、寿命表及生存曲线

生存资料中观察了每例患者到发生某一事件如死亡的时间长度,希望了解患者的生存过程,即了解不同时期的生存率变化。生存分析中的寿命表和生存曲线是描述生存资料的重要方法。在生存资料中会存在删失值,对删失值的处理是生存分析的内容之一。

例 17-2　25 例某肿瘤患者在不同日期经随机化分配到 A、B 两治疗组,并继续进行随访到 2010 年 5 月 31 日结束。资料如表 17-2 所示,要分析的预后因素为肾功能损害情况。

表 17-2　两种疗法治疗结果数据

A 疗法			B 疗法		
编号	生存日数	肾功能损害	编号	生存日数	肾功能损害
1	8	有	13	13	有
12	8	无	16	18	有
5	52	有	25	23	有
8	63	有	11	70	无
21	63	有	10	76	无
7	220	无	2	180	无
24	365+	无	9	195	无
4	852+	无	20	210	无
18	1 295+	无	3	632	无
22	1 328+	无	17	700	无
19	1 460+	无	23	1 296	无
15	1 976+	无	14	1 990+	无
			6	2 240+	无

数字后有"+"号者为删失值

（一）寿命表的计算

寿命表显示一批患者经过不同时期逐渐死亡的过程,也即生存率逐渐降低的过程。

寿命表中的一个主要指标是生存率。其计算原理是先求出患者活过一定时期后再活过下一时期的概率,称为生存概率。然后根据概率的乘法定理将逐个生存概率连续相乘,即可得到从开始活到一定时期的概率,即生存率。如 A 疗法有 12 人,活到第 8 天有 2 人死亡,生存概率为 10/12=0.833。活过第 8 天的 10 个人再活到第 52 天时又有 1 人死亡,生存概率为 9/10=0.9。由此可得,从开始到第 8 天的生存率为 1.0×0.833=0.833,称为 8d 的生存率。从开始到第 52 天的生存率为 0.833×0.900=0.750。删失值生存概率作 1.0 计算。依此类推,可得 A、B 两种疗法的生存率计算结果。见表 17-3。

表 17-3　两种治疗方法生存率计算结果

A 疗法				B 疗法			
编号	生存日数	生存概率	生存率	编号	生存日数	生存概率	生存率
1	8			13	13	0.923	0.923
12	8	0.833	0.833	16	18	0.917	0.846
5	52	0.900	0.750	25	23	0.909	0.769
8	63			11	70	0.900	0.692

续表

A 疗法				B 疗法			
编号	生存日数	生存概率	生存率	编号	生存日数	生存概率	生存率
21	63	0.778	0.588	10	76	0.889	0.616
7	220	0.857	0.500	2	180	0.875	0.539
24	365	1.000	0.500	9	195	0.857	0.462
4	852	1.000	0.500	20	210	0.833	0.385
18	1 295	1.000	0.500	3	632	0.800	0.308
22	1 328	1.000	0.500	17	700	0.750	0.231
19	1 460	1.000	0.500	23	1 296	0.667	0.154
15	1 976	1.000	0.500	14	1 990	1.000	0.154
				6	2 240	1.000	0.154

如有必要可以计算生存率的中位数（中位生存时期）。由于最长生存时间都是删失值，故计算出的均数是有偏性的。

（二）Kaplan-Meier 生存曲线

上述生存率可以绘图表示，称为 Kaplan-Meier 生存曲线。Kaplan-Meier 生存曲线由阶梯形折线构成，以生存时间为横坐标、生存率为纵坐标。结果见图 17-1（彩图见文末彩插）。

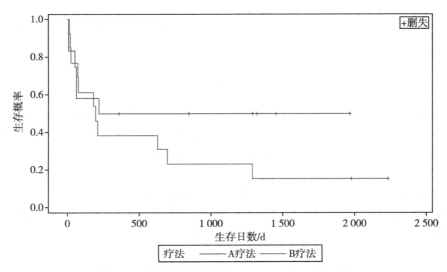

图 17-1　两种疗法比较的 Kaplan-Meier 生存曲线

由图 17-1 可见，B 组生存率在后期较低。以后介绍的时序检验或 Cox 回归可以检验其差别的统计意义。

用相应的统计软件可以做出寿命表及 Kaplan-Meier 生存曲线。

二、时序检验

时序检验(Log-rank test)是用于比较两组生存率的差异。其原假设为两条生存曲线相同,备择假设为两条生存曲线不同。计算出不同时点两种疗法的暴露及死亡人数,并计算该时点 H_0 假设下的期望死亡人数。如果 H_0 成立,那么各组理论死亡人数与实际死亡人数相差不会太大,否则拒绝原假设,认为各组总体生存曲线不同。

以例 17-2 数据为例,计算期望死亡人数:首先将两组数值按生存日期混合排列,在第 8 天时暴露的 25 人中 A 组 12 人,B 组 13 人。该日共死亡 2 人,如果两疗法疗效相同,则 A 组应死亡 $2 \times 12/25$,即 0.960 人;而 B 组应死亡 $2 \times 13/25$,即 1.04 人。如此可以同样求出以后第 13、18……天的各组期望死亡数。分别将各组期望数相加与实际数相加,在计算方差估计值的基础上,做卡方检验,公式详见相关教材。本例 $\chi^2 = 1.29$,自由度 $=2-1=1$(组数 -1),$\chi^2 < \chi^2_{0.05,1}$,$P > 0.05$,差异无统计学意义。

三、Cox 回归分析

时序检验是一种非参数方法,它有一定的局限性。首先其不能用于定量的预后因素分析,除非把定量数据合并成少数几个组(如年龄组)。在因素多时组合成的组很多,十分不便。

另一种是多元回归参数的回归方法,根据其误差项分布的假设有 Weibull、指数和 Gamma 等多种方法,使用比较复杂。但是很多情况下,生存时间的分布类型都是未知的,因此使这些参数法的应用受到限制。目前最常用的是 20 世纪 60—70 年代发展起来的,在 1972 年 Cox 的研究使之从理论和实用性方面大大地推进了一步的半参数的"比例风险模型"法,也称 Cox 回归模型。

Cox 回归假定各危险(预后)因素都为阴性时个体死亡风险率为 $h_0(t)$,即基准风险率。而 $h(t,x)$ 为时间 t,预后因素取值为 x 时的个体死亡风险率。个体死亡风险与基准死亡风险率之比为各预后因素之函数,即

$$\frac{h(t,x)}{h_0(t)} = exp(\beta_1 x_1 + \cdots + \beta_k x_k) \qquad 公式(17-2)$$

因而称其为比例风险模型。通常 Cox 回归模型由公式(17-2)移项后用公式(17-3)表示:

$$h(t,x) = h_0(t) exp(\beta_1 x_1 + \beta_2 x_2 + \cdots + \beta_k x_k) \qquad 公式(17-3)$$

Cox 回归中各回归系数可用最大似然法估计求得,并用似然比检验法进行检验,但计算十分繁杂。一般高级的统计软件都有这一程序。

Cox 回归分析可以同时对各预后因素做分析。在 Cox 回归分析的结果分析时要了解变量的编码情况,例 17-2 组别定为 A 组为 1,B 组为 2;肾功能无损害为 0,有损害为 1。本例计算结果见表 17-4。

表 17-4 Cox 回归分析结果

变量	自由度	回归系数	标准误	Wald χ^2 值	P 值	相对危险度
疗法	1	1.243 078	0.599 32	4.302 12	0.038 1	3.466
肾功能	1	4.105 455	1.164 53	12.425 81	0.000 4	60.670

由此可得 Cox 回归方程为：

$$h(t,x)=h_0(t)exp(1.243\,078x_1+4.105\,455x_2)$$

由表 17-4 可知 B 组死亡风险为 A 组的 3.446 倍。这种比较已扣除了肾功能不同的影响；肾功能有损害者死亡的风险为无损害者的 60.67 倍。

思考题：

1. 抗肿瘤治疗的临床试验中常用的观察指标有哪些？
2. 抗肿瘤临床试验常采用的生存分析方法有哪些？

（邓　伟　郭文天　郭晓晶　贺　佳）

参考文献

［1］国家药品监督管理局药品审评中心. 抗肿瘤药物临床试验统计学设计指导原则（试行）［EB/OL］.（2020-12-31）［2022-03-01］. https://www.cde.org.cn/zdyz/domesticinfopage?zdyzIdCODE=71a38c732becc256b4de3480da37ad32.

［2］Ji Y, Wang SJ. Modified toxicity probability interval design：a safer and more reliable method than the 3 + 3 design for practical phase I trials［J］. J Clin Oncol, 2013, 31（14）：1785-1791.

［3］陈峰, 夏结来. 临床试验统计学［M］. 北京：人民卫生出版社, 2018.

［4］Yuan Y, Hess KR, Hilsenbeck SG, et al. Bayesian Optimal Interval Design：A Simple and Well-Performing Design for Phase I Oncology Trials［J］. Clin Cancer Res, 2016, 22（17）：4291-4301.

［5］Liu S, Yuan Y. Bayesian optimal interval designs for phase I clinical trials［J］. J Royal Statal Society：Series C（Applied Stats）, 2015, 64：507-523.

［6］FDA. FDA Drug Development Tools：Fit-for-Purpose Initiative［EB/OL］.（2021-12-10）［2022-03-01］. https://www.fda.gov/drugs/development-approval-process-drugs/drug-development-tools-fit-purpose-initiative.

［7］Robert C, Bast Jr. Holland-Frei 癌症医学［M］. 赫捷, 王红阳, 石远凯, 译. 9 版. 北京：人民卫生出版社, 2021.

第十八章

疫苗的临床试验

疫苗是针对疾病的致病原或其相关的蛋白（多肽、肽）、多糖或核酸，以一种或多种成分，直接或通过载体经免疫接种进入机体后，能诱导产生特异的体液和/或细胞免疫，从而使机体获得预防该病的免疫力。根据不同的用途可分为预防性疫苗和治疗性疫苗。

作为疫苗的生物制品，由于其主要成分是具有立体构象的生物大分子物质，生产工艺中微小的改变可能会导致生物活性的改变，即生物制品体现了具有组成/结构的复杂性、品种的多样性和不稳定性等特点，归纳疫苗不同于化学药物（小分子）的以下特点：①一般难以进行完全的结构确证及特性分析；②强调生产全过程的质量控制；③需重视生物活性的保持和测定；④产品制备及贮存条件苛刻（对冷链要求高）；⑤难以进行完全一致的仿制；⑥通常不以原料药形式上市；⑦需要有特殊的检测方法以保证其批次间质量的稳定性和一致性。因此，不同注册类别的疫苗制品常常需要分别对待，具体问题具体分析。

疫苗临床试验的技术要求与治疗性化学药物总体要求基本一致，首先必须遵守药物临床研发的通用法规和国际准则，严格遵循《药物非临床研究质量管理规范》（Good Laboratory Practice，GLP）、《药品生产质量管理规范》（Good Manufacturing Practice，GMP）和《药物临床试验质量管理规范》（Good Clinical Practice，GCP）的原则；符合我国现行注册管理办法和国家药品监督管理局（NMPA）发布的疫苗临床试验的相关指导原则；参考并实施 ICH 药品注册的国际技术要求，借鉴 WHO 和其他发达国家监管要求和技术评价指南。疫苗临床试验应遵循疫苗研究和开发的基本规律，同时还关注其特殊性。

本章将分别介绍预防性疫苗和治疗性疫苗，以及疫苗临床研究设计和评价的相关内容。

第一节　预防性疫苗和治疗性疫苗

预防性疫苗是一类具有免疫原性，通过接种能诱导宿主机体对感染性病原、毒素或感染性病原衍生物产生特异性的、主动保护性免疫的一种生物制剂，从而保护人体免受相应抗原性物质（感染原和非感染原）所致的疾病。

目前，应用的疫苗基本上是预防性疫苗，它的临床使用对象是健康人群，起到防止感染发生的作用，在一些重要传染病的预防和控制中发挥积极作用，限制病原微生物的扩散，降低发病率。例如，在全球范围内已有 26 种以上传染性疾病通过接种疫苗得到有效的预防和控制；目前我国的国家免疫规划自 2008 年在原有 6 种国家免疫规划疫苗基础上扩大了接种范围,可以预防乙型肝炎、结核病、脊髓灰质炎、百日咳、白喉、破伤风、麻疹、甲型肝炎、流行性脑脊髓膜炎、流行性乙型脑炎、风疹、流行性腮腺炎、流行性出血热、炭疽和钩端螺旋体病等 15 种传染病。

由于预防性疫苗的特性所限,其对已感染的个体常常不能诱导产生有效的保护性免疫应答。一些因病毒持续感染导致的慢性疾病,如获得性免疫缺陷综合征(AIDS)、慢性乙型肝炎及某些肿瘤等,现有的医疗水平对这些疾病缺乏卓有成效的治疗药物和手段。因此,探索研究、开发新型疫苗,能在已感染或已患病个体中诱导保护性免疫应答,清除或抑制病原体与异常细胞,使疾病得以治愈或减缓疾病进展。这类疫苗的作用便从传统意义的预防性转变为治疗性,治疗性疫苗的概念也应运而生。

所谓治疗性疫苗,是在机体发生感染或疾病后,用诱导机体产生特异性(获得性)免疫或非特异性(固有性)免疫的方法,以防止疾病的发生、发展,或是促进已产生疾病的机体恢复健康。目前,此类治疗性疫苗主要用于癌症、自身免疫性疾病和难治性感染性疾病等。

治疗性疫苗作为一种新兴的以治疗疾病为目的的疫苗,其作用是针对已经感染或已患病者,发挥其治疗疾病的功能。目的是期望能够打破慢性感染者体内免疫耐受,重建或增强机体的免疫应答;或能在已患病个体中诱导产生保护性免疫应答,消除病原体或异常细胞,使疾病得以治疗,是抗病毒、抗肿瘤、抗细菌的治疗新手段,为临床疑难疾病增加一项治疗选择。治疗性疫苗是有别于传统预防性疫苗、具有治疗作用的生物制品。治疗性疫苗与预防性疫苗的比较见表 18-1。

表 18-1　治疗性疫苗与预防性疫苗的比较

特点	预防性疫苗	治疗性疫苗
适用对象	健康人群	慢性病患者
使用效果	预防	治疗
作用机制	激活免疫系统产生保护性主动免疫反应	修复或重建免疫系统功能
关键技术	诱导产生中和抗体为主	增强或降低细胞免疫为主
评价体系	人群保护力(疫苗效力)和免疫原性为主要指标	疗效为主要指标
经济及社会效益	预防公共卫生的传染性疾病,有利于社会稳定	治疗慢性疾病,降低医疗开支,提高生活质量,减少耐药性

第二节　预防性疫苗临床研究的设计和评价

预防性疫苗(以下简称疫苗)的临床试验的技术要求与其他治疗性药物(包括治疗性疫苗)的总体要求基本一致。首先,必须遵循 GCP 基本原则,但同时要关注其内在和应用的特殊性。预防性疫苗部分来源于活生物体,其组成复杂,或采用重组生物技术构建,其适用人群通常是健康个体,其中大多数疫苗用于儿童 / 婴幼儿。因此,在其研究和评价过程中,对伦理学和安全性的考虑尤为重要,在疫苗注册的临床方面要求更加严格;另外,疫苗是通过免疫接种机体而产生的保护作用,或激发产生的治疗作用,还需要考虑机体的免疫功能及其长期的安全性问题。

预防性疫苗的临床试验应遵循药物研究和开发的基本规律,研发疫苗必须基于目标疾病的流行病学情况和疫苗的各自特征,依据各目标接种人群(将来免疫接种人群)的特点,确定具体的临床研发计划和各个临床试验方案。临床试验的全过程应严格按照 GCP 要求实施。

新疫苗必须通过良好的设计和实施完成系统性的临床研究,为疫苗的注册上市提供可供评价的基础和直接的证据支持。临床设计方法学的考虑是贯穿整个临床研发计划的基本思路,在各个阶段的临床试验方案中均应有所体现。各个疫苗临床试验的分期是相对的,各期之间并不一定存在十分严格的界限。

人体临床试验分为 4 期:Ⅰ期临床试验的研究重点是考察安全性,观察对象通常为健康、免疫功能正常的成年人。若疫苗接种对象为儿童或其他特殊人群,通常应在健康成人进行Ⅰ期临床试验后,再在小规模目标人群中接种;用于婴幼儿的疫苗在进行人体安全性评价时,应按先成人、后儿童、最后婴幼儿的顺序分步进行。当有动物模型可以评价免疫原性(效力)时,在临床试验开始前应提供在动物模型上的研究数据。如果没有适宜的动物模型,用替代方法和 / 或体外实验获得的相关数据也可作为支持临床试验计划的依据。Ⅱ期临床试验着重研究疫苗在目标人群中的免疫原性、安全性及剂量效应,并初步评价疫苗的有效性(效力),包括人体攻毒试验。在剂量 - 反应关系基础上根据每个剂量的抗原量来推荐初始免疫的剂量。Ⅱ期临床试验通常被分成Ⅱa、Ⅱb 期序贯进行。这种情形下,Ⅱb 期试验往往在Ⅱa 期获得疫苗初步有效或具有较好免疫原性的前提下考虑,目的在目标人群中初步评价疫苗有效性,为Ⅲ期临床试验提供支持。这种模式可以节省费用,如果Ⅱa 期试验不能达到预设的标准,则不进行扩大规模的Ⅱb 期试验。由于Ⅱ期临床试验的重要内容之一是评价新疫苗抗原的免疫应答,因此,应该尽早研究和建立疫苗在人体中产生免疫应答的检测方法,在方案中需确定产生免疫应答者的比例,并观察免疫学指标(如中和抗体)出现的时间、持续时间等抗体变化的规律。Ⅲ期临床试验是治疗作用确证阶段;此阶段临床试验的目的在于进一步确认疫苗针对未来接种的目标人群的有效性(效力)与安全性,是为确证新疫苗在目标人群的有效性而设计的大规模的临床研究,是一种事先提出假设并对其进行检验的有对照并良好设计的临床试验,其目的是全面和充分地评价疫苗的保护效力,并观察安全性,评价获益和风险关系,为最终疫苗上市的注册申请提供充分可靠的依据。确证性试验应严格按照事先设计的方案进行,如需要改变方案,必须有明确充分的理由。Ⅳ期临床试验,是指新疫苗获准上市后在大规模人群中广泛应用的研究,只涉及药监部门批准的适应证,主要研究疫苗在实际使用情况下的有效性与安全性。此外,还包括优化免疫程序和接种剂量的剂量 - 效应研究、疫苗间相互作用研究等。Ⅳ期临床试验对新疫苗获准上市是必须的,往往对于疫苗的优化、应用策略的建立及安全性的进一步认识也是至关重要的,可以发现偶见、罕见或严重的不良反应。

一、设计前的考虑

预防性疫苗选择合适的临床试验设计是为了验证或确证预设的研究目标。临床试验的目标通常是回答 1 个或多个与处于临床研究中的疫苗候选株相关的科学或医学问题。只有研究目标明确,相应的研究设计才能随之确定。选择一个合适的设计是疫苗研发成功的先决条件,要考虑疫苗候选株的性质、目标疾病的流行病学史、目标研究对象的特征等。美国 FDA 建议新药进入临床试验前必须提供特异性的、关于研究目标的声明,针对此声明制定对应上市说明书关键内容的临床研究计划。准备这样的声明,需要回答如下问题:

(1)本次试验准备研究的疫苗候选株有哪些特征?

(2)除了研究的特征以外,是否还有其他可能影响候选株效力的重要因素需要研究?

(3)选择何种对照?

(4)如何随机?

(5)选用盲法还是开放性设计?

近年来,国内已开展了大量预防性疫苗的临床研究,随着注册用临床试验的开展,应用 GCP 准则已被广为接受,其方法及实施步骤在业内已开始普及。然而,疫苗的临床试验在设计与实施阶段,还要遵循流行病学现场研究的规则。首先,在研究开始前,必须根据疫苗所针对传染病的流行病学特征,选择合适发病率的地区与人群;其次,选择合适的疾病流行阶段;还要考虑选择合适的临床终点指标以及可行、可信的病例诊断方法。在临床试验的工作量估算时,应有研究对象所在人群的规模的概念,特别是在Ⅲ期临床试验中,应特别谨慎。

二、伦理学要求

疫苗临床试验必须通过伦理审查并获得许可。预防性疫苗通常适用于健康人群,其中多数疫苗用于儿童和婴幼儿。因此,在其临床研究和评价过程中,更要关注安全性和伦理学方面内容。

疫苗与治疗用药物相比,伦理学方面应更注意考虑对健康儿童受试者权益的维护问题,包括受试者是否会被感染、感染的后果是否严重、能否得到有效的治疗,以及采用安慰剂的合理性等。疫苗的临床试验受试者不应处在严重疾病和伤害的风险中,应采取适当的措施降低风险至最小化,以确保受试者从科学创新中获益,同时不应与现行国家计划免疫产生冲突。应严格遵守 GCP 的要求,保护儿科人群的权利,免受不适当的风险且确保符合伦理地进行疫苗儿科临床研究。在儿科人群(儿童或婴幼儿)的临床试验中,通常是依靠父母或监护人来完成知情同意的过程。在最大限度保护儿科人群的前提下开展疫苗临床试验。

1. 使风险最小化 疫苗儿科临床试验必须尽最大努力预测并减少已知的危害,为儿童受试者提供最好的保护。

在临床试验开始之前,研究者应该全面了解疫苗有关的临床前研究结果。在儿科研究中保证风险最小化,要求研究人员受过良好培训,并且有丰富的儿科人群研究经验,其中包括评价和处理潜在的儿科不良事件。

在遵循良好研究设计的基础上,方案设计时应尽量减少受试者数量和研究步骤。建立机制确保在发现未预期的风险时能够迅速终止研究。

2. 使痛苦最小化 由擅长低龄人群治疗的临床研究者进行设计和实施研究,可以将临床试验中重复和有创性检查引起的不适减至最小。

疫苗儿科人群的临床研究方案应特别设计(不是成人方案的简单重复),并且由能胜任且经验丰富的机构审查委员会 / 独立伦理委员会(IRB/IEC)批准。研究者和机构审查委员会应考虑儿童临床试验中血液样本量的安全性限度,即用于临床研究及安全性监测的总采样量和单一采样量应符合儿科生理风险最小的血液样本量。尽量优化采样程序和使用易于接受的合适采样方法,将儿童受试者的采血量控制到可接受和可供评价的最小量。在儿科研究中,应该尽量减少采血量和/或静脉采血次数,方案中应说明采血的理由。IRB/IEC通常规定出于研究目的最大采血量(通常以 mL/kg 或占总血量的百分比表示)。

有关伦理更具体的要求建议参考原国家食品药品监督管理总局在 2010 年发布的《药物临床试验伦理审查工作指导原则》。2016 年 9 月,国家卫生和计划生育委员会颁布了《涉及人的生物医学研究伦理审查办法》,审查办法对临床试验中严重不良事件、方案修正以及暂停终止试验等的跟踪审查作了更加明确的说明。

三、研究设计类型

与化学药物的临床研究设计相同,疫苗临床试验也将遵循随机、对照、重复的基本原则。常见的疫苗临床试验设计或比较类型包括:平行组对照研究、优效性/非劣效性试验、剂量-效应研究(滴定设计)。

剂量-效应(免疫反应及安全性)关系的研究是 I 期和 II 期疫苗临床试验着重研究的方面,同时也是疫苗效力确证试验开始前所关心的问题。一般来说,疫苗或药物均存在一个有效性(治疗)范围,即从最小有效剂量(minimal effective dose,MED)到最大耐受剂量(maximum tolerated dose,MTD)的剂量范围。最低有效剂量是指满足临床及统计学要求,受试疫苗/药物诱导的反应优于安慰剂组的最低剂量。而最大耐受剂量为超过此剂量效应不增加,或产生不能接受的不良反应。如果 MED 到 MTD 之间的剂量范围大,则称之为受试疫苗/药物具有较宽的剂量范围(安全窗宽)。

对于疫苗这些具有迟滞效应的生物制品,在 I 期或 II 期临床试验中采用传统平行的量-效关系研究为合适的设计。通过剂量-效应研究,往往会在选定的剂量范围中间,根据临床有效性、安全性和生产成本等因素选择一个合适的剂量,再通过 IIb 或 III 期临床研究初步或最终判定受试疫苗的保护效力。对于一些新型疫苗,为了验证此新疫苗是否有效的概念,可以采用最大耐受剂量进行有效性的验证。

在剂量-效应研究中,理论上设定对照组不是必需的。能够发现有效性随剂量增加而增加,即使在没有对照组的情况下,也能说明效应。但在某些情况下,要了解效应大小的绝对值,则需要安慰剂对照/阳性对照。

一般来说,临床试验干预措施实施的单位是个体,但在某些特殊情况下,实施的单位可以是家庭、村庄、学校等群体,即群组随机设计(cluster randomization)。群组随机设计的统计效能低于个体随机。因此,群组随机设计有一些应用前提,诸如干预措施以群组给予比个体给予更容易,受试对象的接受性更好;利用传播媒介传播的传染病,需要在一定的人群与空间中实现传播;在同一空间的易感者与未采取干预措施的空间的易感者,其传播的速率与机会不同。通常采用群组随机设计是疫苗效力在个体随机试验中得到了确证后采用的试验设计。

四、研究终点和有效性评价

(一)疫苗效力

作为预防性新疫苗,临床终点基于疫苗的特点和临床研究目的,可以确定为预防感染、预防发病与预防重症化或死亡 3 个层次。预防性疫苗通过诱导特异性免疫反应,以达到阻止病原体进入宿主机体内,或在病原体进入机体内最初的几轮复制过程中加以清除。因而,预防性疫苗常见的临床终点为预防发病,有些疫苗也采用预防临床重症为终点。如轮状病毒疫苗,注册临床试验报告的 90% 的保护率为保护已接种疫苗的儿童在感染轮状病毒后免于发生需要住院治疗的重症感染。基于不同的研究目的,疫苗临床试验的病例定义可能会相应不同,如评价预防重症疾病或死亡,则病例定义为重症或死亡的患者。

疫苗效力(vaccine efficacy,VE)是Ⅲ期临床试验中的主要终点指标:

$$VE = 100 \times (P_0 - P_1)/P_0 \qquad 公式(18\text{-}1)$$

上式中,P_0 代表未接种者的发病率(incidence rate),P_1 为接种者的发病率。P_0 和 P_1 通常用随访的每单位人时的病例数计算。

效力的评价采用点估计和相应的置信区间(如 95%CI)进行,使用临床保护终点判定效力的试验应在那些可以实施主动免疫接种并可获得预期效果的地区进行,且需设对照。

以疫苗效力为主要终点指标时,样本量计算公式可按照精度分析的方法推导得到,如公式(18-1)所示:

$$n = \frac{u_{\alpha/2}^2}{d^2}\left(\frac{1-P_1}{P_1} + \frac{1-P_0}{P_0}\right) \qquad 公式(18\text{-}2)$$

其中,d 为 $\log\left(\dfrac{P_1}{P_0}\right)$ 置信区间宽度的一半,n 为每组的样本量。

例如:某疫苗研究接种和未接种组的发病率预计分别为 1% 和 2%,以保护力(VE)为评价指标,拟估算其 95% 置信区间。假设期望获得 $\log\left(\dfrac{P_1}{P_0}\right)$ 置信区间宽度的一半为 0.4(不超过 0.4),则每组的样本量为 $n = \dfrac{1.96^2}{0.4^2}\left(\dfrac{1-0.01}{0.01} + \dfrac{1-0.02}{0.02}\right) \approx 3\,554$ 例。

(二)免疫原性

对于能提供充分证据显示免疫学替代指标与临床保护力有明确相关性的疫苗,可采用免疫学替代指标进行评价,合理的免疫学(包括血清学)替代指标可以间接体现疫苗的保护力。对于免疫原性分析,通常考虑用接种后免疫应答率(阳转率)和几何平均滴度(geometric mean titer,GMT)等来评估疫苗的免疫原性。

免疫原性数据一般在Ⅱ期和Ⅲ期临床试验中获得。免疫学参数应包括免疫前和免疫后的抗体浓度范围、几何平均滴度和免疫应答的持续时间(如抗体滴度的维持),或根据抗体浓度确定的血清转换率、阳转率等。这些数据除作为疫苗免疫原性研究和其有效性的支持依据外,还可用于进一步评价该疫苗在扩大人群中的应用或与其他疫苗进行的联合应用研究,以及必要时用于支持加强免疫。

当用已获批准的疫苗进行广泛免疫接种使疾病发病率降至很低水平,或无法开展主动监测获得疾病保护信息,并且血清学参数被认为与临床保护作用相关时,免疫原性检测指标可用于评价疫苗效力。

以免疫原性为主要评价指标时,样本量的估算可参照本书第七章连续变量以及分类变量的估计方法。

实验室检测的具体方法学要求建议参考国家食品药品监督管理总局药品审评中心于

2005 年 12 月发布的《生物制品质量控制分析方法验证技术审评一般原则》和 2011 年 12 月国家食品药品监督管理总局发布的《药物临床试验生物样本分析实验室管理指南（试行）》。

五、安全性评价

安全性评价需关注疫苗与治疗药品不同的特殊性。评估疫苗安全性所选择的方法和观察指标取决于很多因素，例如疫苗的类型和其激发免疫应答的特殊机制。由于疫苗会因为免疫系统诱导而产生过敏反应，因此建议疫苗临床试验中的所有安全性指标和分析方法应该在临床试验方案中进行明确。

临床试验中需根据不同疫苗的特点选择合理的安全性观察指标，建议参照临床前安全性研究结果，将可能需要的所有观察指标项目全部列出。临床试验方案中应包括描述不良事件严重程度的合理分级量表，利于确定和区别一般和严重的不良反应。具体详见 2019 年国家药品监督管理局发布的《预防用疫苗临床试验不良事件分级标准指导原则》。某些疫苗的临床试验方案中有专门的不良反应分级标准，可以作为特定标准使用。

（一）一般考虑

安全性评价的目的是了解新疫苗一般和严重的不良反应，以及发生的不良反应是否可以接受。安全性监测应从受试者入组时开始。安全性评价的对象应包括所有至少接种过 1 个剂量疫苗的受试者。在整个试验期间应密切监测和收集全部受试者的严重不良事件。

在 I 期临床试验中，应遵循先低剂量，后中、高剂量的原则，如该疫苗的免疫接种对象为儿童或婴幼儿时，必须按照先成人、后儿童、最后婴幼儿的顺序分步进行。在此期研究中应观察不同接种剂量的接种反应，只有在一个剂量组或人群中未发生严重不良反应时，方可进行下一个剂量组或人群的耐受性研究，根据 I 期临床试验结果确定该疫苗的安全性范围，为 II 期临床试验的免疫接种剂量和程序提供依据。

对疫苗的安全性可通过 I、II 期临床试验进行初步的评价，在取得可以接受的安全性信息的情况下，对可能经常发生的不良反应进行全面的研究，了解试验疫苗的特性，这些信息需通过临床流行病学、生物统计、实验室检查等方法在大规模的 III 期临床试验中获得。在随机研究中还必须进一步考察常见不良反应（1%~10%）的发生率及注意发现罕见的（≤0.01%）严重不良反应。对一些特殊的疫苗（如核酸疫苗），还需进行更长期的观察和监测。

不良反应发生率的表示方法目前尚未统一，有的国家采用 1/1 000，1/10 000 等分数形式，有的国家采用"时常"发生、"偶然"发生或"罕有"发生等形式，并规定其范围。国际医学科学组织委员会（Council for International Organizations of Medical Sciences，CIOMS）推荐采用十分常见（≥10%）、常见（1%~<10%）、偶见（0.1%~<1%）、罕见（0.01%~<0.1%）以及十分罕见（<0.01%）的表示方法。我国国家药品监督管理局建议使用 CIOMS 推荐的方法。

在试验的早期阶段就应制定对所有受试者进行安全性监测的计划和方案。若有 I、II 期临床试验的安全性数据，III 期中可以仅严密监测部分受试者（如每组几百人），以确定受试人群中常见和非严重的局部和全身反应。对其他的 III 期试验中的受试者，应监测是否有重度或未预期的严重反应，如住院、死亡等不良事件。

严重不良事件/不良反应的记录和评价参见我国《预防用疫苗临床试验不良事件分级标准指导原则》，其跟踪监测期的长短应根据新疫苗的特性而定。

严重的、罕见的不良反应需要大样本临床研究才能发现,有时可能需要通过上市后进行进一步评价。但在上市前的临床试验中,需要尽可能地增大样本量,以发现偶见或罕见的严重不良反应。而作为主要适用人群为儿科健康人群的疫苗而言,对其安全性的要求较其他药物更为严格和慎重。在必要时可进行以安全性作为评价终点的临床研究,样本量则需符合统计学要求。

对于采用新的生产工艺和/或佐剂的疫苗,需要在早期的临床试验中设定接种前和接种后实验室安全性监测指标,包括血液和生化指标的评价。根据临床前研究数据和前期的临床研究结果,在后期的临床试验中有可能还需要增加额外的监测指标。

1. 评价时间与方式　新疫苗在临床试验的整个过程中必须自始至终对受试者进行局部和全身不良事件/不良反应的全面监测。

对于有较多国内外可参考的信息,并对其安全性已充分认识的已上市疫苗,一般其安全性主动监测的现场评价时间通常为接种后 0.5、6、24、48、72 小时,以及之后的第 7、14、30 天,可采用电话、问卷等多种形式。不良事件的记录人员应进行事前培训,对多个研究中心(点)的试验,必须注意保证评价尺度的一致性。

对于较少或基本没有可参考的信息,并对其安全性认识不足的新疫苗,一般其安全性评价的时间通常较上述疫苗的观察时间点更密集,观察时间更长。评价的方式通常采用现场评价,灭活疫苗一般进行接种后至少 7 天的主动监测,减毒活疫苗应进行至少 14 天的主动监测。方案中应包括接种后至少 6 个月的临床随访结果,以发现其他的严重不良事件和在此期间延迟发生的不良反应。

在试验过程中,通常采用主动记录和报告不良事件来反映疫苗安全性,对不良事件进行动态监测和及时报告至关重要。在方案中,应对不良事件的报告人(试验者、受试者、父母/监护人)、报告方式(调查表、日记卡等)、随访持续时间、报告间隔时间进行说明。虽然有时难以判断引起不良事件的真正原因,但需认真考虑每个病例和疫苗接种相关的生物学联系和/或因果关系的可能性,以确定疫苗相关的不良反应。

2. 观察指标　安全性评价在于全面、客观和可靠性。评价应根据疫苗的特点,应尽可能选用合理全面的客观指标(如体温、皮肤的红肿和硬结、心电图、丙氨酸转氨酶等)进行观察。观察指标一般分为局部和全身性不良反应(包括变态反应性不良反应)。

局部不良反应的观察指标有红肿、硬结、疼痛、烧灼感、瘙痒等,对红肿、疼痛和硬结可定量分级或按强度划分为强、中、弱。

对于全新的疫苗,全身性不良反应的观察指标建议按人体器官系统划分,在临床试验方案中事先制定不良反应分级表和强度分级评估原则,其中可能涉及神经系统、血液系统、呼吸系统、心血管系统和消化系统等,均应进行定量分级或按强度分级。

疫苗接种可能引起变态反应性不良反应,如自身免疫反应和自身免疫病,应注意设计相关的指标,例如实验室检测的自身抗体指标;还有发生自身免疫病的相关临床症状观察指标,如皮疹、出血、紫癜、关节痛、血尿及局部炎症、坏死,还有疫苗引起的超敏反应等。在试验中也需设立出现自身免疫病的观察终点,一般来说,一旦出现自身免疫病的迹象应立即停止疫苗接种。

总之,临床试验中需根据不同疫苗的特点选择合理的安全性观察指标,建议参照临床前安全性研究结果,将可能需要的所有观察指标项目全部列出。最好都具有量化标准,易于确定和区别一般和严重的不良反应。

某些疫苗的临床试验方案有针对性的不良反应分级标准,可以作为特定标准使用。

(二)上市前风险评估和利弊权衡

预防用的疫苗与治疗疾病的药物相比,对安全性风险的可接受度要小得多。疫苗的利弊权衡必须要考虑到个体和群体两个方面。

无论研发任何注册类型的疫苗,现行法规均要求进行上市前临床试验。研究者应收集参加临床试验的所有受试者的安全性数据。在注册批准前的临床试验中要求能证明试验疫苗的安全性,并在拟申请各年龄组中确定局部的和全身的不良事件/反应。作为注册申请的一部分,新疫苗还应包括上市后不良反应监测的风险管理计划。由于疫苗上市后有大规模健康人群使用的特点,应注意监测罕见的严重不良事件。

疫苗获益与风险评估时必须考虑的因素包括:目标人群所感染疾病发生率、感染的发病率、传播的风险、所感染疾病的高危人群、季节和地理位置等特征。疫苗的利弊权衡会随时间的改变和目标人群的变更而不同;对于疫苗还要考虑疫苗国家计划免疫规划对流行病学环境的影响。

对于研发的新疫苗,应根据临床试验过程中出现的所有不良反应与临床保护的疫苗效力之间进行获益与风险的权衡,结合该疫苗针对疾病的现有预防方法、预防效果以及同类疫苗的安全性情况综合考虑。如果可能,应与阳性对照数据分析比较,对新疫苗进行上市前风险评估和利弊权衡。

(三)上市后不良反应监测和药物警戒计划

在上市前临床试验中难以发现疫苗接种后的严重不良反应,即在Ⅱ、Ⅲ期临床试验中有可能观察不到,因此在Ⅳ期临床试验期间即疫苗上市后临床应用时,有必要对新疫苗的有效性、安全性进行进一步验证。

疫苗Ⅳ期临床试验目的之一是监测疫苗在目标人群常规广泛使用状态下的各种情况,目的是发现上市前临床研究未能发现的极少数或非预期不良反应,并进一步验证其有效性/效力。为收集安全性数据,可采用主动监测或被动监控、利用不良反应自愿报告系统,目的是有效发现迟发或严重的不良反应。对于目标是发现偶发及罕见的不良反应,需研究整体人群达到足够安全性数据库要求才能保证统计学结果的可信性。

为保证疫苗上市后不良反应的持续监测和风险控制,申请人有责任和义务在申请注册时同时递交疫苗上市后的不良反应监测计划(即药物警戒计划),构建疫苗风险管理体系,并承诺其结果(有效性/不良反应)定期向国家药品监督管理局报告。上市后疫苗的临床监测项目应与疾病流行病学、基础设施和目标地区的情况相适应。开始实施前,应清楚界定疫苗有效性、安全性及质量的基本标准和要求。

第三节 治疗性疫苗的临床试验设计与挑战

治疗性疫苗是期望通过调节人体内的免疫应答,达到治疗疾病的一种独特的生物制品,属于治疗性生物制品的一部分;作为一种新兴的以治疗疾病为目的的疫苗,其作用是针对已经感染或已患病者,发挥其治疗疾病的功能。目前,治疗性疫苗正处于探索性研究和发展阶段。

由于疫苗激发机体的免疫应答通常需要一段时间,因此,治疗性疫苗通常用于肿瘤、自身免疫病或慢性感染等,对于急性感染或病情迅速进展的疾病一般不用治疗性疫苗。自20世纪90年代以来,国内外陆续开展了治疗性疫苗的研究,例如针对肿瘤、艾滋病的治疗性疫苗被批准上市或在临床研究中。

研发治疗性疫苗的前提是,基本明确疾病的发病机制并有较坚实的免疫学研究基础,选用有明确功能的抗原或免疫表位,具备敏感和相关的动物模型,能从一个或几个方面阐明治疗性疫苗的作用机制,同时产品的制备技术达到标准化。

治疗性疫苗的临床要求与治疗性生物制品一样,须遵循我国现行法规对治疗性生物制品的临床要求和国内外临床研究相关指导原则。鉴于治疗性疫苗的主要成分是生物大分子物质,具备生物制品的组成、结构的复杂性特点,不同于化学药物的小分子物质,因此,在临床研究中应特别关注以下几点:

1. 安全性　在治疗性疫苗的早期临床研究中须更关注安全性。由于生物制品具有与小分子化学药物作用机制不同,难以体现给药后量-效关系的特点,故在首次进入人体临床试验以及探索剂量和疗程时需高度重视和监测超敏反应和特异的免疫毒性,避免产生过强的免疫毒性。

2. 目标人群　密切结合临床前研究结果,在尽可能阐明治疗性疫苗的作用机制基础上,从临床早期研究中尽快筛选出后期临床试验的合理受试人群,作为将来临床应用的目标人群。

3. 疗效终点　作为治疗性疫苗,应该与目标适应证的治疗性化学药物目的相同,理想的疗效是能抑制或清除体内肿瘤细胞/病原体,控制疾病进展或痊愈。因此,治疗性疫苗的临床终点与治疗性化学药物/生物制品应该基本一致。鼓励在早期发现能体现治疗性疫苗作用机制和特征的特异性生物标志物(biomarker),积极探索与临床终点的关系。

4. 疗程和观察时间　基于预防性疫苗接种人体后达到保护性免疫水平和持久性作用的特点,疫苗充分调动主动免疫机制的作用需要一定的时间,有滞后效应。因此对于具有相似免疫作用机制的治疗性疫苗,理论上在完成免疫程序后,疗效的观察时间点不应定为治疗结束时,而应有足够的后续观察期;探索合理的治疗时间;还需注意治疗性疫苗所产生的免疫原性对疗效和安全性的影响。

5. 联合用药/合并用药的相互作用　理论上不同作用机制的药物在一定条件下联合使用,可以发生协同或相加作用。治疗性疫苗如果与化学药物联合使用,需提供足够的临床前研究数据支持,才能进行相关临床试验;如果治疗性疫苗针对的目标适应证在临床实践中已无法避免地需要合并用药,应首先进行药物间相互作用的研究。

鉴于治疗性疫苗与传统药物及预防性疫苗性质上的异同,以及我国在研发针对慢性乙型肝炎的某抗原抗体复合物型治疗性疫苗的过程中积累的认识与经验,总结出以下方面的特征:

1. 受试对象的选择　不同于预防性疫苗,治疗性疫苗的目标人群为患者,目的为治愈或缓解主要的症状。由于同一疾病可能有不同的致病机制,因而形成了不同的亚群。如乙肝病毒(HBV)感染后的自然病程可分为3个时期,即免疫耐受期、免疫清除期、病毒低水平复制或无复制期。不同时期,机体的免疫、肝脏受损状态均各有特点,对治疗性疫苗的应答可能不同。因此,注册前的治疗性疫苗,应本着对疾病的自然史的理解,审慎地、均衡地考虑受试人群的特征与入选/排除标准;首先证实疫苗在一定适应证范围的有效性和可接受的安全性,随后在Ⅳ期临床研究中进一步在广泛人群中验证使用;开展后期研究逐步将适应证范围扩大。

2. 临床试验终点的确定　作为治疗性疫苗,理想效果是能清除体内病原体或肿瘤细胞,恢复健康。然而,事实上很难达到理想效果。与其他一些新药的疗效终点相似,治疗性疫苗也存在着合理选择疗效终点的问题。随着研究和对于疾病的认识不断深入,对疗效的要求亦随之提高,疗效的标准始终在向理想的治愈方向发展。如在慢性乙型肝炎的研究进程中,最初认为HBV DNA载量的降低,乃至检测阴性即代表治疗成功;随后发现停药后,HBV DNA会反跳,疗效不稳固;进而,认识到宿主机体的免疫应答是决定HBV感染结局的关键因素。HBeAg在宿主免疫压力下或者抗病毒治疗下发生的转换往往伴随着病毒的持续抑制、肝脏炎症的缓解甚至纤维化的好转。由此认为,HBeAg转换是机体和病毒之间达到的一个新的免疫平衡状态的标志,是机体有较强特异性抗病毒免疫功能的体现。

3. 试验终点的观察时间　虽然治疗性疫苗具有诸多传统药物的特征,但其毕竟是免疫机制作用的制剂,其产生和达到保护性免疫水平需要一个过程。因此,治疗性疫苗完成免疫程序后,根据临床Ⅰ/Ⅱ期的结果和经验,应保证有足够的疗效积累时间。随访时间的长短直接决定了疗效的高低,甚至有或无。例如通过Ⅱb期临床试验,某抗原抗体复合物型乙型肝炎治疗性疫苗在完成6针接种的治疗后,60μg疫苗组与安慰剂对照组HBeAg的血清转换率均为7.7%;而随访半年后,HBeAg的血清转换率则分别为21.8%与9.0%(P=0.03)。因此,在Ⅲ期临床研究中,建议疗效的观察时间点不应定为治疗结束时,而应有一定的后续观察期。

4. 临床试验结果的分析　根据现有的治疗性疫苗临床研究经验,疫苗疗效具有明显的个体差异性。因此,治疗性疫苗效果的分析可能需要更细致的"个体化"亚组分析,即力争找出有治疗潜力的目标人群。例如,在目前艾滋病预防性疫苗研究中,美国国立卫生研究院(NIH)等机构重点资助对出现预防效果者(30%保护率人群)进行深入的个体免疫机制研究。

与预防性疫苗相比,当前治疗性疫苗的有效性和安全性评价体系尚不成熟和完善。近年,治疗性疫苗的研发主要集中在一些目前临床尚无有效治疗药物的疾病领域,如肿瘤、自身免疫病和持续性感染等,目标是为以上临床的难治性疾病寻找更多和更好的治疗手段。因此,在未来治疗性疫苗的临床研究领域中存在着更多的挑战和机遇。

🔍 思考题:

1. 疫苗不同于小分子化学药物的特点?
2. 预防性疫苗与治疗性疫苗研究设计时的主要区别?
3. 预防性疫苗的评价终点有哪些?
4. 预防性疫苗的安全性评价与一般化学药物有何不同?

(许金芳　郭　威　张新佶)

参考文献

［1］国家药品监督管理总局.疫苗临床试验技术指导原则［EB/OL］.(2004-12-03)[2022-03-03].
https://www.nmpa.gov.cn/xxgk/fgwj/gzwj/gzwjyp/20041203010101968.html.

［2］国家药品监督管理局.预防用疫苗临床试验不良事件分级标准指导原则［EB/OL］.(2019-12-26)
［2022-03-03］.https://www.nmpa.gov.cn/xxgk/ggtg/qtggtg/20191231111901460.html.

第十九章

医疗器械临床试验和诊断试验的设计与统计分析

医疗器械（medical device）临床试验的目的与一般药物临床试验的目的一样，都是为了评价受试产品的安全性和有效性，但是由于医疗器械在其形状、应用和临床功能上与一般药物存在着较大的差异。因此，医疗器械的临床试验在设计和分析方面又有所不同，诊断产品的临床试验也是归为器械类注册审批。本章重点介绍医疗器械临床试验和诊断试验的设计和分析的相关内容。

第一节 概 述

一、医疗器械

医疗器械是指单独或者组合使用于人体的仪器、设备、器具、材料或者其他物品，包括所需的软件。医疗器械用于人体体表及体内的作用不是用药理学、免疫学或者代谢的手段获得，但可能有这些手段参与并起一定辅助作用。其使用旨在达到下列预期目的：①疾病的预防、诊断、治疗、监护或缓解；②损伤或残疾的诊断、治疗、监护、缓解或补偿；③解剖或生理过程的研究、替代或调节；④妊娠控制。

我国对医疗器械实行分类管理，通常分为以下 3 类：

（1）第一类是指通过常规管理足以保证其安全性、有效性的医疗器械。对于这类医疗器械采用一般监控措施，包括生产上的注册、记录保存要求、标签要求和符合 GMP 规范等。

（2）第二类是指对其安全性、有效性应当加以控制的医疗器械，或者没有足够的信息存在而不得不建立特殊的监控机制来保证它们的安全性和有效性。这些特殊监控范围涉及器械功能标准的制定、上市后安全性监管、使用患者的登记、指南的制定、推荐说明的建立等措施。

（3）第三类是指植入人体、用于支持／维持生命、对人体具有潜在危险、对其安全性和有效性必须严格控制的医疗器械。

我国对于第二类、第三类医疗器械，要求应当通过临床试验验证其有效性和安全性。

二、体外诊断试剂

体外诊断试剂临床试验是指在相应的临床环境中，对体外诊断试剂的临床性能进行的系统性研究。临床试验的目的在于证明体外诊断试剂能够满足预期用途要求，并确定产品的适用人群及适应证。临床试验结果为体外诊断试剂安全有效性的确认和风险获益分析提供有效的科学证据。

体外诊断试剂通过体外检测人体样本提供检测结果,用于单独或与其他信息共同辅助判断受试者的目标状态(健康状态、疾病状态、疾病进程或其他可用于指导临床处置的疾病/健康状态等)。体外诊断试剂的"临床性能"即指体外诊断试剂由预期使用者在预期使用环境中使用,针对目标人群获得与受试者目标状态相关的检测结果的能力。

第二节　试验的设计

一、医疗器械临床试验设计类型

本书第三章介绍的临床试验中常用的设计同样适用于医疗器械的临床试验,此处不再重复。

由于医疗器械具有一些特殊性,往往并不适用随机对照试验(RCT),如所研究的器械无法进行盲法操作,受试者不能依从随机化分组方案等。因此,近年来非随机对照设计越来越受到重视,其中,单组目标值法设计在医疗器械非随机对照临床试验中应用较多。在美国FDA对医疗器械审评中,目标值法在某些医疗器械临床试验中的应用已被认可,并将其作为RCT不适合时的替代方法之一。

对于某些器械,如果存在本研究领域临床认可的、国内/国外公认的疗效/安全性评价标准(如美国FDA或中国NPMA指导原则、ISO标准、国标或部标等规范或指南),其中明确指出了该器械的主要疗效/安全性评价指标及其评价标准,那么可以以此评价标准为目标值计算临床试验样本量,并进行符合该目标值的单组试验。这里的目标值是专业领域内公认的某类医疗器械的有效性/安全性评价指标所应达到的最低标准,包括客观性能标准(objective performance criteria,OPC)和性能目标(performance goal,PG)两种。

二、体外诊断试剂临床试验设计类型

体外诊断试剂临床试验设计与产品预期用途、适应证、适用人群(目标人群)、被测物特点、检测样本类型、产品使用方法(如使用者)和检测结果报告方式(如定性、定量)等直接相关。临床试验结论应能够证明产品的临床性能满足预期用途的要求,并支持说明书中所描述的相关内容。根据产品特点和产品性能评价需要,体外诊断试剂临床试验可能包括不同的临床试验目的,有必要针对各个临床试验目的,分别进行科学的临床试验设计,包括选择适当的临床试验设计类型,确定适合的对比方法、受试者入组/排除标准和临床评价指标等,并进行科学的样本量估算。

根据在临床试验过程中试验体外诊断试剂检测结果对受试者的影响,体外诊断试剂临床试验主要包括两种设计类型:观察性研究和干预性研究。

观察性研究中,采用试验体外诊断试剂对样本进行检测的同时,受试者还会接受常规临床诊断和实验室检测,试验体外诊断试剂检测结果不用于患者的管理,不影响临床决策;临床试验中通过评价该检测结果与确定受试者目标状态的临床参考标准(或其他方法)判定结果的一致性,确认产品临床性能。

干预性研究中,试验体外诊断试剂检测结果将用于患者管理或指导治疗,通过评价治疗效果或患者获益,为支持体外诊断试剂安全有效性的判定提供证据。

临床试验设计时应根据体外诊断试剂的特点和预期用途,选择适当的设计类型。

本章的内容主要基于观察性研究设计进行讨论并提出要求,其他临床试验设计的情形可依据具体的情况参照。

(一)观察性研究中的横断面研究和纵向研究

一般地,体外诊断试剂的观察性研究主要涉及横断面研究,即评价单一时间点采集样本的检测结果与临床参考标准(或其他方法)判定结果的一致性。除此以外,有些产品需要进行纵向研究,即需要采集多个时间点样本的检测结果才能评价产品临床性能。例如,某些用于治疗监测的体外诊断试剂,在临床试验中应对受试者及其样本中的被测物进行治疗前后多个时间点的观测,以证明被测物检测结果的变化与病情发展、治疗效果的相关性。临床试验方案中应根据被测物特点、疾病进程等明确受试者观测时间、临床评价指标等。

(二)观察性研究中对比方法的选择

一般情形下,观察性研究中,采用试验体外诊断试剂与临床参考标准进行比较研究,评价试验体外诊断试剂检测结果与受试者目标状态的相关性,临床评价指标一般包括临床灵敏度和临床特异度等。临床参考标准是指现有条件下临床上可获得的能够用来确定受试者目标状态的最佳方法,通常来自临床和实验室的医学实践,包括:现有条件下公认的、可靠的、权威的疾病诊断标准(如组织病理学检查、影像学检查、病原体分离培养鉴定、长期随访所得的结论等),疾病诊疗指南中明确的疾病诊断方法,行业内专家共识推荐的或临床上公认的、合理的参考方法等。临床参考标准可能是一种方法,也可能是多种方法相结合。

对于境内已有同类产品上市的体外诊断试剂,临床试验亦可采用试验体外诊断试剂与已上市同类产品(对比试剂)进行比较研究的方法,评价两种方法检测结果的一致性,评价指标通常包括阳性符合率、阴性符合率等。对比试剂在预期用途、适用人群、样本类型、检测方法学、检测性能等方面应与试验体外诊断试剂具有较好的可比性。

(三)观察性研究中的特殊情形

对于某些体外诊断试剂,临床试验设计中可能遇到需要特殊考虑的情形,例如,某些情况下,试验体外诊断试剂与对比试剂由于样本采集、处理、保存等差异导致不能使用同一份样本进行检测(例如,适用样本为拭子样本,但两种方法适用的拭子材质和保存液不同的情况),此时可针对每位受试者进行两次样本采集,并分别进行试验体外诊断试剂和对比试剂的检测,两次采集样本的顺序应遵循随机原则。需要注意的是,一般仅在一次样本采集不会影响下一次样本采集时才考虑采用此种试验方法。

第三节　样本量估计

对于优效性、等效性和非劣效性试验样本量估计的方法,医疗器械临床试验与药物临床试验是类似的,相关计算方法、计算公式、实例请参考第七章相关内容,此处从略。医疗器械临床试验中单组目标值法设计的样本量估计方法同单样本试验的样本量估计方法。体外诊断试剂临床试验的样本量与多种因素相关，包括评价指标、检测的可重复性、干扰因素、亚组间的差异性，以及被测物特点等。

采用统计学公式进行样本量估计的相关要素一般包括评价指标的预期值、评价指标的可接受标准（如适用）、Ⅰ类和Ⅱ类错误概率以及预期的受试者脱落剔除率等。

一般情况下，Ⅰ类错误概率 α 设定为双侧 0.05 或单侧 0.025，Ⅱ类错误概率 β 设定为不大于 0.2。

一、定性检测的样本量估计

1. 评价指标有确定的临床可接受标准时，需证明产品评价指标满足可接受标准要求。此时，可采用单组目标值法样本量公式估算最低样本量。

$$n=\frac{\left[Z_{1-\alpha/2}\sqrt{P_0(1-P_0)} +Z_{1-\beta}\sqrt{P_T(1-P_T)} \right]^2}{(P_T-P_0)^2} \qquad \text{公式（19-1）}$$

上式中，n 为样本量；$Z_{1-\alpha/2}$、$Z_{1-\beta}$ 为显著性水平和检验效能的标准正态分布的分位数，P_0 为评价指标的临床可接受标准，P_T 为试验体外诊断试剂评价指标预期值。

一般地，体外诊断试剂临床试验中，与已上市同类产品的对比试验均可根据临床需要设定适当的临床可接受标准，并采用上述公式进行最低样本量估计。

例 19-1　定性检测试剂临床试验，采用试验体外诊断试剂与已上市同类产品进行比较研究的方法，根据临床需求，阳性、阴性符合率应分别达到 85% 和 90%，根据探索性试验结果，试验体外诊断试剂与对比试剂阳性、阴性符合率预期分别可达到 90% 和 94%。

阳性组（n_+）和阴性组（n_-）最低样本量估分为：

$$n_+=\frac{\left[1.96\sqrt{0.85(1-0.85)} +0.84\sqrt{0.90(1-0.90)} \right]^2}{(0.90-0.85)^2}=362$$

$$n_-=\frac{\left[1.96\sqrt{0.90(1-0.90)} +0.84\sqrt{0.94(1-0.94)} \right]^2}{(0.94-0.90)^2}=388$$

根据以上估算，总样本例数预计为 750 例。

按照脱落剔除率 10%，则应至少入组 834 例受试者，实际入组受试人群中，阳性组和阴性组样本例数应分别满足上述 n_+ 和 n_- 的最低要求。

2. 对于临床试验的参数估计中只保证评价指标满足期望精度水平（置信区间的宽度一定），而不设定临床可接受标准的情况，可采用如下公式：

$$n=Z_{\alpha/2}^2 P(1-P)/\Delta^2 \qquad \text{公式（19-2）}$$

其中，n 为样本量，$Z_{1-\alpha/2}$ 为置信度标准正态分布的分位数，P 为评价指标预期值（灵敏度计算病例组样本量，特异度计算对照组样本量），Δ 为 P 的允许误差。应注意，P 和 Δ 的取值应有充分依据，除非有特殊理由，否则不建议设置 $\Delta>0.05$，当预期值更高时还应考虑更优的精度。

例 19-2　某项标志物检测试剂用于相关疾病的辅助诊断，通过对已有资料进行分析得知，该检测试剂的灵敏度预期为 85%，特异度预期为 90%，临床试验采用试验体外诊断试剂与临床参考标准进行比较研究的方法，评价试验体外诊断试剂的临床性能。允许误差 Δ 取值 0.05，则具有目标疾病状态的受试者（阳性）最低样本量（n_+）估计为：

$$n_+ = \frac{1.96^2 \times 0.85 \times (1 - 0.85)}{0.05^2} \approx 196$$

不具有目标疾病状态的受试者（阴性）最低样本量（n_-）估计为：

$$n_- = \frac{1.96^2 \times 0.9 \times (1 - 0.9)}{0.05^2} \approx 139$$

根据以上估计，总样本例数预计为 335 例。

按照脱落剔除率 10%，则应至少入组 372 例受试者，实际入组受试人群中，具有目标疾病状态的受试者（阳性）和不具有目标疾病状态的受试者（阴性）样本例数应分别满足上述 n_+ 和 n_- 的最低要求。

需要注意的是，当评价指标 P 接近 100% 时，上述两种样本量估计方法可能不适用，应考虑选择更加适宜的方法进行样本量估计和统计学分析，如精确概率法等。

应注意，临床试验样本量除需满足上述统计学估计的最低样本量要求外，还应保证入组病例覆盖受试者的各种特征；如涉及不同样本类型，还需考虑不同样本类型的例数要求等。

二、定量检测的样本量估计

对于定量检测，亦可针对适当的评价指标，选择适宜的统计学方法，进行样本量估计。临床试验方案中建议同时给出与所选定评价指标对应的临床可接受标准，并提供确定依据。

诊断试验样本量估计时，需要注意以下问题：

（1）临床试验样本量除需满足最低样本量要求外，具有目标疾病状态的受试者（阳性）还应确保覆盖疾病的各种类型、不同疾病进程、不同疾病严重程度的病例；不具有目标疾病状态的受试者（阴性）则需涵盖临床特异度评价所需的各种受试者样本等。当体外诊断试剂临床性能预期在不同亚组的人群中有差异，且对某些重要亚组的临床性能需得到准确评价时，应对亚组样本量单独进行统计学估计。如果试验体外诊断试剂适用于不同的样本类型，则还需考虑不同样本类型的样本量要求。

（2）对于定量检测试剂，在线性范围内的各个浓度水平均应有一定量的样本例数，并着重考虑对医学决定水平的检测性能进行充分验证；对于定性检测试剂，临床试验样本则应包含一定数量的阳性判断值附近样本（如涉及）。

第四节　医疗器械临床试验与诊断试验的统计分析

对于医疗器械临床试验的统计分析方法，其中较大一部分与药物临床研究是一致的，在前述章节已予以介绍，此处不再详述。本节主要介绍医疗器械临床试验中单组目标值法的统计分析、诊断试验的一致性评价以及非随机对照的倾向性评分法。

一、单组目标值法的统计分析

医疗器械临床试验中，由于伦理学原因、临床操作可行性或其他原因，很难进行随机对照的临床试验时，目标值法（objective performance criteria, OPC），是一种替代方法之一，由于是单组设计试验，因此，又叫单组目标值法或单组目标值对照法。从本质上，目标值法是一种外部对照设计的一种。下面将对目标值法的定义、适用范围及局限性、目标值的确定以及评价方法等方面进行说明。

单组目标值法中,在设计时就已经确定了目标值,同时还会规定必须达到的靶值。试验结果评价时,采用主要指标的点估计值和单侧置信区间,并分别将其与相应的靶值和目标值进行比较。一般要求点估计值及其单侧置信区间界限均分别不低于(或不高于)其靶值和目标值,即可认为医疗器械的有效性(或安全性)达标。

(一)应用目标值法进行医疗器械临床试验的基本步骤

(1)根据临床专业知识确定研究器械的主要疗效/安全性评价指标。

(2)根据历史数据或审评机构,明确本研究领域临床认可的、国内/国外公认的疗效/安全性评价标准(如美国 FDA 或中国 NMPA 指导原则、ISO 标准、国标或部标等规范或指南),并以此作为主要评价指标的目标值。

(3)根据靶值和目标值确定该临床试验所需的样本量,即受试者人数。

(4)所有受试者接受该医疗器械的治疗或检查,观察其有效性和安全性指标。

(5)估计主要评价指标的置信区间,并与目标值进行比较,得出结论。

(二)统计分析

单组目标值法器械临床试验数据的统计分析,可以采用假设检验和置信区间估计的方法。相应的假设检验从统计实质上可以理解为单样本率与总体率的比较。其置信区间的估计方法常采用近似正态法。

样本例数为 n,期望事件发生率为 P_T 时,总体率 $100(1-\alpha/2)\%$ 单侧置信区间下限或上限的直接计算公式:

$$\pi_L = P_T - Z_{\alpha/2} \sqrt{\frac{P_T(1-P_T)}{n}} \qquad 公式(19-3)$$

$$\pi_U = P_T + Z_{\alpha/2} \sqrt{\frac{P_T(1-P_T)}{n}} \qquad 公式(19-4)$$

如果总体率接近 0 或者 100%,即 nP 或 $n(1-P)$ 小于 5 时,则采用 Clopper-Pearson 精确概率法或 Newcombe-Wilson 计分区间法(N-W 计分区间法)计算置信区间。

1. Clopper-Pearson 精确概率法　若样本例数为 n,期望事件发生例数为 x 时,总体率 $100(1-\alpha/2)\%$ 单侧置信区间下限或上限的直接计算公式:

$$\pi_L = \frac{x}{x+(n-x+1)F_{\alpha/2,2(n-x+1),2x}} \qquad 公式(19-5)$$

$$\pi_U = \frac{x+1}{x+1+(n-x)/F_{\alpha/2,2(x+1),2(n-x)}} \qquad 公式(19-6)$$

2. N-W 计分区间法　若样本例数为 n,事件发生率为 p 时,$q=1-p$,Z 是标准正态分布右侧概率为 $\alpha/2$ 时的分数,总体率 $100(1-\alpha/2)\%$ 单侧置信区间下限或上限的直接计算公式:

$$\pi_L = \frac{2np+Z^2-Z\sqrt{Z^2+4npq}}{2(n+Z^2)} \qquad 公式(19-7)$$

$$\pi_U = \frac{2np+Z^2+Z\sqrt{Z^2+4npq}}{2(n+Z^2)} \qquad 公式(19-8)$$

有了置信区间估计结果,对结果进行推断则相对容易很多。

(三)实例分析

例 19-3　某临床试验欲验证某射频消融导管的有效性和安全性,由于射频消融导管技术成熟风险可控,在临床的应用较为广泛,其预期疗效相对明确,所以采用单组目标值设计。

美国 FDA 明确规定该类产品的主要疗效评价指标为即刻手术成功率和术后 3~6 个月随访时的成功率,且规定射频消融导管的评价标准为即刻手术成功率必须大于 85%;术后 3~6 个月随访时的成功率必须大于 80%。

以上述指导原则规定的成功率 85% 作为目标值,如果通过临床验证试验,证明试验产品成功率的单侧 97.25% 置信区间下限达到并超过上述目标值,则可以认为该射频消融导管能够满足临床应用的要求。下面以主要评价指标之一的即刻手术成功率为例,给出假设检验和置信区间估计的过程。

1. 建立检验假设,确定检验水准:

$$H_0: \pi \leq \pi_0, H_1: \pi > \pi_0$$

其中,π 为试验预期射频消融导管的即刻手术成功率(预期能达 95%),π_0 为目标值,即为 85%。检验水准 α 取单侧 0.025。

2. 估计成功率的置信区间　本研究选取 100 名受试者进行临床试验,有 97 名受试者即刻手术取得成功。由于 $n(1-p)=3<5$,应采用精确二项分布法计算置信区间下限,成功率的单侧置信区间下限计算公式如下:

$$\pi_L = \frac{x}{x+(n-x+1)F_{\alpha/2, 2(n-x+1), 2x}} = 91\%$$

3. 结果解释　该射频消融导管的即刻手术成功率的单侧 97.25% 置信区间下限值为 91%,超过目标值 85%,可以认为该射频消融导管能够满足临床应用的要求。

例 19-4　某临床试验欲验证体外循环手术患者使用一次性膜式氧合器进行血气交换的有效性和安全性,试验采用单组目标值法设计,主要评价指标为产品达标率(产品达标需满足:氧合性能、二氧化碳排除能力和变温能力达到原 CFDA 指南中的评价标准要求),基于原 CFDA 指南,该研究中达标率目标值应至少 90%,预期达标率为 95%。某一次研究入组 260 名受试者,有 250 名受试者达标,求其双侧 95% 置信区间。

将达标率 $P_T=96.15\%$ 代入公式(19-3)、公式(19-4)得:

$$\pi_L = P_T - Z_{\alpha/2}\sqrt{\frac{P_T(1-P_T)}{n}} = 0.9615 - 1.96 \times \sqrt{\frac{0.9615 \times (1-0.9615)}{260}} = 94\%$$

$$\pi_U = P_T + Z_{\alpha/2}\sqrt{\frac{P_T(1-P_T)}{n}} = 0.9615 + 1.96 \times \sqrt{\frac{0.9615 \times (1-0.9615)}{260}} = 99\%$$

结果显示,产品达标率 95% 置信区间下限值为 94%,超过目标值 90%,可以认为该产品能够满足临床应用的要求。

二、诊断试验统计分析

体外诊断试剂的统计分析一般包括评价指标的参数估计(含置信区间估计)和假设检验。参数估计是在保证评价指标满足期望精度水平(置信区间的宽度一定)的前提下,确认灵敏度、特异度、(回归方程的)回归系数和截距等评价指标的水平。假设检验则需对统计学指标提出无效假设及备择假设,通过假设检验进行相关统计学推断。

(一)定性检测的统计学分析

定性检测临床试验一般以 2×2 表的形式总结两种分析方法的检测结果,并据此计算灵敏度(阳性符合率)、特异度(阴性符合率)、总符合率、Kappa 值等指标及其置信区间。

除此之外,还可同时进行假设检验评价两种分析方法的一致性。

(二)半定量检测的统计学分析

半定量检测的体外诊断试剂通常是指:检测结果报告为几个等级值(例如:-、+、++、+++)或者报告为终点稀释度的试剂等。临床试验可采用 R×C 表形式总结检测结果,并据此计算各等级的符合率、阳性符合率、阴性符合率及 Kappa 值等指标及其置信区间。

(三)定量检测的统计学分析

1. 根据临床试验数据绘制散点图,并进行相关性分析。

2. 采用 Bland-Altman 法,计算一致性限度,评价两种检测结果的一致性。一致性限度应在临床所能接受的界值范围内。

Bland-Altman 法可较好地评价定量数据两种测量结果的一致性,同时控制系统误差和随机误差。

首先应绘制两种诊断器械测量值(XM 和 XN 分别为两种诊断器械的测量值)差值对应于均值的散点图(Bland-Altman 图),设 $D=XM-XN$,$A=(XM+XN)/2$,即绘制 D(两种诊断器械测量值的差,纵坐标)与 A(两种诊断器械测量值的平均值,横坐标)的散点图,观察 D 与 A 的关系。

(1) D 与 A 独立,D、A 相关关系无统计学意义。计算一致性限度(limits of agreement)作为评价一致性的指标。即差值 D 的 95% 参考值范围 $D \pm 1.96S$。此时,一致性限度既可衡量系统误差又能估计随机误差的大小。"$D \pm 1.96S$"必须被包含在临床认可的界值之内。界值即有临床意义的一致性界限,由临床医生决定。

(2) D 与 A 不独立,D、A 相关关系有统计学意义。进行回归分析 $D=\alpha+\beta A+\varepsilon$,检查 α、β 与 0 之间差异是否有统计学意义。当 $\alpha=\beta=0$,说明两种诊断器械的诊断结果具有一致性。

3. 采用回归分析对两种检测方法的一致性进行评价。根据数据分布特点等因素选择适用的回归分析方法,如 Passing-Bablok 回归分析、Deming 回归分析和线性回归分析(最小二乘法)等。回归分析应重点观察回归方程的回归系数和截距等指标,计算回归系数和截距的置信区间。亦可同时对相关评价指标进行假设检验。

在医疗器械临床检验中,对于两种诊断器械的一致性进行比较,传统的统计方法可以使用最小二乘法,即线性回归分析。这种模型要求一种诊断器械的测量是"金标准",即方程中自变量无明显的系统误差和随机误差,为固定变量;而响应变量为随机变量。然而,在有些情况下,两种诊断方法都存在着误差,即新方法和标准方法均为随机变量,这种情况是不满足最小二乘估计的假定条件的。在分析时,考虑使用 Deming 回归方法。

Deming 回归分析估计考虑到了两种诊断器械测量的随机测定误差,但是它假定分析标准差的比值是固定的。Deming 回归分析需要对每种诊断器械对于每个个体进行双份测定。

经假设检验,斜率 b 接近 1,截距 a 接近 0,说明两种诊断器械的一致性比较好。

Deming 回归分析估计的计算公式为:

$$\hat{y}=a+bx \qquad\qquad\qquad 公式(19\text{-}9)$$

$$\hat{b}=[\,(\hat{\lambda}q-u)+\sqrt{(u-\hat{\lambda}q)^2+4\hat{\lambda}p^2}\,]/2\hat{\lambda}p \qquad 公式(19\text{-}10)$$

$$a=\bar{y}-b\bar{x} \qquad\qquad\qquad 公式(19\text{-}11)$$

其中,$\hat{\lambda}=\dfrac{(1/k)\sum(x_{1i}-x_{2i})^2}{(1/k)\sum(y_{1i}-y_{2i})^2}$,$k$ 代表 k 对观测; $\qquad$ 公式(19-12)

$$u=\sum(x_i-\bar{x})^2 \qquad\qquad\qquad 公式(19\text{-}13)$$

$$q=\sum(y_i-\bar{y})^2 \qquad\qquad\qquad 公式(19\text{-}14)$$

$$p=\sum(x_i-\bar{x})(y_i-\bar{y}) \qquad\qquad\qquad 公式(19\text{-}15)$$

其中,u、q 为 x、y 变量的离均差平方和;由于每个个体使用某器械诊断了两次,因此将两次值取均值作为该个体的测量值,并计算两个离均差平方和 u、q。p 为离均差积和。

Deming 回归分析与最小二乘法估计最大的区别在于它们对回归系数 b 估计的方法不同。Deming 回归分析考虑到了 x、y 的残差波动,使得两者残差和达到最小,这点是和最小二乘法不同的,因此 Deming 回归分析进行定量指标一致性检验更为合理。

4. ROC 分析 对于试验体外诊断试剂检测结果为定量或半定量数据,临床参考标准判断结果为定性结果的统计学分析,也可采用受试者操作特征(ROC)曲线的方法,以 ROC 曲线下面积(AUC)反映试验体外诊断试剂检测的诊断价值,或同时比较两种试剂的诊断价值。对于体外诊断试剂的临床试验,采用 ROC 分析方式进行数据统计时仍应进一步以推荐的阳性判断值进行灵敏度、特异度等指标(及其置信区间)的评价。

(四)定性检测的不一致样本分析

在定性检测试剂临床试验中,如有试验体外诊断试剂与对比方法检测结果不一致的情况,应对不一致结果进行综合分析,说明是否影响对产品临床性能的判定;对检测结果不一致的样本可采用临床参考标准或其他恰当的方法进行分析,但该分析结果不应纳入原有统计分析。

三、倾向性评分

在某些医疗器械临床试验中,由于伦理因素或可行性原因,难以实行随机双盲对照,可能会碰到基线不均衡的问题,此时可采用倾向性评分(propensity score,PS)进行调整。该方法最初于 1983 年提出,近几年因其实用性强而被广泛地应用于医学研究领域。

(一)倾向性评分的概念

Rosenbaum 和 Rubin 把倾向性评分定义为:在观察到的协变量(x_i)条件下,研究对象 i($i=1,\cdots,N$)被分配到特定处理组($Z_i=1$)而非对照组($Z_i=0$)的条件概率,可以表达为:

$$e(x_i)=P(Z_i=1|X_i=x_i) \qquad\qquad 公式(19\text{-}16)$$

假定在给定的一组特征变量 X_i 下,分组变量 Z_i 是独立的,则:

$$P(Z_1=z_1,\cdots,Z=z_N|X_1=x_1,\cdots,X_N=x_N)=\prod_{i=1}^{N}e(x_i)^{z_i}\{1-e(x_i)\}^{1-z_i} \qquad 公式(19\text{-}17)$$

其中，P 即为所定义的倾向性评分。

此处倾向性评分 P 是多个协变量的一个函数。倾向性评分值相同的两个个体，其协变量的分布也趋于一致，此时可认为这两个个体背景条件相同，接受"处理"因素与否接近随机。假设有两个研究对象具有相同的倾向性评分：一个在处理组，一个在对照组，那么可以认为这两个对象是被随机分配到两组，具有相同的接受处理或对照的概率，相当于进行了"事后随机化"，可使观察数据达到"接近随机分配数据"的效果。

（二）倾向性评分的分析步骤

1. 选择协变量 选择需要均衡的协变量是倾向性评分法的一个关键步骤。一般认为，协变量选择的标准应该是纳入所有与结局变量有关的变量，而不考虑变量与暴露因素的关系，具体应结合相关学科专业知识进行选择。

2. 构建模型，估计倾向性评分值 以处理因素为因变量，需均衡的协变量为自变量构建可计算概率的模型来估计每个观察对象的倾向性评分值，如 Logistic 回归、判别分析等。Logistic 回归对于自变量没有正态分布的要求，因此在新药临床试验以及流行病学研究中应用最广泛。当因变量的取值有三组及以上时（如正常血压、高血压前期、高血压三组），可采用多分类 Logistic 回归分析估计。得到倾向性评分值之后，应对组间倾向性评分值的范围进行分析和比较（常用箱式图或直方图等）。处理组和对照组的倾向性评分值必须有足够的重叠范围，否则无法有效地平衡。如处理组的倾向性评分值范围为 0.1~0.9，对照组为 0.2~0.95，则合理的评价范围为 0.2~0.9。剔除对照组中远离倾向性评分重叠范围的极端个体，可保证边缘层研究对象的可比性。

3. 检验模型 模型拟合不好，均衡协变量的能力就差。因此，模型建立后，需对其拟合优度进行评估。若拟合优度不好，则需重新构建模型。在 Logistic 回归分析中，最常用的方法是 Hosmer-Lemeshow 检验。若检验的 P 值大于检验水准 α（通常取 0.05），则说明模型拟合较好。另一种常用的方法是利用 ROC 曲线下面积（C 值）进行判断。若 C 值太低，则一些重要的混杂变量可能没有纳入到模型。若 C 值太高，则处理组和对照组倾向性评分有效重叠的范围（共同支持范围）将非常小，从而导致两组的可比性非常差。有研究建议，C 值在 0.65~0.85 之间可认为模型拟合得较好。

4. 运用倾向性评分值均衡组间协变量的分布 主要方法有匹配法、分层法、加权法和回归调整法。各种方法对于倾向性评分的计算是相同的，只是在如何使用倾向性评分值进行协变量均衡方面有所不同。

（1）倾向性评分匹配法（propensity score matching, PSM）：匹配法是从对照组中选出与处理组倾向性评分值相同或相近的个体进行配对，以达到均衡组间协变量的目的。从匹配范围上，可分为局部匹配（local algorithms）和全局匹配（global algorithms），其中局部匹配最为常用。所谓局部匹配，也称最邻近匹配（nearest neighbor matching），是指处理组从第一个个体开始，在对照组中寻找倾向性评分值与其最接近的个体，直到处理组所有个体都有匹配的个体，其优点在于匹配集的最大化，最大程度地保留了研究样本的信息。若在局部匹配的基础上加一个限制条件，即处理组与对照组个体倾向性评分差值在事先设定的某范围内才能进行匹配，就是卡钳匹配（caliper matching）。卡钳值定得越高，能够完成匹配的对子数就越少，就可能浪费掉许多已得到的信息；反之，则匹配效果就差一些。Austin 通过研究发现最合适的卡钳值是取倾向性评分标准差的 20% 或者取两组间倾向性评分绝对差值为 0.02 或 0.03。

（2）倾向性评分分层法（propensity score stratification，PSS）：该方法把综合多个协变量的倾向性评分值作为分层的唯一标准，根据倾向性评分值确定分层界值的范围，然后按倾向性评分值分为若干区间，以区间为层进行分析，最后将各层处理效应赋予权重后相加来估计处理效应。考虑到最高和最低层组间处理分配是不均衡的，建议用各层内处理效应方差的倒数来确定权重。研究显示，采用 5 层均等分法可降低 90% 以上的偏倚，因此通常按照倾向性评分值将全部观察对象平均分为 5 层。

（3）倾向性评分加权法（propensity score weighting，PSW）：该方法是将倾向性评分与传统标准化法相结合的一种新的分析方法。其基本原理是：将倾向性评分值作为需均衡的协变量，通过标准化法的原理，利用倾向性评分值对各观察单位加权产生一个虚拟的标准人群。在虚拟人群中，两组的协变量分布趋于一致，均近似于某一预先选定的标准人口分布。根据调整后标准人群的不同，可分为两种加权方法：若以所有观察对象（处理组与对照组合并的人群）为"标准人群"进行调整，则称为逆处理概率加权法（inverse probability of treatment weighting，IPTW）；若将处理组观察对象作为"标准人群"进行调整，则称为标准化死亡比加权法（standardized mortality ratio weighting，SMRW）。

（4）倾向性评分回归调整法（propensity score adjustment，PSA）：该方法把倾向性评分值直接作为回归分析的一个协变量，或者把代表多个协变量的倾向性评分值作为回归分析的唯一协变量，以结局变量为应变量来构建模型，估计处理效应。

5. 评价可观测变量的均衡性 以往的研究常用假设检验方法评价组间已观测变量的均衡性。在使用倾向性评分匹配法后，由于匹配后样本量的减少而导致其检验效能降低，有可能产生组间均衡的假象，因此，国外学者提出一些新的评价方法，包括标准化差异（standardized difference）、方差比法和图示法，或者同时报告假设检验和标准化差异两种方法的评价结果。标准化差异在近年的研究中应用较多，对于连续性变量，其定义是：

$$d=100 \times \frac{|\bar{x}_{treatment}-\bar{x}_{control}|}{\sqrt{\dfrac{S^2_{treatment}+S^2_{control}}{2}}} \qquad \text{公式（19-18）}$$

上式中，$\bar{x}_{treatment}$ 和 $\bar{x}_{control}$ 分别表示处理组和对照组某变量的均值，$s^2_{treatment}$ 和 $s^2_{control}$ 分别表示处理组和对照组某变量的方差。对于分类变量，其定义是：

$$d=100 \times \frac{|p_{treatment}-p_{control}|}{\sqrt{\dfrac{p_{treatment}(1-p_{treatment})+p_{control}(1-p_{control})}{2}}} \qquad \text{公式（19-19）}$$

上式中，$p_{treatment}$ 和 $p_{control}$ 分别表示处理组和对照组某变量的率。一般认为，当标准化差异小于 10% 时，组间变量的均衡性较好。

6. 效应估计 处理效应估计时需根据数据类型的不同采用不同的统计方法。根据 Rubin 和 Rosenbaum 的假设："经过倾向性评分法调整后，处理因素和倾向性评分所代表的协变量之间是条件独立的"，组间协变量的分布应当是均衡的。但是在匹配数据集中，研究对象之间有配对特征，处理组和对照组不再是两个独立的样本。所以在估计处理效应时，必须考虑到样本的配对特征，应当采用配对样本所对应的统计方法。如连续性指标时，可以通过配对 t 检验或 Wilcoxon 符号秩检验。分类变量可以通过 McNemar 检验或 Bowker 检验。

当计算相对危险度时,采用分层 Cox 回归的方法、条件 Logistic 回归或者考虑了匹配性质的广义估计方程。

（三）倾向性评分的优缺点

倾向性评分法综合了多个协变量的共同作用,使估计因果联系的模型简单化,也可最大限度地减少共线性所导致的偏差,可避免分层产生的样本量不足的问题,从而改善非随机研究中基线变量的组间不均衡性,减少组间疗效比较的偏倚,使得基于观察数据的统计推断更加可信和有意义。但是该方法依然存在一些不可忽略的缺点:①倾向性评分的估计值往往是连续的,一般无法实现精确的匹配或高度一致的分层,由此产生的残差是导致倾向性评分法有偏的主要原因;②只能调整观察到的变量,对未观察到的变量则无能为力;③不适用于样本量较小或混杂变量组间差异过大的研究;④针对于倾向性评分法的统计效果与统计性质仍然存在较大的争议,在某些情况下倾向性评分法的处理效果并不优于传统的多变量回归模型法。总之,该方法并非万能,无法替代随机研究,仅是在无法进行随机研究或已得到的研究数据存在基线组间差异的情况下,解决偏倚和可比性问题的一种"变通"方法。

🔍 思考题:

1. 医疗器械临床试验与药物临床试验有何特殊之处?
2. 医疗器械临床试验中,常用的试验设计方法有哪些?
3. 诊断试验中常用的一致性评价方法有哪些?
4. 在医疗器械临床试验分析中,何时考虑使用倾向性评分法,该方法有何优缺点?

（何　倩　阎小妍）

📝 参考文献

[1] 国家药品监督管理局医疗器械技术评审中心. 体外诊断试剂临床试验技术指导原则（2021 年第 72 号）[EB/OL].（2021-09-27）[2022-03-02]. https://www.cmde.org.cn/CL0112/24123.html.

第二十章

临床试验中的真实世界研究

真实世界研究（real world study，RWS）是在真实世界环境下收集与特定研究对象有关的数据或基于这些数据衍生的数据，通过恰当的分析，获得医疗产品的使用价值及潜在获益 - 风险的真实世界证据（real world evidence，RWE）。也有学者将真实世界研究称为现实世界研究。

第一节　真实世界研究的背景与政策

随机对照试验（randomized controlled trial，RCT）被认为是评价药物安全性和有效性的"金标准"设计试验，并为药物临床研究普遍采用。但是 RCT 也有其不足的地方。首先，RCT 需要通过一系列入选和排除标准选取一定样本的特定人群，无法确定在真实临床实践中的可推广性；其次通常为了依从研究方案往往采取较为单一的干预措施，这也与现实的临床实践不相符；同时有限的样本量和较短的随访时间导致较难对罕见不良事件进行探索；此外，RCT 的时间成本和费用成本相对高昂。因此，全球相关监管机构、制药工业界和学术界越来越关注在药物研发、器械研发、药物监管等领域应该如何利用真实世界数据和真实世界证据来评价药物的有效性和安全性。

2016 年，美国总统签署《21 世纪治愈法案》，投入 63 亿美元资助癌症研究和精准药物治疗，旨在加速创新药物的研发，鼓励把创新的药物和先进疗法更有效地提供给患者，同时该法案也额外关注了美国 FDA 将真实世界数据作为其审批决策的依据，推动利用真实世界证据用于药械创新研发及扩大适应证。《21 世纪治愈法案》修改了美国 FDA 原有的药物审批流程，通过放宽对制药企业的要求，加速美国 FDA 对其新药或已有药品的新适应证的批准。2017—2019 年，美国 FDA 先后发布了《使用真实世界证据支持医疗器械监管决策》《临床研究中使用电子健康档案数据指南》《真实世界证据计划的框架》和《使用真实世界数据和真实世界证据向 FDA 递交药物和生物制品资料》等文件。同时，美国 FDA 在《新英格兰医学杂志》上发表了一篇文章 *Real-World Evidence—What Is It and What Can It Tell Us?*，这一系列的做法向外界释放了美国 FDA 对于真实世界研究的强烈兴趣。

欧洲药品管理局（European Medicines Agency，EMA）于 2013 年参与的 GetReal Initiative 项目，已经开始致力于开发收集与综合真实世界数据的新方法。并于 2014 年启动了适应性许可试点项目，探索利用真实世界数据包括观察性研究数据等用于监管决策的可行性。

2017 年 EMA 与欧洲经济区药品管理局总部（Heads of Medicines Agencies,HMA）联合成立大数据工作组,旨在使用大数据改进监管决策并提高证据标准,其中真实世界数据就是其中非常重要的一个部分。

我国的真实世界研究近年来进展迅速。国家监管部门组织学术界、制药工业界及相关机构代表等组成课题组依据部分国外药品监管机构对如何利用真实世界证据支持监管决策的相关指导原则或框架文件反复研讨,旨在进一步规范相关工作,促进药物研发工作质量和效率的提升。2018 年 8 月 3 日,在第八届中国肿瘤学临床试验发展论坛上,吴阶平医学基金会和中国胸部肿瘤研究协作组（CTONG）携手发布了《2018 年中国真实世界研究指南》。2019 年 5 月 29 日,国家药品监督管理局药品审评中心发布《真实世界证据支持药物研发的基本考虑（征求意见稿）》。2019 年 6 月,国家药品监督管理局与海南省联合启动海南临床真实世界数据应用试点,探索将临床真实世界数据用于药品医疗器械产品注册和监管决策实践。2019 年 12 月,国家药品监督管理局发布《真实世界数据用于医疗器械临床评价技术指导原则（征求意见稿）》。

2020 年 1 月 7 日,国家药品监督管理局药品审评中心发布国内首个《真实世界证据支持药物研发与审评的指导原则（试行）》。经国家批准,博鳌乐城国际医疗旅游先行区成为国内首个可使用国外已上市、国内未上市特许药械产品的地区。在先行区医疗机构就诊治疗的患者通常以医疗旅游的方式,经过机构医生开具处方或进行手术时使用特许药械。在博鳌乐城国际医疗旅游先行区特殊环境和模式下,患者临床治疗和医疗结局数据分为两种来源,包括患者在博鳌乐城国际医疗旅游先行区内外的治疗和随访数据,两者构成了真实世界数据研究的关键数据源。

2020 年 8 月 31 日,国家药品监督管理局药品审评中心发布《真实世界研究支持儿童药物研发与审评的技术指导原则（试行）》。2020 年 11 月 24 日,国家药品监督管理局发布《真实世界数据用于医疗器械临床评价技术指导原则（试行）》。2021 年 4 月 15 日,国家药品监督管理局药品审评中心《用于产生真实世界证据的真实世界数据指导原则（试行）》。这些文件的发布,表明真实世界研究在我国备受重视,同时充分表明我国的药物以及器械审批进入到了一个新阶段。

第二节　真实世界研究相关概念及在临床试验中的作用

真实世界研究是指基于真实世界数据,综合运用流行病学、生物统计学、循证医学等多学科方法技术所开展的研究。真实世界研究包括前瞻性或回顾性研究。真实世界数据（real world data,RWD）是指来源于日常所收集的各种与患者健康状况或诊疗及保健有关的数据。并非所有的真实世界数据经分析后都能成为真实世界证据,只有满足适用性的真实世界数据才有可能产生真实世界证据。真实世界证据是指基于真实世界数据的真实世界研究产生的,既可用于支持药物监管与研发决策,也可用于其他科学目的（如疫苗等健康人群的预防用药等）。

目前,真实世界研究可用于支持药物监管决策、医疗器械临床评价、儿童药物研发等。

在药物监管决策方面,真实世界研究可用于:①为新药注册上市提供有效性和安全性的证据；②为已上市药物的说明书变更提供证据；③为药物上市后要求或再评价提供证据；④用于中药医疗机构制剂、老中医经验方的总结与研发；⑤真实世界证据用于监管决策的其他应用。

在医疗器械临床评价方面，真实世界研究可用于：①在同品种临床评价路径中提供临床证据；②用于支持产品注册，作为已有证据的补充；③临床急需进口器械在国内特许使用中产生的真实世界数据，可用于支持产品注册，作为已有证据的补充；④作为单组试验的外部对照；⑤为单组目标值的构建提供临床数据；⑥支持适用范围、适应证、禁忌证的修改；⑦支持在说明书中修改产品的临床价值；⑧支持附带条件批准产品的上市后研究；⑨用于高风险植入物等医疗器械的远期安全性和 / 或有效性评估；⑩用于治疗罕见病的医疗器械全生命周期临床评价，加快其上市进程，满足患者需求；⑪上市后监测。

在儿童药物研发方面，真实世界研究可用于：①批准用于我国儿童的新活性成分药品的上市后临床安全有效性研究；②境外已批准用于成人和儿童、我国已批准用于成人的药品，采用数据外推策略申报用于我国儿童；③我国上市的临床常用药品，使用超说明书用药数据支持适应证扩展至儿童应用；④罕见病；⑤其他情形。真实世界研究还可以将已批准用于我国儿童的药品，从我国儿科临床实际需要出发，在已知的药物安全有效性研究证据基础上，进一步完善药物的治疗学效应和扩充儿童合理用药信息（如向低龄儿童扩展、优化给药剂量、完善给药操作等）。

第三节　真实世界研究数据来源及研究设计

真实世界数据是指真实医疗环境中产生的与患者有关的各类数据。既包括开展真实世界研究后新收集的数据，也包括研究开展前收集的已有数据。真实世界数据可来源于卫生信息系统、医保系统、疾病登记系统、自然人群队列和专病队列数据库、组学相关数据库、死亡登记数据库、患者报告结局数据、来自移动设备端的数据、其他特殊数据源如部分地区医疗机构根据相关政策、法规，因临床急需进口少量境外已上市药品等用于特定医疗目的而生成的有关数据；为特殊目的创建的数据库，如法定报告传染病数据库、国家免疫规划数据库等。随着技术发展，真实世界数据来源将不断增多，研究人员需要根据研究目的与数据适应性正确判断如何选择、利用不同来源的数据形成可靠有效的真实世界证据，进而支持政府药物监管决策。

一、真实世界研究数据的要求

真实世界研究价值与真实世界证据强度息息相关，而真实世界证据强度很大程度上取决于真实世界数据质量。一份质量良好的真实世界数据应当满足数据完整、记录准确、关键变量完备等要求。对于收集的源数据，可从 6 个方面进行考量：合规性、安全性、代表性、完整性、准确性、真实性。

（一）合规性

真实世界数据涉及患者的多类数据，为保障患者权益，保护患者隐私与安全，真实世界研究中对真实世界数据的收集、处理、使用均须通过伦理委员会审查，经批准后方可进行。

同时,在真实世界研究开展过程中,所有相关人员应严格执行相关规定与法律要求,不得违规操作。

(二)安全性

在真实世界数据的各个生命周期内,包括数据收集、提取、传输、存储等,需要通过对信息系统和网络设施等采取不同保护措施,对数据进行必要的安全保护。同时通过制定标准操作流程,对数据使用各个流程保存记录与依据,建立访问控制策略等方式,进一步加强数据安全管理。

(三)代表性

代表性即指数据能否涵盖更大的目标人群。因此制定入选和排除标准时应尽量符合真实环境,从而获得更广泛目标人群的代表性。

(四)完整性

完整性的衡量可以是数据被收集的程度,也可以是数据的缺失程度。真实世界数据的最大障碍之一就是相较于流程化的随机对照试验更多的数据的不完整性。应尽量避免研究变量、变量值缺失过多,样本量不足或随访时间过短等影响结局评估。对于不完整的数据也要综合分析缺失程度、缺失原因、是否填补等问题。

(五)准确性

准确性主要体现在所收集的数据与客观世界是否一致,包括 3 个方面的内容:原始数据的准确性(数据准确、值域合理、映照关系对应唯一等)、数据采集的同一性(数据采集标准统一,严谨核查)以及数据治理的适当性(规范数据处理流程,包括数据清洗、结构化等)。

(六)真实性

对于数据中的相关信息应有相关证据链佐证,同时录入过程中所有操作有留痕,并提供可被查询唯一标识以便追踪全链路资料。对于无法追溯到研究人员或负责方的数据修改应取消修改以确保数据真实性。

二、真实世界研究设计

真实世界研究设计主要有试验性研究和观察性研究。

(一)试验性研究

真实世界研究中的试验性研究主要为实效性随机对照试验(pragmatic Randomized Controlled Trial,pRCT),在常规或接近常规的临床实践环境中开展的临床试验,分为实效性随机对照研究和实效性非随机对照研究。

相较于 RCT,pRCT 追求准确反映外部环境,关注干预措施在临床实践与日常医疗卫生领域中的真实效用。而研究人群中呈现出的不同的依从性,一定数量的合并症,同时使用其他药物等特性,让 pRCT 更加接近临床实际的同时,也带来了一定挑战。因此,研究设计需基于其特点进行全面考虑。

　　pRCT 与常规的临床实践中开展的临床试验类似。pRCT 对象是在常规临床实践中应用干预措施的患者群体,关注干预措施在常规临床实践中的效果。

　　pRCT 的对照通常会选用标准治疗、常规治疗或公认有效的治疗。观察指标会选用对研究有重要临床意义的指标。

(二)观察性研究

　　观察性研究包括横断面研究、病例 - 对照研究、队列研究等设计类型。申办方可以根据具体的研究目的来选择合适的研究设计类型。观察性研究无法像试验性研究那样严谨,可能会出现混杂和偏倚,需要选用恰当的统计学方法对混杂和偏倚进行控制,才能得到相对可靠的真实世界证据。

　　根据研究目的的不同,研究人员可选择恰当的研究设计,包括病例对照研究、横断面研究、病例系列研究、队列研究等。其中队列研究中又可根据是否在研究开始前已拥有一定数量真实临床病例及相关数据,考虑前瞻性、回顾性、双向性队列研究。

　　真实世界数据可以作为单臂试验的外部对照(例如一些罕见病,以及一些缺少有效的治疗措施的重大疾病,由于样本量太少,可以考虑将真实世界数据作为单组试验的外部对照)。需要注意的是,外部对照需要与试验组在研究人群、诊断人群、临床实践等方面具有可比性。

三、真实世界研究统计分析

　　在真实世界研究中,研究者需要根据研究目的、数据以及设计类型,选择合理的统计学方法,包括考虑数据中存在的偏倚和数据缺失等方面的问题。

　　根据研究目的和研究设计的不同,研究人员可选择不同的统计分析方法。

(一)实效性随机对照试验

　　真实世界研究中实验性研究统计分析方法与传统临床试验类似,包括数据集定义、缺失数据处理、分析原则与策略等。但考虑到实效性随机对照试验为真实医疗环境,患者依从性、个体水平、接受程度均有可能不同,可从以下几个方向进一步考量:①结果分析基于意向性治疗分析。患者在真实环境中可能改变治疗方法,导致治疗有效性降低。②重视失访处理,预先指定失访处理办法并报告相应原因。真实医疗环境中患者依从性是需要关注的一环。③谨慎使用非劣效设计。考虑到患者的个体差异和医疗环境的不同,检验效能可能有所降低。④若为多中心试验,需对中心效应进行控制。⑤根据主要结局变量的类型,选择不同分析方法与效应模型。⑥重视敏感性分析,计算结果稳健性。

(二)观察性研究

　　对于观察性研究,需要对混杂效应进行识别并采取一定的调整以获得无偏的效应估计。常用方法包括但不限于以下几种:

　　1. 描述性分析　真实世界研究中存在大量协变量,正确的描述性统计分析可以对受试者的相关特征进行广泛全面的描述,帮助寻找到可能的混杂因素。

2. 分层分析　是常用的识别与控制混杂的手段之一。通过将数据按可能的混杂因素的水平分为多层,层内的数据具有较好的同质性。分层分析中常用的 Mantel-Haenszel 检验通过分层对混杂进行调整,消除数据内部不均一性造成的偏倚,并且可以判断外来因素是混杂或是效应修饰作用。若是混杂可进一步判断其大小和方向,若是效应修饰作用可判断其效应大小。分层分析控制混杂的同时,要求样本含量足够大,且分层水平不宜过多。否则分层过细,每层内样本信息量不足,甚至为 0,反而会增大偏倚,增加统计分析难度。而对于连续性变量,只能用等级分层法,可能导致不合理分组。

3. 回归模型　研究中常常利用各类回归模型对潜在混杂调整后获得效应估计。常用的多变量回归模型包括 Logistic 回归、线性回归、Poisson 回归和 Cox 比例风险回归等,可根据实际研究中结局变量特点选择。纳入模型的协变量选择大致有两种方法:一是通过构建暴露因素至结局事件的因果关系网络,识别风险因子、混杂因素、中间变量等,纳入风险因子和混杂因素,避免纳入不适当变量并根据研究实际,结合相关领域背景知识进行相应调整。二是基于高维数据自动选择变量,从数据中经验地学习变量间的相关关系筛选纳入模型的协变量。两种方法可结合使用,先人为确定变量集合再通过经验学习筛选最终纳入变量。减小混杂效应的同时避免了过度调整的风险。模型方面存在层次结构的数据可考虑多水平模型,存在重复测量的数据则可考虑广义线性混合效应模型和广义估计方程。但无论哪种模型都需从模型假设、自变量选择、协变量利用、暴露与结局发生率等方面进行考量。

4. 倾向性评分　是指在观测到的协变量条件下,目标接受处理/暴露的概率,常用于观察性研究中的因果推断。通过基于协变量的倾向性评分值可以评价协变量组间分布均衡程度,进一步调整组间均衡性从而控制混杂效应。因此倾向性评分是一种可以调整较多协变量的方法,尤其适用于暴露因素常见而结局事件罕见,或有多个结局变量的研究。通常采用的应用方法包括倾向性评分匹配法(propensity score matching,PSM)、倾向性评分分层法(propensity score stratification,PSS)、逆概率加权法(inverse probability of treatment weighting,IPTW),以及将倾向性评分作为唯一协变量纳入统计模型进行调整分析等。其中倾向性评分的匹配和分层法在医疗器械临床评价的真实世界研究中已有较为成熟的应用。

使用倾向性评分时,有以下几方面因素需要考虑:①预先明确用于建立倾向性评分模型变量集合,不可随意删除或纳入;②明确模型拟合优度及预测判定标准,不可根据拟合结果更改标准或重新建模;③效应估计时判断组间协变量均衡情况与评分重合度,并分别报告使用倾向性评分处理前后结果。

倾向性评分在条件合适时能够调整组间协变量均衡,但同样有局限的地方。对于组间评分值重合性不好的情况,不加处理会影响统计推断,若通过限制研究对象为重合人群,则一方面样本量减少、估计精度降低,另一方面可能导致因果效应估计结果不适用于原始目标人群。此外,倾向性评分只能处理观测到的混杂因素,对于未知或不可测量的混杂因素无法调整。因此使用倾向性评分后应进一步进行敏感性分析,判断潜在因素影响,对结果合理解读并开展可能的定量分析。

5. 疾病风险评分　是一个基于所有协变量的综合指标,计算假定无暴露和特定协变量条件下发生结局事件概率。疾病风险评分通过平衡不同组间研究对象的基线疾病风险以控制高维数据结构中的混杂效应,从而减小暴露因素效应估计的偏倚。估计方法一般分为两类:一是仅拟合无暴露样本,再将所有样本观测代入模型计算预测值,另一种是将所有样本得到的观测值进行拟合得到预测。

相较于倾向性评分,疾病风险评分更适用于多水平处理因素,且某些水平较罕见的研究,能够平衡不同组间样本基线疾病风险。

6. 工具变量　若要控制未知混杂或无法测量的混杂因素则应考虑工具变量法。工具变量是指与处理因素相关,且只通过处理因素影响结局变量,同时与其他混杂因素不相关的变量。使用工具变量法的难点在于找到符合要求的工具变量,且该变量与研究处理因素相关性越高越好。找到后可通过两阶段最小二乘法等进行因果效应估计。因为不涉及具体的混杂调整,工具变量可控制未知或不可测量的混杂因素进而估计处理与结局的因果效应。

可能的条件下,研究还应进行透明、可信的偏倚定量分析。如将样本观测数据与因果结构模型结合,鉴别研究中可能的偏倚;绘制因果图,计算偏倚大小及其对结果影响程度;根据研究目的与偏倚模型的不同,结合偏倚参数分布,评价偏倚大小与不确定性等。

四、真实世界研究缺失数据处理

真实世界研究中难以避免发生数据缺失的情况。根据缺失发生原因大致可以分为以下3类:

(1)完全随机缺失(missing completely at random,MCAR):数据缺失的概率与所有已测或未测的协变量及结局变量均无关。对于此类情况,可只对数据完整的样本进行分析。

(2)随机缺失(missing at random,MAR):在给定的已测协变量取值和结局变量条件下,数据是否缺失是随机的,与潜在结局无关。对于此类情况,可构建统计模型进行预测填补,例如多重填补(multiple imputation,MI)、传统回归模型方法、马尔科夫链蒙特卡洛(Markov Chain Monte Carlo,MCMC)方法、全条件定义法(fully conditional specification,FCS)等。

(3)非随机缺失(missing not at random,MNAR):数据的缺失概率与缺失值本身有关,同时也可能与已测协变量及结局变量有关。对于此类情况,可利用模式混合模型(pattern mixture models,PMM)方法,分别对缺失数据和非缺失数据构建不同的统计模型进行分析。

缺失数据填补还可考虑单一值填补法,其原理简单操作方便,但不能保证结果正确有效,且未考虑缺失值变异性,不建议用于主要分析。对于协变量缺失的观察性研究也可采用常规统计方法,如完整数据分析法、多重填补法和倾向性评分法等。

尽管能够对缺失数据进行填补,但实际上研究中通常无法直接确认数据缺失的机制,也难以确定最佳的缺失处理办法,更没有任何方法能够使得数据如完整原始数据稳健,因此最佳策略依旧是合理设计与实施,避免缺失数据产生。

真实世界研究各类统计方法均有其适用条件与前提假设,因此在评价统计推断稳健性时需要对假设进行敏感性分析。敏感性分析通过计算极限值,论证在何种情况下会推翻目前推断,能够计算未观测到的协变量对疗效估计的影响,协助确定基于接受治疗概率而估计的疗效的上下限。

同其他研究一样,真实世界研究同样应追求结果的全面、客观、准确、充分。只有在研究开展前周密设计,开展中严格实施,开展后详尽报告,才能形成真实可靠的真实世界证据,推动卫生领域决策。

第四节　真实世界研究数据支持临床试验案例

一、哌柏西利用于罕见病男性乳腺癌的扩大适应证

哌柏西利用于罕见病男性乳腺癌的扩大适应证是利用真实世界数据进行药品监管决策的典型实例。2019 年 4 月 4 日,美国 FDA 批准哌柏西利新适应证的补充申请,即联合一种芳香酶抑制剂或雌激素受体拮抗剂氟维司群用于治疗男性 HR+、HER2– 晚期或转移性乳腺癌。美国 FDA 此次批准并未依据前期药品在男性乳腺癌患者人群中的临床试验结果,其证据支持主要基于 IQVIA(艾昆纬)保险数据库、Flatiron 健康分析数据库、辉瑞全球安全性数据库、美国 FDA 不良事件报告系统收录的哌柏西利上市后真实世界的男性乳腺癌患者用药数据,这种创新审批方式具有重大意义。

男性乳腺癌是较为罕见的恶性肿瘤,占全部男性癌种的 0.2%~1.5%,约占乳腺癌的 1%。由于其数量较少,乳腺癌临床试验招募患者时,也很难招募到男性患者,采用常规多期随机对照试验等前瞻性临床研究难以实现,用于指导治疗决策的证据有限,因此已批准的针对性治疗方案匮乏,男性乳腺癌患者的治疗选择相当有限,此次新适应证的获批能够使男性乳腺癌患者得以应用具有突破性的抗癌药物。据统计,2019 年美国约有 2 670 例新的男性侵袭性乳腺癌病例,500 例男性转移性乳腺癌死亡病例。在男性乳腺癌治疗选择上,美国临床肿瘤学会指南建议男性乳腺癌患者的治疗方案与绝经后妇女治疗方案相似,并依据现有数据库对哌柏西利在男性乳腺癌患者中的有效性和安全性进行了评价。辉瑞公司提供了依据电子健康记录(EHR)的真实世界数据(RWD)分析结果,如基于哌柏西利在男性乳腺癌患者亚组中的药物客观应答率、哌柏西利结合内分泌治疗在男性乳腺癌患者中的辅助支持证据等。美国 FDA 批准哌柏西利应用于男性乳腺癌的扩大适应证,侧面反映了基于真实世界数据完善药物批准及后续使用的法规决策将是美国 FDA 的关键战略重点。真实世界数据来自各种来源,例如,电子健康档案、医疗索赔、产品和疾病登记表、实验室检查结果,甚至是移动设备记录数据。通过开发并利用上述数据将能更好地为监管决策提供真实证据。

(一)IQVIA 保险数据库

IQVIA 为生物制药临床开发和商业服务提供商,其计划和监管临床试验,招募患者参与临床试验并将相关材料提交给监管机构,并通过加快有希望的药物专利申请审理来提高药品质量和应用效率。一项研究通过利用 IQVIA 保险数据库,纳入人群为从 2010 年 1 月 1 日至 2017 年 4 月 30 日时间段内共 1 139 例男性乳腺癌患者,获得主要疗效指标——中位疗程时间(median duration of treatment,mDOT)。该分析包括两组比较,即哌柏西利结合内分泌治疗与仅内分泌治疗的主要疗效指标比较,哌柏西利结合氟维司群与仅应用氟维司群治疗的主要疗效指标比较。哌柏西利结合内分泌治疗与仅内分泌治疗中,37 例仅应用哌柏西利治疗组患者的 mDOT 为 8.5 个月(95% *CI*:4.4~13.0),214 名仅接受内分泌治疗组别的 mDOT 为 4.3 个月(95% *CI*:3.0~5.7);哌柏西利结合氟维司群与仅应用氟维司群治疗比较中,10 名接受哌柏西利与氟维司群治疗组别的 mDOT 为 2.7 个月,仅接受氟维司群治疗组别的 mDOT 为 1.0 个月。

　　另一项研究同样基于 IQVIA 保险数据库,纳入人群为从 2015 年 2 月到 2017 年 4 月共 1 139 例男性乳腺癌患者,主要疗效指标仍为 mDOT,其研究哌柏西利结合来曲唑治疗与仅通过来曲唑治疗的 mDOT 差异,其中前者 26 名患者的 mDOT 为 9.4 个月,后者 63 名患者的 mDOT 为 3 个月。提示哌柏西利联合内分泌治疗能够延长男性乳腺癌 mDOT。

（二）Flatiron 健康分析数据库

　　Flatiron 健康分析数据库(FHAD)包含通过电子健康档案获得的数据和结果,某项基于 FHAD 的回顾性队列研究利用 2011 年 1 月 1 日至 2017 年 7 月 31 日内 HR+、HER2- 的转移性乳腺癌的男性患者电子健康档案记录数据,以严格条件如排除使用他莫昔芬与哌柏西利联用等美国 FDA 未批准的联用药物组合、在接受内分泌治疗而未接受哌柏西利的较大样本中进行随机抽样等,最终选定 12 例只接受哌柏西利药物治疗(哌柏西利组)和 16 例只接受基于内分泌治疗而未接受过含哌柏西利治疗方案(内分泌组)共 28 例男性乳腺癌患者纳入回顾性队列分析。依据其临床特征和治疗结局,应用哌柏西利的不良事件主要有疲劳、发热性中性粒细胞减少、中性粒细胞减少、肺栓塞和口腔炎。该回顾性队列研究哌柏西利组的 12 例患者中有 3 例产生了部分或完全药物应答,内分泌组的 16 例中有 2 例产生了部分或完全药物应答。

　　另一项基于 FHAD 的回顾性研究依据 2015 年 2 月至 2017 年 7 月的转移性乳腺癌患者数据,将 12 例哌柏西利联合化疗的患者数据和 8 例仅通过内分泌治疗的患者数据纳入回顾性分析,其中 12 例哌柏西利联合内分泌治疗患者中 4 例产生了部分或完全药物应答,ORR 值为 33.33%,8 例仅内分泌治疗患者中 1 例产生了部分或完全药物应答,ORR 值为 12.5%,提示哌柏西利联合内分泌在男性乳腺癌治疗中更具优势。

（三）辉瑞全球安全性数据库

　　在哌柏西利应用于女性和男性乳腺癌的药品不良事件方面,根据哌柏西利辉瑞全球安全性数据库的 362 例男性乳腺癌的 752 份报告的不良事件分析结果,超过 5% 的患者报告不良反应包括:疲劳、中性粒细胞减少、白细胞计数下降、恶心、腹泻、食欲下降、呕吐、乏力、贫血,以及呼吸困难。

（四）美国 FDA 不良事件报告系统

　　基于美国 FDA 不良事件报告系统(FAERS)的 569 份哌柏西利用于男性乳腺癌的可能不良事件报告分析结果显示,接受哌柏西利治疗的男性和女性乳腺癌患者,报告的前 20 个国际医学用语词典(Medical Dictionary for Regulatory Activities,MedDRA)首选术语相似,根据已有上市后数据并未发现哌柏西利应用于男性乳腺癌患者的药品安全性的新的特殊安全信号,真实世界数据分析结果同样作为哌柏西利安全性分析的支撑证据。

　　根据男性乳腺癌罕见且可选药物缺乏的客观情况,美国 FDA 此前通过在没有男性乳腺癌患者参与前期随机对照试验的条件下,利用哌柏西利治疗男性乳腺癌患者,并根据治疗结果推断其功效和安全性,尽管哌柏西利药物与内分泌治疗相结合可能受到人体激素的调控,在男女乳腺癌治疗的有效性和安全性上可能存在差别,但根据已有的上市后报告和电子健康记录数据,哌柏西利在男性乳腺癌患者中的有效性与安全性特征与女性乳腺癌患者基本一致,真实世界数据在该特定情景下代替了常规的药品上市前长时间的临床试验,反映了真实世界数据在扩大已上市创新药的使用范围方面将发挥越来越大的作用。美国 FDA 无疑将更加致力于促进真实世界数据的使用,哌柏西利的扩大适应证显示了真实世界证据可以作为支持批准的主要证据的巨大前景。此外,美国 FDA 的真实世界证据计划将在今后的过程中继续评估并探索真实世界数据的潜在用途,以支持对药品疗效及安全性标签的修改,包括添加或修改适应证、剂量方案或给药途径的更改、增加新的药品应用人群等添加新的有效性或安全性信息等。

二、艾尔建青光眼引流管

2020 年 3 月,我国首个使用国内真实世界数据的医疗器械——"艾尔建青光眼引流管"获批上市,成为国内首个使用境内真实世界数据的医疗器械产品,为促进我国基于真实世界证据支持药物与器械监管的实践提供了宝贵经验。

青光眼是居世界第二位的致盲性眼病,我国目前约有 2 200 万青光眼患者,相较于可以手术复明的第一位致盲眼病白内障而言,由青光眼导致的视力丧失目前是不可逆的。正常眼球内,房水可以流出,把眼球内的液体导流出来是治疗青光眼的主要手段。"青光眼引流管"通过巩膜建立一条永久性通道,将房水导入结膜下间隙,创伤小、能有效控制眼压。艾尔建公司的青光眼引流管于 2016 年在美国获批上市。

该真实世界研究患者入组时遵循美国获批的适应证患者,主要纳入 18 岁以上的难治性青光眼患者,包括既往手术治疗失败患者,对最大程度可耐受药物治疗无效的原发性开角型青光眼患者以及开角型假性剥脱性或色素性青光眼患者。

三、强生全视 Catalys 飞秒激光眼科治疗系统

强生全视 Catalys 飞秒激光眼科治疗系统是首批基于真实世界研究的进入博鳌乐城国际医疗旅游先行区的项目之一。该研究项目是在实际临床治疗中对飞秒激光眼科治疗系统进行的一项前瞻性、单组、观察性临床研究,旨在评估该治疗系统的整体性能。

飞秒激光眼科治疗系统是一个集成的扫描激光系统,用于白内障手术晶状体摘除,包括晶状体前囊膜切开术、晶状体粉碎术,以及角膜内单平面和多平面弧形切割。研究中心为海南省博鳌超级医院,受试者为接受原发性白内障摘除术和人工晶状体植入的患者。从使用飞秒激光眼科治疗系统到术后 1 个月随访,临床专家对角膜切口、前囊膜切开术和晶状体分块术完整性的评级以及所有与器械相关的不良事件作为终点进行评估,共 87 只术眼被纳入分析。本研究采用了两种数据收集方式同时收集患者数据:一种是采用传统临床研究数据采集模式,根据病例报告表进行数据收集并人工录入 Medidata 系统研究数据库;另一种是采用自然语言处理的数据采集模式,医院信息系统日常收集的研究数据可进行自动化提取,研究特定采集数据仍然需要额外收集和录入。

四、受体酪氨酸激酶 RET 抑制剂——普拉替尼

2021 年 3 月 24 日,国家药品监督管理局正式批准 1 类创新药普拉替尼胶囊(商品名:普吉华)上市,用于既往接受过含铂化疗的转染重排(RET)基因融合阳性的局部晚期或转移性非小细胞肺癌成人患者的治疗。这是国内首个获批上市的选择性 RET 抑制剂,也是首

个使用博鳌乐城国际医疗旅游先行区真实世界数据辅助临床评价获批的药品。

该品种上市为局部晚期或转移性非小细胞肺癌成人患者提供了新的治疗选择。普拉替尼从进入中国,到获批上市,历时仅仅约半年时间。普拉替尼于 2020 年 9 月初获美国 FDA 批准上市。2020 年 9 月 29 日,在博鳌乐城国际医疗旅游先行区实现首次落地使用,2020 年 10 月 26 日又进入博鳌乐城国际医疗旅游先行区药品临床真实世界数据应用试点,是博鳌乐城国际医疗旅游先行区药品临床真实世界数据应用试点首批 3 个药品品种之一。普拉替尼的上市,标志着博鳌乐城国际医疗旅游先行区药品临床真实世界数据应用试点取得重大突破。随着博鳌乐城国际医疗旅游先行区药品临床真实世界数据研究的进展,国外新药进入国内批准的周期将会进一步缩小,从而加快新药的上市速度。

🔍 **思考题:**

1. 真实世界研究中常用的混杂因素控制方法有哪些?
2. 实效性随机对照试验与传统的随机对照试验有何区别?

(叶小飞　陈　琪)

📑 **参考文献**

[1] 真实世界证据支持药物研发与审评的指导原则(试行)[EB/OL].(2020-01-07)[2022-02-28]. https://www.cde.org.cn/zdyz/domesticinfopage?zdyzIdCODE=db4376287cb678882a3f6c8906069582.

[2] 用于产生真实世界证据的真实世界数据指导原则(试行)[EB/OL].(2021-04-25)[2022-02-28]. https://www.cde.org.cn/zdyz/domesticinfopage?zdyzIdCODE=7d2e46cea0e459358257760383526e9d.

[3] 曹寒,姚晨,阎小妍,等.基于博鳌乐城真实世界数据开展特许医疗器械临床研究的设计类型和统计分析方法探索[J].中国食品药品监管,2021(11):6-13.

[4] 乔瑞,刘玉强,卓琳,等.真实世界数据在上市后药品安全性监测和评价中的适用范围[J].中国药物警戒,2021,18(7):620-623,631.

[5] 姚明宏,任燕,贾玉龙,等.构建基于特许药械政策的真实世界数据研究模式[J].中国食品药品监管,2021(11):14-19.

第二十一章

特殊环境和突发公共卫生事件下的临床试验研究

第一节　特殊环境下的临床试验研究

一、特殊环境的定义

本章中的"特殊环境"泛指自然环境和作业环境两个方面,特殊自然环境是指环境极端恶劣,包括极高低温、极干湿度、氧分压低等特点,如两极极寒、干旱沙漠、高温高湿海岛、高原空气稀薄氧分压低等环境;特殊作业环境是指在相对封闭的作业空间中的特殊环境,包括环境噪声污染严重、空气污浊、温度高、湿度大、干燥蒸发大等,如潜艇内环境、水面舰艇、装甲车车内等军事作业环境。

在特殊的作业环境开展新的干预措施临床试验,大部分研究针对的是心理和疲劳方面,如心理干预措施的疗效评价、新的抗疲劳药物有效性和安全性评价等,也有针对生理因素,如高原地区新的吸氧方案疗效评价、护肤霜有效性和安全性评价等的试验研究,这些研究除了需要遵循临床试验一般原则外,也需要重点考虑特殊环境下的可行性问题。本章将论述特殊环境条件下临床试验研究设计的三要素和三原则考量。

二、特殊环境下开展临床试验的考虑

（一）研究对象

特殊环境下开展临床试验,其研究对象也具有特殊性。比如特殊作业环境下的研究对象,一般以青壮年男性为主,同质性较好,并且一般具有较强的纪律性和研究依从性。这类研究对象也带来了相关问题,比如所研究疾病的患病率较低,或者某种状态比如疲劳状态的恢复较快等,因此研究对象必须从诊断标准和诊断时机对诊断进行严格把握,比如疲劳等的诊断标准必须明确。特殊自然环境下的研究对象,比如高原的居民等,其本身已具备适应高原等特殊环境的生理特点,因此在建立入选和排除标准时,须考虑这些因素。

（二）干预措施

干预措施与一般临床试验对干预措施的要求相同,可开展单因素多水平研究或者多因素多水平研究,比如高原吸氧方案可以开展多个吸氧剂量水平组间的平行比较,也可以开展

多因素交互作用的评价,比如吸氧与药物的联合干预,在特殊情况下开展安慰剂对照需考虑伦理因素。

(三)研究结局

研究结局或临床终点指标的选取原则同一般临床试验要求,在客观性、准确性、精确性上以及灵敏度和特异度上做相应要求,一般为指南或临床专家公认的终点指标。在特殊环境下的临床试验中,由于涉及的研究较少,有时缺少行业公认的临床终点指标,比如特殊环境下疲劳改善的疗效指标,终点指标的确定需要相关研究人员根据现有资料,充分讨论后确定,有时还需要进行一系列的探索性研究。

(四)随机原则

随机方案遵循一般临床试验的随机原则,可采用不同的随机方法进行,如区组随机、分层随机、适应性随机等方法。可采用个体随机化设计和群体随机化设计,特别是群体随机化设计,在进行心理干预和抗疲劳等临床试验中,对于特殊职业和特殊群体,如军队在特殊的作业环境中(如舰艇)可以开展基于群体层面随机分组。特殊情况下,可以开展单臂试验,但是目标值的确定必须科学合理,有明确的文献支持,如果结局指标是主观性较强的量表,比如心理学或者疲劳量表,一般不进行单臂试验。

(五)对照原则

对照的选择同一般临床试验要求,无特殊性,注意对照的伦理问题。

(六)重复原则

在特殊环境下开展临床试验进行样本量估算非常重要。特殊环境下作业人员人群规模不大,不可能开展规模较大的临床试验,而且一般没有以往临床试验的结果可供参考,需要先开展探索性研究或者预试验确定计算样本量所需数据。也可以采用灵活的临床设计方案,如适应性设计,在试验开展中进行样本量重估。

第二节 突发公共卫生事件下的临床试验研究

公共卫生事件或急性传染病流行,现有治疗可能存在未满足临床需要的问题,特别是对情况迅速演变的急性传染病,如果不能及时得到有意义的研究结果,开展的临床试验意义就会打折扣,如 2019 年的埃博拉病毒疫苗的上市是在西非疫情结束之后。因此,在突发公共卫生事件的背景下,如何科学、安全、有效地获得数据,快速完成临床试验,成为药物和疫苗研发成功的关键。因此,在针对传染病的治疗药物和疫苗研发中,如何采用科学高效的设计形式,合理安排试验"三要素"和"三原则"成为快速研发药物应对疾病流行的关键。

(一)灵活或拓展试验设计

适应性设计在第十六章已经进行介绍,它是按照预先设定的计划,在期中分析时使用试验期间累积的数据对试验做出相应修改的临床试验设计,常用的设计包括成组序贯设计、样本量重估、两阶段无缝适应性设计、适应性富集设计、适应性主方案设计、多重适应性设计等,在突发公共卫生事件和急性传染病的临床研究方面,适应性设计也有不少应用。比如ZMapp抗埃博拉病毒的适应性设计。在开展适应性临床试验时,必须对其适用性、合理性、完整性和可行性进行综合考虑,比如在进行反应变量适应性随机设计时,假设采用首次用药后14天的主要终点进行适应性随机,但这时试验可能已经完成了所有入组,那该设计的适应性就没有适用性和可行性。主方案设计的灵活性和适应性也能够适用于在突发公共卫生事件下的创新临床试验设计,关于主方案设计在十六章中也有相关介绍。

对于疫苗的研发,如果按照传统的疫苗研发过程,其时效性往往会存在问题,因此可以采用混合设计的方法开展,即将传统的随机对照临床试验和真实世界证据相结合的一种方法,比如根据随机临床试验的替代终点有效性和安全性有条件批准后,通过真实世界研究跟踪长期的临床结局,包括真实有效性和长期的安全性。

(二)研究对象

研究对象的考虑一般是比较明确的,即要有明确的诊断,比如需要有聚合酶链反应诊断等。在年龄的选择上,一般还是以成年人为主。针对疫苗的临床试验,除遵循一般疫苗研发的入选和排除标准,出于确证性试验的特殊要求,需合理考虑入选和排除标准,例如,当疫苗以预防重症为次要目的时,需纳入一定的老年人和/或合并有基础疾病患者。

(三)处理因素

除了需遵循临床试验处理因素一般的要点外,在紧急的疫情条件下,对于危重症患者仍然给予安慰剂可能存在着一定的伦理风险,因此采用加载(add-on)试验也是一种选择。

(四)研究结局

研究结局的选择,在突发公共卫生条件下或者突发疫情下常常是至关重要的,一般取决于临床医生的建议,在疫情暴发的初期,对于疾病的临床终点常常是摸索前进,并且不同的病情、不同的治疗阶段和研究目的会有不同的临床终点。临床终点的确定对于样本量的确定非常重要,因此在选择过程中必须与临床医生密切合作,充分交流,考虑科学性和可行性,选择合适的替代指标或终点指标。

对于疫苗的终点指标,关键性注册临床试验的目的是评价候选疫苗的有效性和安全性,有效性评价的"金标准"则是疫苗的保护效力,这是评价疫苗有效性的直接证据。

(五)随机原则

随机方案遵循一般临床试验的随机原则,可根据研究目的和可行性采用不同的随机方法进行。在疫苗研发中采用的随机化方法可以是个体随机化设计,也可以是群体随机化。个体随机化设计是基于个体层面随机分组,能够最大限度地确保试验组与对照组的均衡可比性,包括基线的均衡性和病毒暴露风险的可比性。可全面、充分地评价疫苗在目标人群中的有效性,并观察其安全性,为疫苗的上市注册提供可靠的证据。但个体随机的缺点为入组时间相对较长、随访工作质量要求较高,故总体实施速度相对较慢,适用于疫情存在一定时间流行且研究资源较为充分地区。群体随机化设计是基于群体层面随机分组,例如楼栋、小区、街道、班级或医院,无法保证试验组与对照组的完全均衡可比性,尤其是暴露风险的可比性;但具有入组和接种较快、随访工作相对较为容易、可快速实施的优点。获得的保护性结果具有一定的支持性,适用于疫情流行预期不会持久或研究资源较为匮乏的地区。

(六)对照原则

针对急性传染病或者疫情期间抗病毒的临床试验中,遵循一般临床试验的对照原则。如果针对的是危重病患者,随机给药或者安慰剂可能存在伦理风险,也可以考虑单臂设计,但是历史对照的选择需要重点考虑,因为在突发情况下,往往没有参考文献,没有历史数据。疫苗临床试验的对照设置较为简单,一般为平行组设计,遵循 ICH E10(临床试验中对照组的选择)、《预防用含铝佐剂疫苗技术指导原则》等基本要求。一般情况下选择安慰剂,以利于观察候选疫苗的绝对保护效力。

(七)重复原则

重复原则主要是样本量估计问题,在突发公共卫生事件或新发传染病流行的情况下,估计临床试验所需的样本量往往很困难,主要体现在临床结局指标的确定以及相关疗效数据的获取,因为没有任何参考数据,对疾病的发生、发展机制的认知也十分有限,但是突发公共卫生事件时效性很强,不允许开展耗时的探索性研究,因此,很难相对准确地估计样本量,更多是通过对干预措施的探索性评价来获得特殊情况下的"有条件"上市批准。疫苗临床试验样本量主要由受试人群的发病率以及疫苗的预期效力水平决定,同时应兼顾安全性评价的需求。基于临床试验的主要终点指标和可接受的有效性标准、疫苗可能的保护效力水平、统计学检验效能等进行估算。

🔍 思考题:

1. 在特殊环境下开展临床试验,在选取主要结局指标时,除了要考虑一般条件下临床试验的基本要求外,还需要考虑哪些因素?

(金志超 何 倩)

📝 参考文献

[1]黄华,汤竣杰,冯爽,等.特殊环境下军事心理应激及相关因素的研究现状[J/CD].中华诊断学电子杂志,2020,8(2):82-85.

[2]罗艺,蒋志伟.新冠肺炎应急临床试验设计中的统计学考虑[J].中国临床药理学与治疗学,2020,25(2):121-125.

[3]孙昱.有效应对流行病的新型临床试验设计[J].药物评价研究,2020,43(6):977-986.

[4]国家药品监督管理局药品审评中心.药物临床试验适应性设计指导原则(试行)[EB/OL].(2021-01-29)[2022-03-01].https://www.cde.org.cn/zdyz/domesticinfopage?zdyzIdCODE=4409e51a403a911757af6caf3ecef129.

中英文名词对照索引

Q

R

S

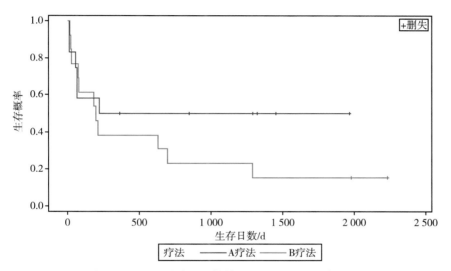

彩图 17-1　两种疗法比较的 Kaplan-Meier 生存曲线